全国普通高等中医药院校药学类专业第三轮规划教材

# 药理学思维导图
# 与学习指导 （第2版）

（供中药学、药学、制药技术、制药工程及相关专业使用）

主　编　蒋苏贞　周玖瑶
副主编　杜先华　熊天琴
编　者　（以姓氏笔画为序）

王　靓（安徽中医药大学）　　　　王　斌（陕西中医药大学）

王志琪（湖南中医药大学）　　　　王芙蓉（山东中医药大学）

方　芳（北京中医药大学）　　　　田先翔（湖北中医药大学）

代　蓉（云南中医药大学）　　　　刘　蓉（成都中医药大学）

杜先华（广州中医药大学）　　　　杜丽东（甘肃中医药大学）

李红艳（辽宁中医药大学）　　　　杨德森（湖北中医药大学）

张　峰（南京中医药大学）　　　　张跃文（河南中医药大学）

陈思敏（成都中医药大学）　　　　林国彪（广西中医药大学）

周　园（广州中医药大学）　　　　周玖瑶（广州中医药大学）

南丽红（福建中医药大学）　　　　钱海兵（贵州中医药大学）

黄丽萍（江西中医药大学）　　　　崔广智（天津中医药大学）

蒋苏贞（广州中医药大学）　　　　曾　南（成都中医药大学）

熊天琴（广州中医药大学）

中国健康传媒集团
中国医药科技出版社

## 内 容 提 要

  本书是"全国普通高等中医药院校药学类专业第三轮规划教材"《药理学》的配套教材，根据《药理学》教学大纲基本要求和课程特点编写而成。全书共45章，涵盖了《药理学》教材各章节主要内容。本书通过思维导图整合、简化、图化教材中的内容，使其实现可视化，并梳理各知识点间的逻辑关系，突出重点，便于读者理解与记忆。提供与执业药师考试相匹配的各题型习题，促进读者对药理学知识点的理解与应用。读者可通过扫描书中二维码阅读习题的参考答案。本书可作为高等院校医药专业课程辅导教材，主要供中药学、药学、制药技术、制药工程及相关专业使用，也可供各考生（执业药师、执业医师、研究生、继续教育等）及药理学工作者参考使用。

## 图书在版编目（CIP）数据

  药理学思维导图与学习指导/蒋苏贞，周玖瑶主编. —2版. —北京：中国医药科技出版社，2023.12

  全国普通高等中医药院校药学类专业第三轮规划教材

  ISBN 978 - 7 - 5214 - 3972 - 4

  Ⅰ. ①药…　Ⅱ. ①蒋…　②周…　Ⅲ. ①药理学 - 高等学校 - 教学参考资料　Ⅳ. ①R96

  中国国家版本馆 CIP 数据核字（2023）第 141357 号

**美术编辑**　陈君杞

**版式设计**　友全图文

出版　**中国健康传媒集团** | 中国医药科技出版社

地址　北京市海淀区文慧园北路甲 22 号

邮编　100082

电话　发行：010 - 62227427　邮购：010 - 62236938

网址　www.cmstp.com

规格　889×1194mm $^1/_{16}$

印张　17 $^1/_4$

字数　492 千字

初版　2018 年 8 月第 1 版

版次　2024 年 3 月第 2 版

印次　2024 年 3 月第 1 次印刷

印刷　天津市银博印刷集团有限公司

经销　全国各地新华书店

书号　ISBN 978 - 7 - 5214 - 3972 - 4

定价　59.00 元

获取新书信息、投稿、为图书纠错，请扫码联系我们。

# 出版说明

"全国普通高等中医药院校药学类专业第二轮规划教材"于2018年8月由中国医药科技出版社出版并面向全国发行，自出版以来得到了各院校的广泛好评。为了更好地贯彻落实《中共中央　国务院关于促进中医药传承创新发展的意见》和全国中医药大会、新时代全国高等学校本科教育工作会议精神，落实国务院办公厅印发的《关于加快中医药特色发展的若干政策措施》《国务院办公厅关于加快医学教育创新发展的指导意见》《教育部　国家卫生健康委　国家中医药管理局关于深化医教协同进一步推动中医药教育改革与高质量发展的实施意见》等文件精神，培养传承中医药文化，具备行业优势的复合型、创新型高等中医药院校药学类专业人才，在教育部、国家药品监督管理局的领导下，中国医药科技出版社组织修订编写"全国普通高等中医药院校药学类专业第三轮规划教材"。

本轮教材吸取了目前高等中医药教育发展成果，体现了药学类学科的新进展、新方法、新标准；结合党的二十大会议精神、融入课程思政元素，旨在适应学科发展和药品监管等新要求，进一步提升教材质量，更好地满足教学需求。通过走访主要院校，对2018年出版的第二轮教材广泛征求意见，针对性地制订了第三轮规划教材的修订方案。

第三轮规划教材具有以下主要特点。

**1.立德树人，融入课程思政**

把立德树人的根本任务贯穿、落实到教材建设全过程的各方面、各环节。教材内容编写突出医药专业学生内涵培养，从救死扶伤的道术、心中有爱的仁术、知识扎实的学术、本领过硬的技术、方法科学的艺术等角度出发与中医药知识、技能传授有机融合。在体现中医药理论、技能的过程中，时刻牢记医德高尚、医术精湛的人民健康守护者的新时代培养目标。

**2.精准定位，对接社会需求**

立足于高层次药学人才的培养目标定位教材。教材的深度和广度紧扣教学大纲的要求和岗位对人才的需求，结合医学教育发展"大国计、大民生、大学科、大专业"的新定位，在保留中医药特色的基础上，进一步优化学科知识结构体系，注意各学科有机衔接、避免不必要的交叉重复问题。力求教材内容在保证学生满足岗位胜任力的基础上，能够续接研究生教育，使之更加适应中医药人才培养目标和社会需求。

### 3.内容优化，适应行业发展

教材内容适应行业发展要求，体现医药行业对药学人才在实践能力、沟通交流能力、服务意识和敬业精神等方面的要求；与相关部门制定的职业技能鉴定规范和国家执业药师资格考试有效衔接；体现研究生入学考试的有关新精神、新动向和新要求；注重吸纳行业发展的新知识、新技术、新方法，体现学科发展前沿，并适当拓展知识面，为学生后续发展奠定必要的基础。

### 4.创新模式，提升学生能力

在不影响教材主体内容的基础上保留第二轮教材中的"学习目标""知识链接""目标检测"模块，去掉"知识拓展"模块。进一步优化各模块内容，培养学生理论联系实践的实际操作能力、创新思维能力和综合分析能力；增强教材的可读性和实用性，培养学生学习的自觉性和主动性。

### 5.丰富资源，优化增值服务内容

搭建与教材配套的中国医药科技出版社在线学习平台"医药大学堂"（数字教材、教学课件、图片、视频、动画及练习题等），实现教学信息发布、师生答疑交流、学生在线测试、教学资源拓展等功能，促进学生自主学习。

本套教材的修订编写得到了教育部、国家药品监督管理局相关领导、专家的大力支持和指导，得到了全国各中医药院校、部分医院科研机构和部分医药企业领导、专家和教师的积极支持和参与，谨此表示衷心的感谢！希望以教材建设为核心，为高等医药院校搭建长期的教学交流平台，对医药人才培养和教育教学改革产生积极的推动作用。同时，精品教材的建设工作漫长而艰巨，希望各院校师生在使用过程中，及时提出宝贵意见和建议，以便不断修订完善，更好地为药学教育事业发展和保障人民用药安全有效服务！

# 数字化教材编委会

# ◇ 前言 PREFACE

　　《药理学思维导图与学习指导》是"全国普通高等中医药院校药学类专业第三轮规划教材"《药理学》的配套教材，由以广州中医药大学为主的全国 19 所中医药院校联合编写，内容涵盖执业药师、执业医师、研究生及继续教育考试的知识点，可作为高等院校医药专业《药理学》课程辅导教材，供中药学、药学、制药技术、制药工程及相关专业使用，也可供各类考生及药理学工作者参考。

　　全书共 45 章，内容包括学习目标、思维导图、精选习题及参考答案。书中利用关键词、线条、标注、图画，绘制思维导图，对《药理学》教材中每个章节内容进行梳理和压缩，将繁多的内容简化归纳在图上，突出各知识点的中心主题及层次关系，整合、简化、图化教材中的内容，使其实现可视化，减轻读者记忆负担，并节省复习时间。书中每个章节的精选习题反映了药理学教学大纲的要求，突出药理学基本理论知识，内容主要涉及常用药物的药理作用、作用机制、临床应用、不良反应和重要药动学特点等方面的知识，通过习题可加深读者对药理学知识点的理解和应用能力。本书不仅能帮助读者快速学习和记忆药理学知识，深入理解知识点，并能促进读者提高综合分析问题和解决问题的能力。

　　本次修订，调整了部分章节，修改了第一版中存在的疏漏，使其结构更合理、内容更准确。拆分了部分思维导图，以便导图更简洁，并突出知识点的逻辑性与相关性。各章节重点药物、重点难点内容以加粗或者打★标记出，以突出重点。为了简化思维导图，此次修订，部分内容以符号代表文字，符号表示的意思如下："↑"表示兴奋、升高、增多；"↓"表示抑制、下降、减少。"－"表示无作用，"±、＋、＋＋、＋＋＋"分别表示作用不定、弱、中、强。本次习题修订中，增加了习题题型，包含 A 型题（单句型最佳选择题）、B 型题（标准配伍题）、C 型题（病例摘要型最佳选择题）、X 型题（多选题）、名词解释及问答题，得以匹配执业药师、执业医师、研究生及继续教育等各类型药理学考试，拓展了本书应用范围。读者可通过扫描书中二维码阅读习题的参考答案。本书在编写过程中，参考了国内高等医药院校使用的各类药理学教材及相关辅导资料，得到了各参编单位大力支持，尤其是广州中医药大学药理学教研室的师生们提供了坚实有力的辅助和支持，在此一并表示衷心的感谢！

　　限于编者的学识和水平，疏漏与不足之处在所难免，恳切希望药理学界的同仁和读者给予批评与指正。

编　者

2023 年 8 月

# 第一章 绪 言

**学习目标**

1. **掌握** 药理学的概念、研究内容、学科性质与任务。
2. **熟悉** 药物的概念,药理学研究方法及新药研究过程。
3. **了解** 药理学的发展简史。

**思维导图**

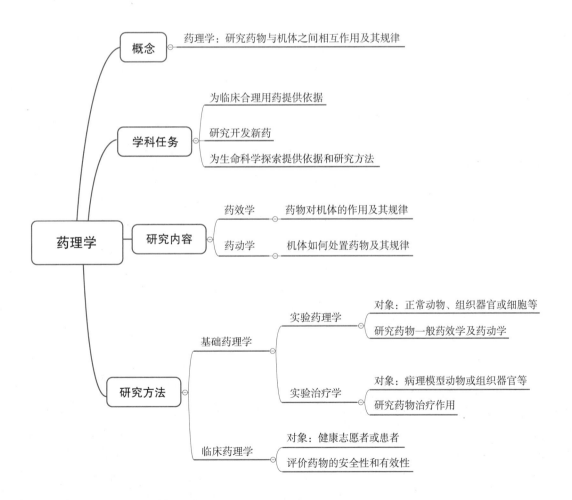

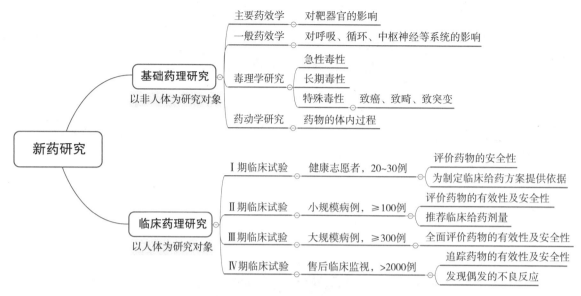

答案解析

**精选习题**

一、选择题

A 型题

1. 作用于机体，用于预防、治疗、诊断疾病和用于计划生育的化学物质称为（　）

    A. 生物制品　　　　　　　B. 制剂　　　　　　　　C. 剂型

    D. 药物　　　　　　　　　E. 生药

2. 研究药物与机体间相互作用规律的是（　）

    A. 药理学　　　　　　　　B. 药动学　　　　　　　C. 药效学

    D. 毒理学　　　　　　　　E. 生药学

3. 研究药物对机体的作用及其作用规律的是（　）

    A. 药理学　　　　　　　　B. 药动学　　　　　　　C. 药效学

    D. 毒理学　　　　　　　　E. 生药学

4. 研究机体对药物影响的是（　）

    A. 药理学　　　　　　　　B. 药动学　　　　　　　C. 药效学

    D. 毒理学　　　　　　　　E. 生药学

5. "药理学的研究方法是实验性的"，意味着（　）

    A. 用动物实验研究药物的作用

    B. 用离体器官进行药物作用机制的研究

    C. 收集客观实验数据进行统计学处理

    D. 用空白对照作比较，进行分析研究

    E. 在严密控制的条件下，观察药物与机体的相互作用

B 型题

[6~10]

    A. 有效活性成分　　　　　B. 生药　　　　　　　　C. 制剂

D. 药用植物　　　　　E. 人工合成同类药

6. 吗啡属于（　　）

7. 阿片属于（　　）

8. 阿片酊属于（　　）

9. 哌替啶属于（　　）

10. 罂粟属于（　　）

X 型题

11. 药动学主要研究（　　）

  A. 药物的跨膜转运规律　　　B. 药物的时量关系规律　　　C. 药物的量效关系规律

  D. 药物的生物转化规律　　　E. 血药浓度的昼夜规律

12. 新药的临床前药理研究包括（　　）

  A. 药效学　　　　　　　　B. 药动学　　　　　　　　C. 毒理学

  D. 药剂学　　　　　　　　E. 临床生物学

## 二、名词解释

1. 药物

2. 药理学

3. 药效学

4. 药动学

## 三、简答题

1. 简述药理学在新药开发中的作用。

2. 药理学的研究方法有哪几种？

3. 举例说明食物、药物、毒物的关系。

# 第二章 药物代谢动力学

**学习目标**

1. **掌握** 药物跨膜转运方式，药物的吸收、分布、代谢及排泄的体内过程及其影响因素。

2. **熟悉** 主要药物代谢动力学参数及其临床意义。

3. **了解** 如何应用药物代谢动力学理论制定临床合理用药方案。

## 思维导图

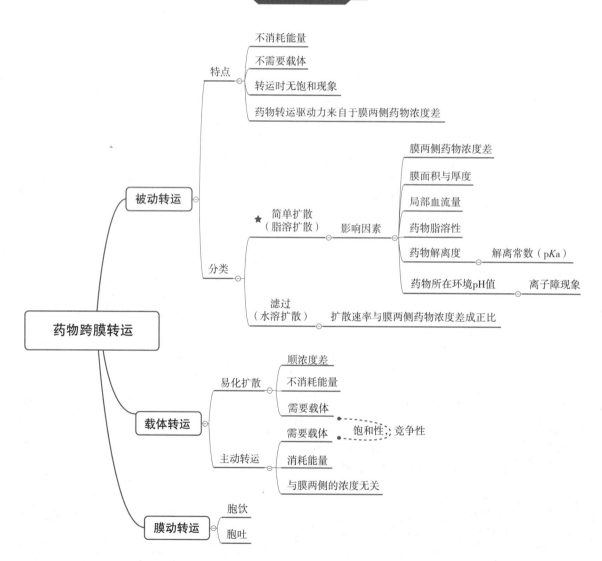

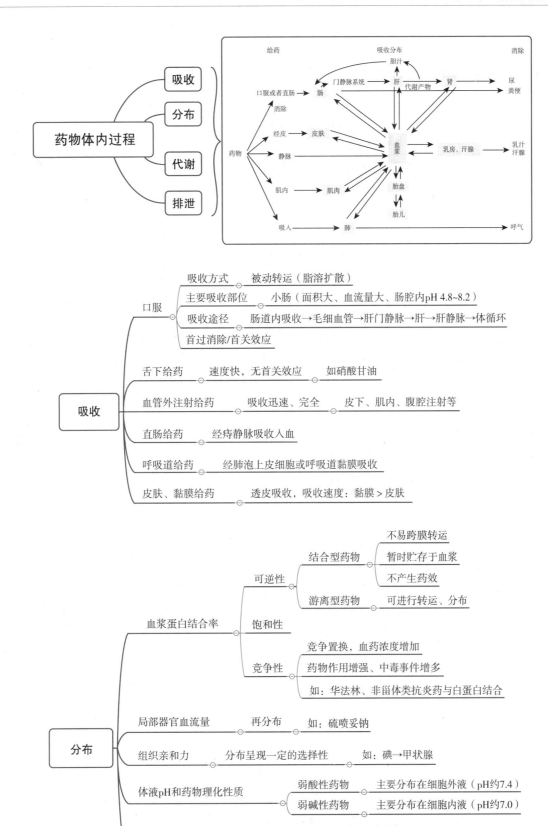

**药物体内过程**
- 吸收
- 分布
- 代谢
- 排泄

**吸收**
- 口服
  - 吸收方式 —— 被动转运（脂溶扩散）
  - 主要吸收部位 —— 小肠（面积大、血流量大、肠腔内pH 4.8~8.2）
  - 吸收途径 —— 肠道内吸收→毛细血管→肝门静脉→肝→肝静脉→体循环
  - 首过消除/首关效应
- 舌下给药 —— 速度快，无首关效应 —— 如硝酸甘油
- 血管外注射给药 —— 吸收迅速、完全 —— 皮下、肌内、腹腔注射等
- 直肠给药 —— 经痔静脉吸收入血
- 呼吸道给药 —— 经肺泡上皮细胞或呼吸道黏膜吸收
- 皮肤、黏膜给药 —— 透皮吸收，吸收速度：黏膜 > 皮肤

**分布**
- 血浆蛋白结合率
  - 可逆性
    - 结合型药物
      - 不易跨膜转运
      - 暂时贮存于血浆
      - 不产生药效
    - 游离型药物 —— 可进行转运、分布
  - 饱和性
  - 竞争性
    - 竞争置换，血药浓度增加
    - 药物作用增强、中毒事件增多
    - 如：华法林、非甾体类抗炎药与白蛋白结合
- 局部器官血流量 —— 再分布 —— 如：硫喷妥钠
- 组织亲和力 —— 分布呈现一定的选择性 —— 如：碘→甲状腺
- 体液pH和药物理化性质
  - 弱酸性药物 —— 主要分布在细胞外液（pH约7.4）
  - 弱碱性药物 —— 主要分布在细胞内液（pH约7.0）
- 生理屏障
  - 血-脑屏障（BBB） —— 致密，通透性差 —— 脑膜炎时通透性增加
  - 胎盘屏障 —— 通透性与普通毛细血管差别不大
  - 血-眼屏障

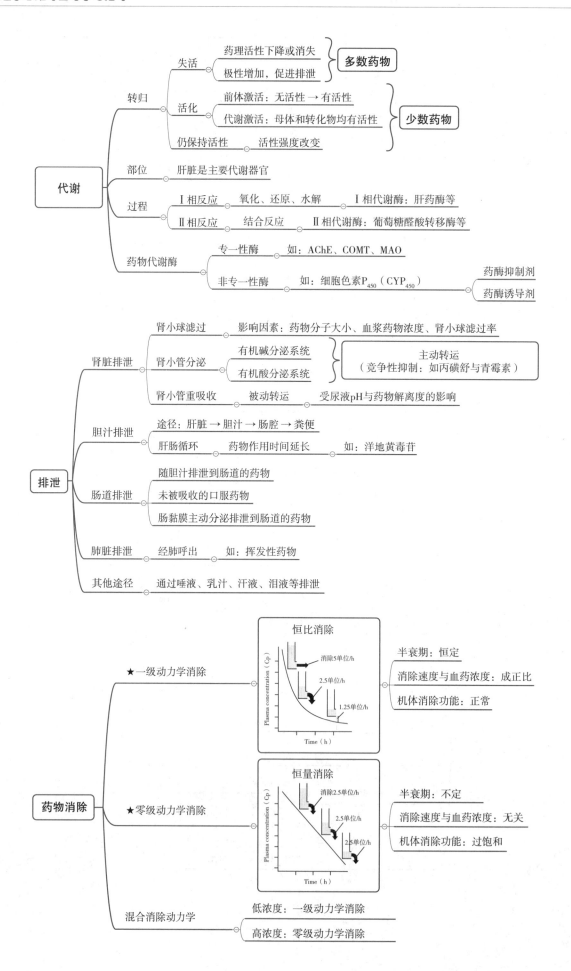

代谢

　转归

　　失活
　　　药理活性下降或消失
　　　极性增加，促进排泄　　　**多数药物**

　　活化
　　　前体激活：无活性 → 有活性
　　　代谢激活：母体和转化物均有活性　　　**少数药物**

　　仍保持活性　　活性强度改变

　部位　　肝脏是主要代谢器官

　过程
　　Ⅰ相反应　　氧化、还原、水解　　Ⅰ相代谢酶：肝药酶等
　　Ⅱ相反应　　结合反应　　Ⅱ相代谢酶：葡萄糖醛酸转移酶等

　药物代谢酶
　　专一性酶　　如：AChE、COMT、MAO
　　非专一性酶　　如：细胞色素$P_{450}$（$CYP_{450}$）
　　　　药酶抑制剂
　　　　药酶诱导剂

排泄

　肾脏排泄
　　肾小球滤过　　影响因素：药物分子大小、血浆药物浓度、肾小球滤过率
　　肾小管分泌
　　　有机碱分泌系统
　　　有机酸分泌系统　　主动转运（竞争性抑制：如丙磺舒与青霉素）
　　肾小管重吸收　　被动转运　　受尿液pH与药物解离度的影响

　胆汁排泄
　　途径：肝脏 → 胆汁 → 肠腔 → 粪便
　　肝肠循环　　药物作用时间延长　　如：洋地黄毒苷

　肠道排泄
　　随胆汁排泄到肠道的药物
　　未被吸收的口服药物
　　肠黏膜主动分泌排泄到肠道的药物

　肺脏排泄　　经肺呼出　　如：挥发性药物

　其他途径　　通过唾液、乳汁、汗液、泪液等排泄

药物消除

　★一级动力学消除

　　**恒比消除**
　　半衰期：恒定
　　消除速度与血药浓度：成正比
　　机体消除功能：正常

　★零级动力学消除

　　**恒量消除**
　　半衰期：不定
　　消除速度与血药浓度：无关
　　机体消除功能：过饱和

　混合消除动力学
　　低浓度：一级动力学消除
　　高浓度：零级动力学消除

曲线下面积（AUC）———时量曲线下所覆盖的面积
反映药物进入血液循环的总量

峰浓度（$C_{max}$）———药时曲线的最高点

达峰时间（$T_{max}$）———达到峰浓度的时间

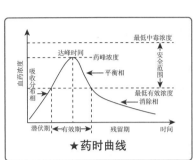

**★药时曲线**

生物利用度（$F$）
$F=A_{（进入体循环的量）}/D_{（给药剂量）}\times100\%$ ———反映药物的吸收率 反映药物制剂的质量
$F=AUC_{（血管外给药）}/AUC_{（血管内给药）}\times100\%$（绝对生物利用度）
$F=AUC_{（供试品）}/AUC_{（标准品）}\times100\%$（相对生物利用度）

消除半衰期（$t_{1/2}$）———血浆药物浓度下降一半所需的时间 反映体内药物消除速度

清除率（CL）———机体消除器官在单位时间内清除药物的血浆容积 反映机体清除药物能力

表观分布容积（$V_d$）
$V_d=A_{（体内药物总量）}/C_{（药物分布平衡时血浆药物浓度）}$
反映药物体内分布特点

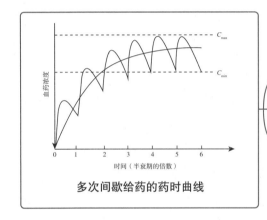

**多次间歇给药的药时曲线**

稳态血药浓度（$C_{ss}$）———以恒定时间间隔给予相同剂量药物，经5个$t_{1/2}$达到$C_{ss}$

负荷量———使血药浓度迅速达到坪值浓度

维持量———补充药物从体内的消除

答案解析

**精选习题**

一、选择题

A 型题

1. 首过消除出现于下列哪项给药途径（  ）

    A. 气雾吸入        B. 舌下含服        C. 皮下注射

    D. 口服        E. 静脉注射

2. 大多数药物的排泄主要通过（  ）

    A. 汗腺        B. 肠道        C. 胆道

    D. 呼吸道        E. 肾脏

3. 药物自用药部位进入血液循环的过程称为（  ）

    A. 分布        B. 代谢        C. 吸收

    D. 消除        E. 转运

4. 机体对药物进行代谢（生物转化）的主要器官是（　　）

    A. 心脏　　　　　　　　　　　B. 肺脏　　　　　　　　　　　C. 肾脏

    D. 肠壁　　　　　　　　　　　E. 肝脏

5. 与药物吸收无关的因素是（　　）

    A. 药物的理化性质　　　　　　B. 药物的剂型　　　　　　　　C. 给药途径

    D. 药物与血浆蛋白的结合率　　E. 药物的首过消除

6. 对病情紧急的患者，应采用哪种给药方式（　　）

    A. 口服　　　　　　　　　　　B. 肌内注射　　　　　　　　　C. 皮下注射

    D. 静脉注射　　　　　　　　　E. 直肠给药

7. 苯巴比妥钠为弱酸性药物，其在碱性尿中（　　）

    A. 解离少，再吸收少，排泄快　　　　　　B. 解离多，再吸收多，排泄慢

    C. 解离少，再吸收多，排泄慢　　　　　　D. 解离多，再吸收少，排泄快

    E. 解离多，再吸收少，排泄慢

8. 易通过血 – 脑屏障的药物具有的特点是（　　）

    A. 与血浆蛋白结合率高　　　　B. 分子量大　　　　　　　　　C. 极性大

    D. 脂溶性高　　　　　　　　　E. 以上均不是

9. 药物与血浆蛋合后将会发生（　　）

    A. 药物作用增强　　　　　　　B. 药物代谢加快　　　　　　　C. 暂时失去药理活性

    D. 药物排泄加快　　　　　　　E. 药物转运加快

10. 肝药酶的特点是（　　）

    A. 选择性低，个体差异大，活性有限　　　　B. 选择性高，个体差异小，活性很强

    C. 选择性低，个体差异大，活性很强　　　　D. 选择性高，个体差异大，活性很强

    E. 选择性低，个体差异小，活性有限

11. 药物消除的零级动力学是指（　　）

    A. 吸收与代谢平衡　　　　　　　　　　　B. 血浆药物浓度达到稳定水平

    C. 单位时间消除恒定量的药物　　　　　　D. 单位时间消除恒定比例的药物

    E. 药物完全消除到零

12. 下列关于药酶诱导剂的叙述错误的是（　　）

    A. 使肝药酶的活性增加　　　　　　　　　B. 可加速本身被肝药酶代谢

    C. 可加速被肝药酶转化的药物的代谢　　　D. 可使被肝药酶转化的药物的血药浓度升高

    E. 可使被肝药酶转化的药物的血药浓度降低

13. 最常用最简便的给药途径是（　　）

    A. 皮下注射　　　　　　　　　B. 肌内注射　　　　　　　　　C. 舌下给药

    D. 口服　　　　　　　　　　　E. 吸入

14. 血浆半衰期对临床用药的参考价值是（　　）

    A. 决定用药剂量　　　　　　　B. 决定给药间隔时间　　　　　C. 选用药物剂型

    D. 决定给药途径　　　　　　　E. 估计药物安全性

15. 每隔一个半衰期给药一次时，为快速达到稳态血药浓度可首次给予（　　）

    A. 半倍剂量　　　　　　　　　B. 加倍剂量　　　　　　　　　C. 3 倍剂量

    D. 4 倍剂量　　　　　　　　　E. 5 倍剂量

16. 体液的 pH 影响药物转运是由于它改变了药物的（　　）

  A. 水溶性      B. 脂溶性      C. 解离度

  D. pKa        E. 溶解度

17. 促进药物生物转化的主要酶系统是（　　）

  A. 单胺氧化酶     B. 细胞色素 $P_{450}$ 酶系统    C. 辅酶 Ⅱ

  D. 葡萄糖醛酸转移酶   E. 水解酶

18. 药物肝肠循环影响了药物在体内的（　　）

  A. 起效快慢      B. 代谢快慢     C. 分布

  D. 作用持续时间    E. 与血浆蛋白结合

19. 药物在体内的转化和排泄统称为（　　）

  A. 代谢       B. 消除      C. 灭活

  D. 解毒       E. 生物利用度

20. 肾功能不良时，用药时需要减少剂量的是（　　）

  A. 所有的药物     B. 主要从肾排泄的药物    C. 主要在肝代谢的药物

  D. 自胃肠吸收的药物   E. 以上都不对

21. 对肝功能不良患者应用药物时，应着重考虑患者的（　　）

  A. 对药物的转运能力   B. 对药物的吸收能力    C. 对药物的排泄能力

  D. 对药物的转化能力   E. 以上都不对

22. 一次给药后，约经过几个 $t_{1/2}$，体内药物基本消除（　　）

  A. 2~3 个      B. 4~5 个      C. 6~8 个

  D. 9~11 个      E. 以上都不正确

23. 解救弱酸性药物中毒时加用 $NaHCO_3$ 的目的是（　　）

  A. 加快药物排泄    B. 加快药物代谢    C. 中和药物作用

  D. 减少药物吸收    E. 加快药物转运

24. 药物吸收达到稳态血药浓度时意味着（　　）

  A. 药物作用最强         B. 药物的吸收过程已完成

  C. 药物的消除过程正开始      D. 药物的吸收速度与消除速度达到平衡

  E. 药物在体内分布达到平衡

25. 以下对药物分布无影响的因素是（　　）

  A. 药物的理化性质   B. 器官血流量    C. 血浆蛋白结合率

  D. 组织亲合力     E. 药物剂型

B 型题

[26~28]

A. 立即       B. 1 个       C. 2 个

D. 5 个       E. 10 个

26. 当药物以一级动力学消除时，每次剂量减少 1/2，需经（　　）$t_{1/2}$ 达到新的稳态浓度。

27. 当药物以一级动力学消除时，每次剂量加倍，需经（　　）$t_{1/2}$ 达到新的稳态浓度。

28. 当药物以一级动力学消除时，给药间隔缩短一半时，需经（　　）$t_{1/2}$ 达到新的稳态浓度。

[29~33]

A. 药理作用协同      B. 竞争与血浆蛋白结合    C. 诱导肝药酶，加速灭活

D. 竞争性对抗药理作用拮抗　　　E. 减少吸收

29. 苯巴比妥与双香豆素合用可产生（　　）

30. 维生素 K 与双香豆素合用可产生（　　）

31. 肝素与双香豆素合用可产生（　　）

32. 阿司匹林与双香豆素合用可产生（　　）

33. 保泰松与双香豆素合用可产生（　　）

C 型题

34. 静脉注射 2g 磺胺药，其血药浓度为 10mg/dl，其表观分布容积为（　　）

    A. 0.05L　　　　　　　　　B. 2L　　　　　　　　　　C. 5L

    D. 20L　　　　　　　　　　E. 200L

35. 阿司匹林的 p$Ka$ 值为 3.5，它在 pH 值为 7.5 的肠液中可吸收约（　　）

    A. 1%　　　　　　　　　　B. 0.1%　　　　　　　　C. 0.01%

    D. 10%　　　　　　　　　　E. 99%

36. 某药在体内按一级动力学消除，测得其峰值血浆浓度为 180μg/ml，9 小时后再抽血测得其血药浓度为 22.5μg/ml，该药的血浆半衰期是（　　）

    A. 1 小时　　　　　　　　　B. 1.5 小时　　　　　　　C. 2 小时

    D. 3 小时　　　　　　　　　E. 4 小时

37. 某催眠药的 $t_{1/2}$ 为 1 小时，给予 100mg 剂量后，患者在体内药物只剩 12.5mg 时便清醒过来，该患者睡了（　　）

    A. 0.5 小时　　　　　　　　B. 2 小时　　　　　　　　C. 3 小时

    D. 4 小时　　　　　　　　　E. 5 小时

38. 某药 $t_{1/2}$ 为 8 小时，一天给药 3 次，血药浓度达稳态浓度须经过（　　）

    A. 16 小时　　　　　　　　B. 24 小时　　　　　　　C. 30 小时

    D. 40 小时　　　　　　　　E. 50 小时

X 型题

39. 有关药物血浆半衰期的叙述，正确的是（　　）

    A. 血浆半衰期是血浆药物浓度下降一半的时间

    B. 一次给药后，经过 4~5 个半衰期已基本消除

    C. 可依据血浆半衰期调节给药的间隔时间

    D. 血浆半衰期能反映体内药量的消除速度

    E. 血浆半衰期长短与原血浆药物浓度有关

40. 影响药物从肾脏排泄速度的因素有（　　）

    A. 药物极性　　　　　　　　B. 药物 p$Ka$　　　　　　C. 尿液 pH

    D. 肾功能状况　　　　　　　E. 同类药物的竞争性抑制

41. 药物经生物转化后，可出现的情况有（　　）

    A. 形成代谢产物　　　　　　B. 多数药物被灭活　　　　C. 少数药物可被活化

    D. 极性增加　　　　　　　　E. 脂溶性增加

42. 关于肝药酶诱导剂的叙述，正确的是（　　）

    A. 能增强肝药酶的活性　　　　　　　B. 加速其他药物的代谢

    C. 减慢其他药物的代谢　　　　　　　D. 是药物产生自身耐受性的原因

E. 使其他药物血药浓度降低

43. 在下列情况下，药物从肾脏的排泄减慢（　　）

  A. 青霉素 G 合用丙磺舒     B. 阿司匹林合用碳酸氢钠

  C. 苯巴比妥合用氯化铵     D. 苯巴比妥合用碳酸氢钠

  E. 苯巴比妥合用苯妥英钠

## 二、名词解释

1. 吸收        2. 首过消除

3. 药酶诱导剂      4. 药酶抑制剂

5. 生物利用度      6. 肝肠循环

7. 半衰期        8. 一级消除动力学

9. 零级消除动力学     10. 表观分布容积

## 三、简答题

1. 药物与血浆蛋白结合的特点及意义是什么？

2. 药物生物转化后的药理活性有哪些变化？

3. 测定药物半衰期（$t_{1/2}$）的意义是什么？

4. 影响药物分布的因素有哪些？

5. 试述肝药酶对药物转化及药物相互作用的关系。

6. 试述药代动力学在临床用药方面的重要性。

# 第三章 药物效应动力学

**学习目标**

1. **掌握** 药物基本作用、不良反应的类型及其特点；药物剂量与效应关系、量－效曲线的表述及其在药物评价中的意义；药物作用机制的类型。

2. **熟悉** 受体学说，药物受体作用机制的相关理论。

3. **了解** 药物作用方式的类型和选择性。

## 思维导图

**选择性**
- 药物对不同组织器官作用具有差异性
- 药物选择性高，靶器官专一，效应范围窄 —— 例：地高辛
- 药物选择性低，靶器官多，效应范围广 —— 例：阿托品

**特异性**
- 药物通过与专一的靶点结合而产生效应

**治疗作用**
- 对因治疗 —— 消除原发致病因子
- 对症治疗 —— 改善疾病症状

**药物作用**

**不良反应**

副作用 —— 治疗剂量，与治疗目的无关的作用
- 药物固有的，可知不可防
- 副作用与治疗作用之间可相互转化
- 产生原因：药物选择性差，药理效应范围广

毒性反应 —— 造成机体病理性损害
- 用药量过大 —— 急性毒性
- 用药时间过长 —— 慢性毒性
- 特殊毒性 —— 致癌、致畸胎、致突变

后遗效应 —— 停药后，血药浓度降至阈浓度以下，残存的药理效应 —— 例：巴比妥类药

继发效应 —— 药物治疗作用带来的不良后果 —— 例：广谱抗菌药

停药反应/反跳现象 —— 长期用药、突然停药后，原疾病症状加剧 —— 例：β受体阻断药

变态反应/过敏反应 —— 病理免疫反应，与药理作用及剂量无关、不易预防 —— 例：青霉素

特异质反应 —— 因遗传学异常，少数特异质患者对某些药物出现的特殊反应 —— 例：琥珀胆碱

药物依赖性/药物成瘾性 —— 机体对药物发生特异性、代偿性、适应性改变，停药可致机体产生不适和/或心理上渴求 —— 例：吗啡

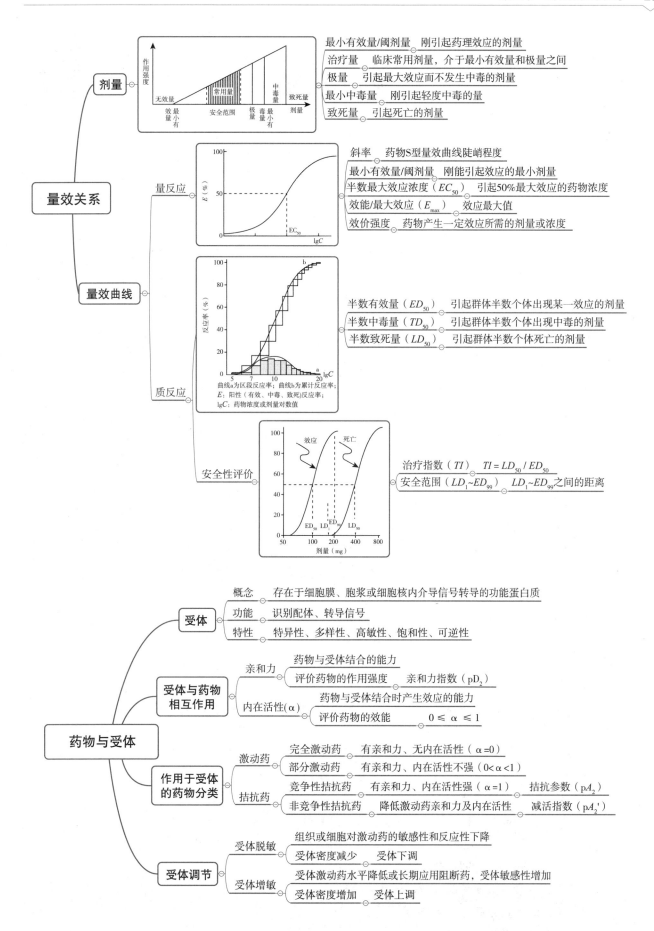

剂量

最小有效量/阈剂量 刚引起药理效应的剂量
治疗量 临床常用剂量，介于最小有效量和极量之间
极量 引起最大效应而不发生中毒的剂量
最小中毒量 刚引起轻度中毒的量
致死量 引起死亡的剂量

量效关系

量效曲线

量反应

斜率 药物S型量效曲线陡峭程度
最小有效量/阈剂量 刚能引起效应的最小剂量
半数最大效应浓度（$EC_{50}$） 引起50%最大效应的药物浓度
效能/最大效应（$E_{max}$） 效应最大值
效价强度 药物产生一定效应所需的剂量或浓度

质反应

半数有效量（$ED_{50}$） 引起群体半数个体出现某一效应的剂量
半数中毒量（$TD_{50}$） 引起群体半数个体出现中毒的剂量
半数致死量（$LD_{50}$） 引起群体半数个体死亡的剂量

曲线a为区段反应率；曲线b为累计反应率；
$E$：阳性（有效、中毒、致死）反应率；
$\lg C$：药物浓度或剂量对数值

安全性评价

治疗指数（$TI$） $TI = LD_{50} / ED_{50}$
安全范围（$LD_1 \sim ED_{99}$） $LD_1 \sim ED_{99}$ 之间的距离

药物与受体

受体

概念 存在于细胞膜、胞浆或细胞核内介导信号转导的功能蛋白质
功能 识别配体、转导信号
特性 特异性、多样性、高敏性、饱和性、可逆性

受体与药物相互作用

亲和力
　药物与受体结合的能力
　评价药物的作用强度 亲和力指数（$pD_2$）
内在活性($\alpha$)
　药物与受体结合时产生效应的能力
　评价药物的效能 $0 \leq \alpha \leq 1$

作用于受体的药物分类

激动药
　完全激动药 有亲和力、无内在活性（$\alpha = 0$）
　部分激动药 有亲和力、内在活性不强（$0 < \alpha < 1$）
拮抗药
　竞争性拮抗药 有亲和力、内在活性强（$\alpha = 1$） 拮抗参数（$pA_2$）
　非竞争性拮抗药 降低激动药亲和力及内在活性 减活指数（$pA_2'$）

受体调节

受体脱敏
　组织或细胞对激动药的敏感性和反应性下降
　受体密度减少 受体下调
受体增敏
　受体激动药水平降低或长期应用阻断药，受体敏感性增加
　受体密度增加 受体上调

答案解析

## 精选习题

一、选择题

A 型题

1. 作用选择性低的药物，在治疗量时往往呈现（　）
    A. 毒性较大　　　　　　　　B. 副作用较多　　　　　　　C. 过敏反应较剧烈
    D. 容易成瘾　　　　　　　　E. 以上都不对

2. 符合用药目的，或能达到防治疾病效果的作用称为（　）
    A. 治疗作用　　　　　　　　B. 不良反应　　　　　　　　C. 副作用
    D. 毒性作用　　　　　　　　E. 变态反应

3. 药物产生副作用的药理学基础是（　）
    A. 药物安全范围小　　　　　B. 用药时间过久　　　　　　C. 患者肝肾功能差
    D. 药物作用的选择性低　　　E. 用药剂量过大

4. 对因治疗叙述正确的是（　）
    A. 治标不治本，病因未除，无临床意义
    B. 只能缓解症状，能治愈疾病
    C. 消除原发致病因素，彻底治愈疾病
    D. 目的在于改善症状
    E. 消除原发致病因素，缓解症状，不能治愈疾病

5. 产生副作用时的药物剂量是（　）
    A. 治疗量　　　　　　　　　B. 阈剂量　　　　　　　　　C. 极量
    D. 中毒量　　　　　　　　　E. 致死量

6. 与剂量无关的不良反应可能是（　）
    A. 副作用　　　　　　　　　B. 后遗效应　　　　　　　　C. 毒性作用
    D. 致癌性　　　　　　　　　E. 变态反应

7. 治疗指数为（　）
    A. $LD_{50}/ED_{50}$　　　　　　B. $LD_5/ED_{95}$　　　　　　C. $LD_1/ED_{99}$
    D. $LD_1 \sim ED_{99}$ 之间的距离　　E. 最小有效量和最小中毒量之间的距离

8. 下列可表示药物安全性的参数是（　）
    A. 最小有效量　　　　　　　B. 极量　　　　　　　　　　C. 治疗指数
    D. 半数致死量　　　　　　　E. 半数有效量

9. 药物作用的二重性是指（　）
    A. 治疗作用和副作用　　　　B. 对因治疗和对症治疗　　　C. 治疗作用和毒性作用
    D. 治疗作用和不良反应　　　E. 局部作用和吸收作用

10. 毒性反应叙述正确的是（　）
    A. 用药剂量过大或用药时间过长产生的反应
    B. 用药时间过短引起的反应
    C. 毒物产生的药理作用

　　D. 在治疗剂量下产生的与治疗目的无关的作用

　　E. 产生过敏反应

11. 药物的亲和力是指（　　）

　　A. 药物穿透生物膜的能力　　　　　　B. 药物激动受体产生效应的能力

　　C. 药物识别受体的能力　　　　　　　D. 药物与受体结合的能力

　　E. 药物阻断受体的能力

12. 受体阻滞药是指（　　）

　　A. 具有亲和力和内在活性的药物　　　B. 具有亲和力而无内在活性的药物

　　C. 具有亲和力和较弱的内在活性的药物　D. 直接作用于受体的药物

　　E. 以上都不是

13. 完全受体激动药是指（　　）

　　A. 具有较强亲和力和内在活性的药物　B. 具有亲和力而无内在活性的药物

　　C. 具有亲和力和较弱的内在活性的药物　D. 直接作用于受体的药物

　　E. 以上都不是

14. 药物与特异性受体结合后，可能激动受体，也可能阻断受体，这取决于（　　）

　　A. 药物的作用强度　　　B. 药物的剂量大小　　　　C. 药物的脂/水分配系数

　　D. 药物是否具有亲和力　E. 药物是否具有内在活性

15. 竞争性拮抗药具有的特点是（　　）

　　A. 与受体结合后能产生效应

　　B. 能抑制激动药的最大效应

　　C. 增加激动药剂量时，不能产生效应

　　D. 同时具有激动药的性质

　　E. 使激动药量效曲线平行右移，最大反应不变

16. 药物的内在活性是指（　　）

　　A. 药物的脂溶性高低　　　　　　　　B. 药物与受体结合的能力

　　C. 药物与受体结合产生效应的能力　　D. 药物穿透生物膜的能力

　　E. 药物水溶性大小

B 型题

［17～19］

A. 强亲和力，强内在活性　　B. 强亲和力，弱内在活性　　C. 强亲和力，无内在活性

D. 弱亲和力，强内在活性　　E. 弱亲和力，无内在活性

17. 完全受体激动药具有（　　）

18. 受体阻滞药具有（　　）

19. 部分受体激动药具有（　　）

［20～24］

A. 继发效应　　　　　　　　B. 停药反应　　　　　　　　C. 特异质反应

D. 过敏反应　　　　　　　　E. 副反应

20. 长期应用肾上腺皮质激素突然停药可引起（　　）

21. 注射青霉素可能引起（　　）

22. 阿托品缓解腹痛的同时引起口干（　　）

23. 先天性葡萄糖 – 6 – 磷酸脱氢酶缺乏者，服用磺胺时可引起（　）

24. 长时间服用广谱抗生素引起二重感染（　）

C 型题

25. 氯噻嗪 1g 与氢氯噻嗪 100mg 的排钠利尿作用大致相同，则（　）

    A. 氢氯噻嗪的效能约为氯噻嗪的 10 倍

    B. 氯噻嗪的效能约为氢氯噻嗪的 10 倍

    C. 氢氯噻嗪的效能约与氯噻嗪相等

    D. 氢氯噻嗪的效价强度约为氯噻嗪的 10 倍

    E. 氯噻嗪的效价强度约为氢氯噻嗪的 10 倍

26. A、B、C 三药的 $LD_{50}$ 分别为 40、40、60mg/kg，$ED_{50}$ 分别为 10、20、20mg/kg，三药的安全性大小的顺序为（　）

    A. A = B > C         B. A > B = C         C. A > B > C

    D. A < B < C         E. A > C > B

27. 某患者临睡前服用苯巴比妥 100mg，第二天早上起床后感到头晕属（　）

    A. 毒性反应         B. 副作用         C. 后遗作用

    D. 特异质反应         E. 过敏反应

28. 某儿童患者应用链霉素后出现听力明显下降，虽然及时停药，几周后患儿听力仍未恢复，此现象属（　）

    A. 药物的毒性反应         B. 药物的副作用         C. 药物引起的变态反应

    D. 停药反应         E. 药物的后遗效应

29. 不存在其他药物时，吲哚洛尔通过激动 β 受体致离体心脏心率增高，但在完全 β 受体激动剂存在情况下，吲哚洛尔引起剂量依赖性心率降低，因此吲哚洛尔可能是（　）

    A. 不可逆拮抗剂         B. 生理性拮抗剂         C. 化学拮抗剂

    D. 部分激动剂         E. 非竞争性拮抗剂

X 型题

30. 药物的不良反应包括（　）

    A. 抑制作用         B. 副作用         C. 毒性反应

    D. 变态反应         E. 致畸作用

31. 下列关于药物毒性反应的描述中，正确的是（　）

    A. 一次性用药量超过极量     B. 药物影响胎儿生长     C. 长期用药逐渐蓄积

    D. 患者肝或肾功能损伤     E. 患者属于过敏性体质

32. 药物所致的变态反应，其特点包括（　）

    A. 反应性质与药物原有效应无关         B. 反应程度与用药剂量无关

    C. 用药理拮抗剂解救无效         D. 为免疫系统介导的免疫反应

    E. 做皮试，有助于判断

33. 可作为用药安全性的指标有（　）

    A. $LD_{50}/ED_{50}$         B. 极量         C. $ED_{95} \sim TD_5$ 之间的距离

    D. $TC_{50}/EC_{50}$         E. 常用剂量范围

34. 下列有关亲和力的描述，正确的是（　）

    A. 亲和力是药物与受体结合的能力

B. 亲和力是药物与受体结合后引起效应的能力

C. 亲和力越大，则药物效价越强

D. 亲和力越大，则药物效能越强

E. 亲和力越大，则药物作用维持时间越长

## 二、名词解释

1. 治疗作用　　　　　　　2. 副作用

3. 毒性反应　　　　　　　4. 后遗效应

5. 变态反应　　　　　　　6. 效能

7. 效价　　　　　　　　　8. 治疗指数

9. 亲和力　　　　　　　　10. 内在活性

11. 受体激动药　　　　　　12. 受体阻滞药

13. 受体脱敏　　　　　　　14. 受体增敏

## 三、简答题

1. 简述作用于受体的药物分类及其异同点。

2. 药物对疾病的对因治疗和对症治疗的关系如何？试举例说明。

3. 药物产生副作用的药理学基础是什么？

4. 从药物的量效曲线上能反映出药物作用的哪些特征？

5. 如何从药物的效应制订临床用药的方案？

# 第四章　影响药物效应的因素

**学习目标**

1. **掌握**　影响药物作用的各种因素，包括药物因素（剂型、疗程及药物相互作用的基本规律）、机体因素（年龄、性别、病理因素、精神因素及遗传因素等）。

2. **了解**　临床联合用药及药物相互作用的药效学或药动学原理。

## 思维导图

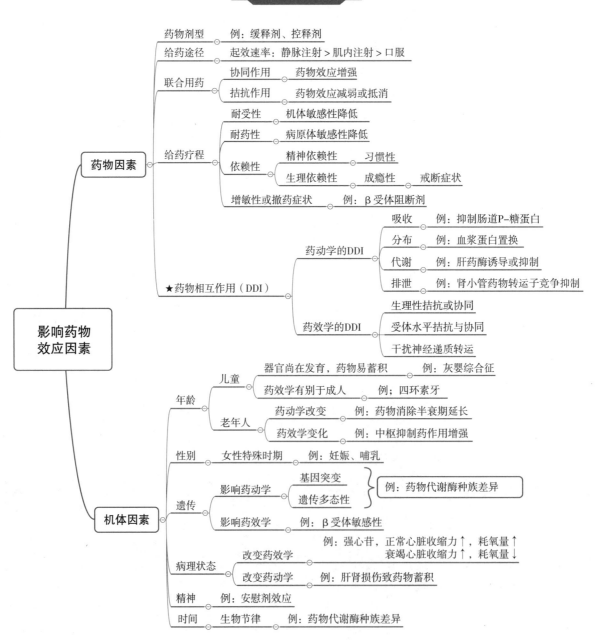

答案解析

## 精选习题

**一、选择题**

A 型题

1. 影响药物效应的因素是 （　）

    A. 年龄与性别　　　　　　B. 体表面积　　　　　　C. 给药时间

    D. 给药剂量　　　　　　　E. 以上都对

2. 药物的配伍禁忌是指 （　）

    A. 吸收后和血浆蛋白结合　　　　　　B. 体外配伍过程中发生的物理和化学变化

    C. 肝药酶活性的抑制　　　　　　　　D. 两种药物在体内产生拮抗作用

    E. 以上都不是

3. 安慰剂是一种 （　）

    A. 可以增加疗效的药物　　　　　　　B. 阳性对照药

    C. 口服制剂　　　　　　　　　　　　D. 使患者在精神上得到鼓励和安慰的药物

    E. 不具有药理活性的物质

4. 影响药物效应的机体因素不包括 （　）

    A. 个体差异　　　　　　　B. 种族　　　　　　　　C. 精神因素

    D. 年龄、性别及营养状态　　E. 剂量

5. 先天性遗传异常对药物动力学影响主要表现在 （　）

    A. 口服吸收速度不同　　　　　　　　B. 药物体内生物转化异常

    C. 药物体内分布异常　　　　　　　　D. 遗传性高铁血红蛋白还原障碍

    E. 以上均有可能

6. 对肝功能不良患者应用药物时，应着重考虑患者的 （　）

    A. 对药物的转运能力　　　B. 对药物的吸收能力　　　C. 对药物排泄能力

    D. 对药物转化能力　　　　E. 以上都不对

7. 药物滥用是指 （　）

    A. 医生用药不当　　　　　B. 大量长期使用某种药物　　C. 未掌握药物的适应证

    D. 无病情根据的长期自我用药　　E. 采用不恰当的剂量

B 型题

[8~12]

A. 药物引起的反应与个人体质有关，与用药剂量无关

B. 等量药物引起和一般患者相似但强度更高的药理效应或毒性

C. 用药一段时间后，患者对药物产生精神上的依赖，中断用药后，会出现主观上的不适

D. 长期用药后，产生了生理上的依赖，停药后出现了戒断症状

E. 长期用药后，需要逐渐增加用量，才能保持药效不减

8. 高敏性是 （　）

9. 习惯性是 （　）

10. 过敏性是 （　）

11. 成瘾性是 （　　）

12. 耐受性是 （　　）

C 型题

13. 长期应用异丙肾上腺素治疗哮喘，需要增加剂量才有效，这种现象称 （　　）

    A. 耐药性　　　　　　　　　B. 耐受性　　　　　　　　　C. 成瘾性

    D. 习惯性　　　　　　　　　E. 适应性

14. 短期内应用数次麻黄碱后其效应降低，属于 （　　）

    A. 习惯性　　　　　　　　　B. 快速耐受性　　　　　　　C. 成瘾性

    D. 耐药性　　　　　　　　　E. 以上都不对

15. 患者长期服用口服避孕药后失效，可能是因为 （　　）

    A. 同时服用肝药酶诱导剂　　B. 同时服用肝药酶抑制剂　　C. 产生耐受性

    D. 产生耐药性　　　　　　　E. 首过消除改变

16. 下述提法哪种是正确的 （　　）

    A. 男性一般较女性对药物敏感

    B. 成人一般较儿童对药物敏感

    C. 中年人一般较老年人对药物敏感

    D. 患者心理状态会影响药物作用

    E. 在正常状态和疾病状态药物作用是一样的

X 型题

17. 联合应用两种以上药物的目的在于 （　　）

    A. 减少单味药用量　　　　　B. 减少不良反应　　　　　　C. 增强疗效

    D. 延缓耐药性发生　　　　　E. 改变遗传异常

18. 联合用药可发生 （　　）

    A. 拮抗作用　　　　　　　　B. 配伍禁忌　　　　　　　　C. 协同作用

    D. 个体差异　　　　　　　　E. 耐受作用

19. 影响药代动力学的因素有 （　　）

    A. 胃肠吸收　　　　　　　　B. 血浆蛋白结合　　　　　　C. 干扰神经递质的转运

    D. 肾脏排泄　　　　　　　　E. 肝脏生物转化

20. 连续用药后，机体对药物的反应发生改变，包括 （　　）

    A. 耐药性　　　　　　　　　B. 耐受性　　　　　　　　　C. 依赖性

    D. 药物慢代谢型　　　　　　E. 药物快代谢型

21. 关于小儿用药方面，下列哪些叙述是正确的 （　　）

    A. 新生儿肝脏功能发育未完善　　　　　B. 小儿相当于小型成人，按比例折算剂量

    C. 药物血浆蛋白结合率低　　　　　　　D. 肝肾功能未充分发育

    E. 对药物反应一般比较敏感

二、名词解释

1. 耐药性　　　　　　　　　　2. 耐受性

3. 快速耐受性　　　　　　　　4. 协同作用

5. 拮抗作用　　　　　　　　　6. 药物依赖性

7. 安慰剂

三、简答题

1. 影响药物效应的因素有哪些？

2. 举例说明药物的相互作用。

3. 药物在体内的相互作用体现在药动学方面的有哪些？

三、简答题

1. 影响药物效应的因素有哪些？

# 第五章  传出神经系统药理概论

⊙ 学习目标

1. **掌握**  传出神经系统受体的分类、分布、效应及传出神经系统药物的分类。
2. **熟悉**  传出神经系统的分类方法，传出神经系统递质的合成、储存、释放和消除。
3. **了解**  传出神经系统药物的作用方式。

## 思维导图

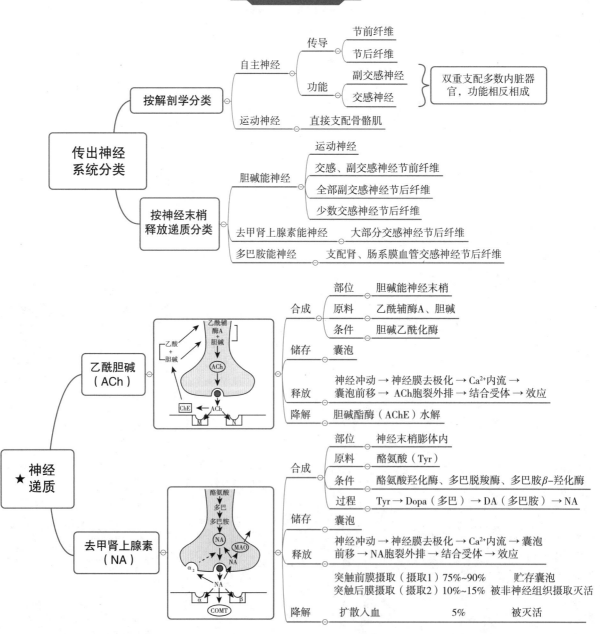

**传出神经系统分类**

- **按解剖学分类**
  - 自主神经
    - 传导
      - 节前纤维
      - 节后纤维
    - 功能
      - 副交感神经
      - 交感神经 } 双重支配多数内脏器官，功能相反相成
  - 运动神经 —— 直接支配骨骼肌

- **按神经末梢释放递质分类**
  - 胆碱能神经
    - 运动神经
    - 交感、副交感神经节前纤维
    - 全部副交感神经节后纤维
    - 少数交感神经节后纤维
  - 去甲肾上腺素能神经 —— 大部分交感神经节后纤维
  - 多巴胺能神经 —— 支配肾、肠系膜血管交感神经节后纤维

**★ 神经递质**

- 乙酰胆碱（ACh）
  - 合成
    - 部位 —— 胆碱能神经末梢
    - 原料 —— 乙酰辅酶A、胆碱
    - 条件 —— 胆碱乙酰化酶
  - 储存 —— 囊泡
  - 释放 —— 神经冲动→神经膜去极化→$Ca^{2+}$内流→囊泡前移→ACh胞裂外排→结合受体→效应
  - 降解 —— 胆碱酯酶（AChE）水解

- 去甲肾上腺素（NA）
  - 合成
    - 部位 —— 神经末梢膨体内
    - 原料 —— 酪氨酸（Tyr）
    - 条件 —— 酪氨酸羟化酶、多巴脱羧酶、多巴胺$\beta$-羟化酶
    - 过程 —— Tyr→Dopa（多巴）→DA（多巴胺）→NA
  - 储存 —— 囊泡
  - 释放 —— 神经冲动→神经膜去极化→$Ca^{2+}$内流→囊泡前移→NA胞裂外排→结合受体→效应
    - 突触前膜摄取（摄取1）75%~90%　　贮存囊泡
    - 突触后膜摄取（摄取2）10%~15%　　被非神经组织摄取灭活
  - 降解 —— 扩散入血　　5%　　被灭活

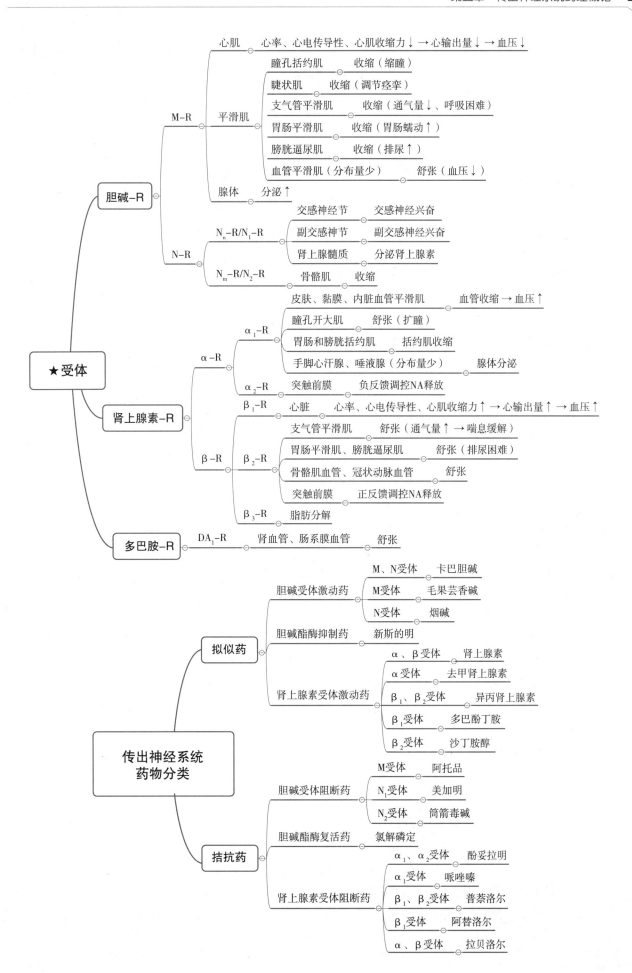

★受体

胆碱-R

M-R

心肌　心率、心电传导性、心肌收缩力↓→心输出量↓→血压↓

平滑肌
瞳孔括约肌　收缩（缩瞳）
睫状肌　收缩（调节痉挛）
支气管平滑肌　收缩（通气量↓、呼吸困难）
胃肠平滑肌　收缩（胃肠蠕动↑）
膀胱逼尿肌　收缩（排尿↑）
血管平滑肌（分布量少）　舒张（血压↓）

腺体　分泌↑

N-R

$N_n$-R/$N_1$-R
交感神经节　交感神经兴奋
副交感神节　副交感神经兴奋
肾上腺髓质　分泌肾上腺素

$N_m$-R/$N_2$-R　骨骼肌　收缩

肾上腺素-R

α-R

$\alpha_1$-R
皮肤、黏膜、内脏血管平滑肌　血管收缩→血压↑
瞳孔开大肌　舒张（扩瞳）
胃肠和膀胱括约肌　括约肌收缩
手脚心汗腺、唾液腺（分布量少）　腺体分泌

$\alpha_2$-R　突触前膜　负反馈调控NA释放

β-R

$\beta_1$-R　心脏　心率、心电传导性、心肌收缩力↑→心输出量↑→血压↑

$\beta_2$-R
支气管平滑肌　舒张（通气量↑→喘息缓解）
胃肠平滑肌、膀胱逼尿肌　舒张（排尿困难）
骨骼肌血管、冠状动脉血管　舒张
突触前膜　正反馈调控NA释放

$\beta_3$-R　脂肪分解

多巴胺-R　$DA_1$-R　肾血管、肠系膜血管　舒张

传出神经系统药物分类

拟似药

胆碱受体激动药
M、N受体　卡巴胆碱
M受体　毛果芸香碱
N受体　烟碱

胆碱酯酶抑制药　新斯的明

肾上腺素受体激动药
α、β受体　肾上腺素
α受体　去甲肾上腺素
$\beta_1$、$\beta_2$受体　异丙肾上腺素
$\beta_1$受体　多巴酚丁胺
$\beta_2$受体　沙丁胺醇

拮抗药

胆碱受体阻断药
M受体　阿托品
$N_1$受体　美加明
$N_2$受体　筒箭毒碱

胆碱酯酶复活药　氯解磷定

肾上腺素受体阻断药
$\alpha_1$、$\alpha_2$受体　酚妥拉明
$\alpha_1$受体　哌唑嗪
$\beta_1$、$\beta_2$受体　普萘洛尔
$\beta_1$受体　阿替洛尔
α、β受体　拉贝洛尔

答案解析

## 精选习题

一、选择题

A 型题

1. 胆碱能神经不包括 （　）

　　A. 运动神经　　　　　　　　　　　　B. 全部副交感神经节前纤维

　　C. 全部交感神经节前纤维　　　　　　D. 绝大部分交感神经节后纤维

　　E. 少部分支配汗腺的交感神经节后纤维

2. 乙酰胆碱作用的主要消除方式是 （　）

　　A. 被单胺氧化酶所破坏　　　B. 被磷酸二酯酶破坏　　　C. 被胆碱酯酶破坏

　　D. 被氧位甲基转移酶破坏　　E. 被神经末梢再摄取

3. 去甲肾上腺素作用的主要消除方式是 （　）

　　A. 被单胺氧化酶所破坏　　　B. 被磷酸二酯酶破坏　　　C. 被胆碱酯酶破坏

　　D. 被氧位甲基转移酶破坏　　E. 被神经末梢再摄取

4. $N_1$ 受体存在于下列哪种效应器中 （　）

　　A. 骨骼肌　　　　　　　　B. 膀胱　　　　　　　　C. 子宫

　　D. 汗腺　　　　　　　　　E. 肾上腺髓质

5. 心肌收缩力减弱是哪一种受体兴奋的效应 （　）

　　A. $\alpha_1$ 受体　　　　　　　B. $\beta_1$ 受体　　　　　　　C. $N_1$ 受体

　　D. DA 受体　　　　　　　　E. M 受体

6. 骨骼肌收缩无力是阻断哪一种受体的效应 （　）

　　A. $\alpha_1$ 受体　　　　　　　B. $\beta_1$ 受体　　　　　　　C. $N_2$ 受体

　　D. DA 受体　　　　　　　　E. M 受体

7. $\alpha_1$ 受体激动的效应是哪项 （　）

　　A. 皮肤黏膜血管收缩　　　B. 内脏血管扩张　　　　C. 冠状血管扩张

　　D. 骨骼肌血管扩张　　　　E. 骨骼肌血管收缩

8. 以下哪种效应不是 M 受体激动效应 （　）

　　A. 心率减慢　　　　　　　B. 支气管平滑肌收缩　　　C. 胃肠道平滑肌收缩

　　D. 腺体分泌减少　　　　　E. 睫状肌收缩

9. 支气管平滑肌和骨骼肌血管上主要分布的受体是 （　）

　　A. $\alpha_1$ 受体　　　　　　　B. $\beta_2$ 受体　　　　　　　C. $\beta_1$ 受体

　　D. $N_2$ 受体　　　　　　　E. $M_3$ 受体

10. 瞳孔缩小是哪一种受体兴奋的效应 （　）

　　A. $\alpha_1$ 受体　　　　　　　B. $\beta_2$ 受体　　　　　　　C. $N_1$ 受体

　　D. DA 受体　　　　　　　　E. M 受体

11. 腺体分泌增加是哪一种受体的效应 （　）

　　A. $\alpha_1$ 受体　　　　　　　B. $\beta_2$ 受体　　　　　　　C. $N_1$ 受体

　　D. DA 受体　　　　　　　　E. M 受体

12. 胃肠平滑肌兴奋是哪一种受体的效应（　　）

    A. $\alpha_1$ 受体　　　　　　　　B. $\beta_2$ 受体　　　　　　　　C. $N_1$ 受体

    D. DA 受体　　　　　　　　E. M 受体

13. 皮肤血管收缩是哪一种受体兴奋的效应（　　）

    A. $\alpha_1$ 受体　　　　　　　　B. $\beta_2$ 受体　　　　　　　　C. $N_1$ 受体

    D. DA 受体　　　　　　　　E. M 受体

14. 激动 $N_2$ 受体的效应是哪一项（　　）

    A. 心动过缓，流涎　　　　　B. 心动过缓，口干　　　　　C. 心率加快，流涎

    D. 骨骼肌收缩力增强　　　　E. 骨骼肌收缩力减弱

15. 骨骼肌细胞膜上的受体是（　　）

    A. $M_1$ 受体　　　　　　　　B. $M_2$ 受体　　　　　　　　C. $M_3$ 受体

    D. $N_1$ 受体　　　　　　　　E. $N_2$ 受体

16. 心肌上主要分布的肾上腺素受体是（　　）

    A. $\alpha_1$ 受体　　　　　　　　B. $\beta_2$ 受体　　　　　　　　C. $\beta_1$ 受体

    D. $N_2$ 受体　　　　　　　　E. $M_3$ 受体

B 型题

［17～21］

    A. 胆碱酯酶　　　　　　　　B. 胆碱乙酰化酶　　　　　　C. 单胺氧化酶

    D. 多巴脱羧酶　　　　　　　E. 酪氨酸羟化酶

17. 在线粒体中使去甲肾上腺素灭活的酶（　　）

18. 促使多巴生成多巴胺的酶（　　）

19. 合成乙酰胆碱的酶（　　）

20. 有机磷酸酯抑制的酶（　　）

21. 去甲肾上腺素合成的限速酶（　　）

［22～26］

    A. $\alpha_1$ 受体　　　　　　　　B. $\beta_1$ 受体　　　　　　　　C. $\beta_2$ 受体

    D. $N_1$ 受体　　　　　　　　E. $N_2$ 受体

22. 自主神经神经节细胞膜上的主要受体是（　　）

23. 骨骼肌细胞膜上的受体是（　　）

24. 支气管平滑肌上的肾上腺素受体是（　　）

25. 皮肤、黏膜血管平滑肌上的肾上腺素受体是（　　）

26. 心肌细胞上的肾上腺素受体是（　　）

X 型题

27. 去甲肾上腺素消除的方式是（　　）

    A. 单胺氧化酶破坏　　　　　　　　　　　　B. 环加氧酶氧化

    C. 儿茶酚氧位甲基转移酶破坏　　　　　　　D. 经突触前膜摄取

    E. 磷酸二酯酶代谢

28. M 受体兴奋时的效应是（　　）

    A. 腺体分泌增加　　　　　　B. 胃肠平滑肌收缩　　　　　C. 瞳孔缩小

    D. 房室传导加速　　　　　　E. 心率减慢

29. β 受体激动是可产生下列哪些效应（　　）

    A. 心率加快            B. 血管收缩           C. 支气管平滑肌松弛

    D. 糖原分解            E. 瞳孔缩小

30. 胆碱能神经兴奋可引起（　　）

    A. 心收缩力增强        B. 骨骼肌收缩       C. 胃肠道收缩

    D. 腺体分泌增多        E. 缩瞳

31. 传出神经系统药物的拟似递质效应可通过（　　）

    A. 直接激动受体产生效应    B. 阻断突触前膜受体      C. 促进递质的合成

    D. 促进递质的释放        E. 抑制递质代谢酶

二、名词解释

1. 胆碱能神经

2. 突触

3. 肾上腺素受体

4. 摄取 1

5. 摄取 2

三、简答题

1. 何为胆碱能神经？胆碱能神经包括哪些？

2. 传出神经受体的分类及分布如何？

3. 试述传出神经系统药物的基本作用方式。

# 第六章 拟胆碱药

◉ 学习目标

1. **掌握** 毛果芸香碱、新斯的明的药理作用、作用机制、临床应用与不良反应。
2. **熟悉** 有机磷酸酯类的中毒机制以及解救原则。
3. **了解** 毒扁豆碱的作用特点。

**思维导图**

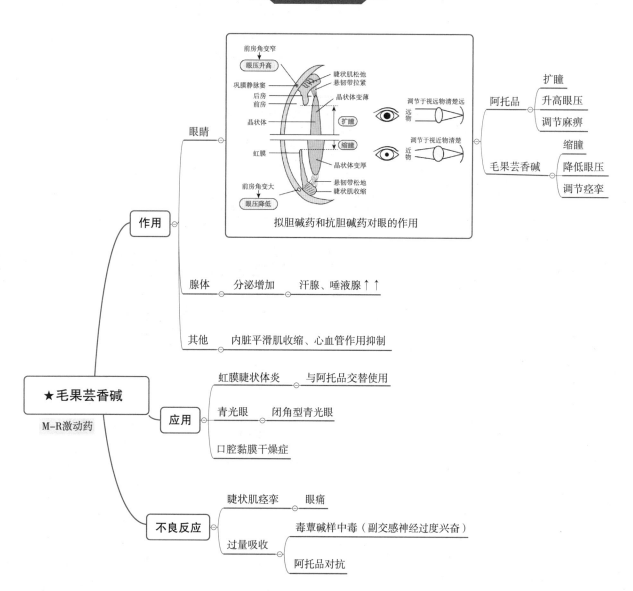

拟胆碱药和抗胆碱药对眼的作用

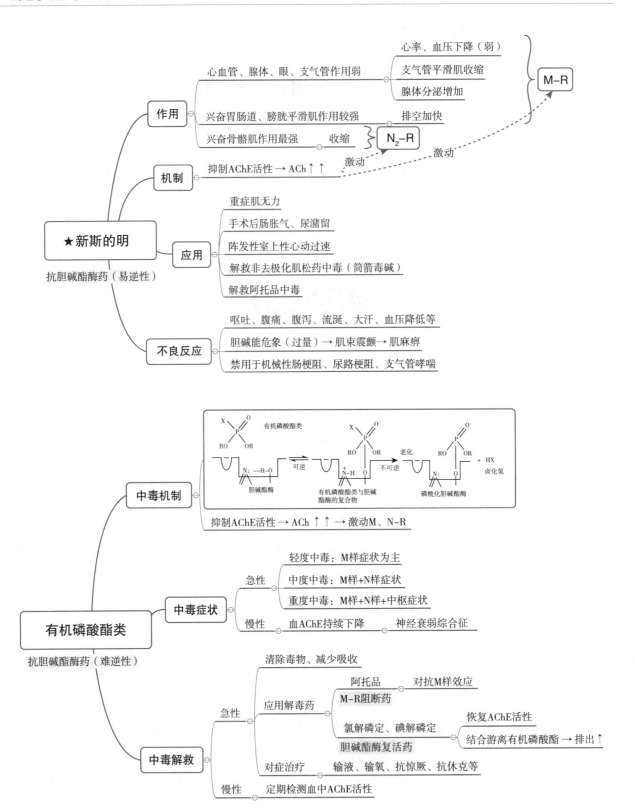

**★新斯的明**
抗胆碱酯酶药（易逆性）

- 作用
  - 心血管、腺体、眼、支气管作用弱
    - 心率、血压下降（弱）
    - 支气管平滑肌收缩
    - 腺体分泌增加 } M–R
  - 兴奋胃肠道、膀胱平滑肌作用较强 — 排空加快
  - 兴奋骨骼肌作用最强 — 收缩 } N₂–R
- 机制
  - 抑制AChE活性 → ACh↑↑
    - 激动 N₂–R
    - 激动 M–R
- 应用
  - 重症肌无力
  - 手术后肠胀气、尿潴留
  - 阵发性室上性心动过速
  - 解救非去极化肌松药中毒（筒箭毒碱）
  - 解救阿托品中毒
- 不良反应
  - 呕吐、腹痛、腹泻、流涎、大汗、血压降低等
  - 胆碱能危象（过量）→ 肌束震颤 → 肌麻痹
  - 禁用于机械性肠梗阻、尿路梗阻、支气管哮喘

**有机磷酸酯类**
抗胆碱酯酶药（难逆性）

- 中毒机制
  - 抑制AChE活性 → ACh↑↑ → 激动M、N–R
- 中毒症状
  - 急性
    - 轻度中毒：M样症状为主
    - 中度中毒：M样+N样症状
    - 重度中毒：M样+N样+中枢症状
  - 慢性 — 血AChE持续下降 — 神经衰弱综合征
- 中毒解救
  - 急性
    - 清除毒物、减少吸收
    - 应用解毒药
      - 阿托品 — 对抗M样效应 M–R阻断药
      - 氯解磷定、碘解磷定 — 恢复AChE活性 结合游离有机磷酸酯 → 排出↑ 胆碱酯酶复活药
    - 对症治疗 — 输液、输氧、抗惊厥、抗休克等
  - 慢性 — 定期检测血中AChE活性

答案解析

**精选习题**

一、选择题

A 型题

1. 毛果芸香碱对眼睛的作用是（　　）

 A. 缩瞳、降低眼内压和调节痉挛    B. 缩瞳、降低眼内压和调节麻痹

 C. 缩瞳、升高眼内压和调节痉挛    D. 散瞳、升高眼内压和调节麻痹

 E. 散瞳、升高眼内压和调节痉挛

2. 毛果芸香碱不具有的药理作用是（　　）

 A. 腺体分泌增加    B. 胃肠道平滑肌收缩    C. 心率减慢

 D. 骨骼肌收缩    E. 眼内压减低

3. 青光眼患者可用（　　）

 A. 加兰他敏    B. 阿托品    C. 安坦

 D. 毛果芸香碱    E. 新斯的明

4. 毛果芸香碱缩瞳是（　　）

 A. 激动瞳孔扩大肌的 α 受体，使其收缩

 B. 激动瞳孔括约肌的 M 受体，使其收缩

 C. 阻断瞳孔扩大肌的 α 受体，使其收缩

 D. 阻断瞳孔括约肌的 M 受体，使其收缩

 E. 阻断瞳孔括约肌的 M 受体，使其松弛

5. 毛果芸香碱产生调节痉挛，远视模糊不清的原因是（　　）

 A. 睫状肌松弛    B. 睫状肌痉挛    C. 眼内压升高

 D. 缩小瞳孔    E. 降低眼压

6. 急性有机磷酸酯农药中毒患者出现呼吸困难、呼吸道分泌物增加，应立即静脉注射（　　）

 A. 解磷定    B. 哌替啶    C. 氨茶碱

 D. 阿托品    E. 速尿

7. 支气管哮喘伴有尿路梗阻的患者应禁用（　　）

 A. 阿托品    B. 东莨菪碱    C. 新斯的明

 D. 后马托品    E. 山莨菪碱

8. 胆碱酯酶复能药的药理作用中不包括（　　）

 A. 提高全血胆碱酯酶活性    B. 减轻烟碱样症状

 C. 恢复已经老化的胆碱酯酶活性    D. 与磷酰化胆碱酯酶中的磷形成结合物

 E. 恢复被抑制的胆碱酯酶活性

9. 重症肌无力患者应选用（　　）

 A. 毒扁豆碱    B. 氯解磷定    C. 阿托品

 D. 新斯的明    E. 毛果芸香碱

10. 胆碱酯酶抑制药不用于下述哪种情况（　　）

 A. 青光眼    B. 房室传导阻滞    C. 重症肌无力

 D. 小儿麻痹后遗症    E. 手术后腹气胀和尿潴留

11. 新斯的明最强的作用是（　　）

    A. 膀胱逼尿肌兴奋        B. 心脏抑制        C. 腺体分泌增加

    D. 骨骼肌兴奋        E. 胃肠平滑肌兴奋

12. 有机磷酸酯类农药中毒原因是（　　）

    A. M 受体敏感性增加        B. 胆碱能神经递质释放增加

    C. 药物排泄减慢        D. 不可逆性抑制胆碱酯酶，使递质破坏减慢

    E. 可逆性抑制胆碱酯酶，使递质破坏减慢

13. 敌百虫口服中毒时不能用何种溶液洗胃（　　）

    A. 高锰酸钾溶液        B. $NaHCO_3$ 溶液        C. 醋酸溶液

    D. 生理盐水        E. 饮用水

14. 有机磷酸酯类中毒的解救宜选用（　　）

    A. 阿托品        B. 胆碱酯酶复活药

    C. 阿托品 + 氯磷定        D. 阿托品 + 新斯的明

    E. 毛果芸香碱 + 新斯的明

15. 用新斯的明治疗重症肌无力，产生胆碱能危象，表明（　　）

    A. 药量不足，应增加药量        B. 药量过大，应减量或停药

    C. 须用阿托品对抗        D. 须用琥珀胆碱对抗

    E. 须用中枢兴奋药对抗

B 型题

[16 ~ 18]

A. 毛果芸香碱        B. 阿托品        C. 新斯的明

D. 碘解磷定        E. 筒箭毒碱

16. 可直接激动 M 受体（　　）

17. 过量产生胆碱能危象（　　）

18. 可恢复胆碱酯活性（　　）

[19 ~ 20]

A. 阻断瞳孔扩大肌 α 受体，缩瞳，降低眼内压，治疗青光眼

B. 阻断瞳孔括约肌 M 受体，缩瞳，降低眼内压，治疗青光眼

C. 激动瞳孔括约肌 M 受体，缩瞳，降低眼内压，治疗青光眼

D. 抑制胆碱酯酶，间接的拟胆碱作用，缩瞳，降低眼内压，治疗青光眼

E. 激动瞳孔扩大肌 α 受体，缩瞳，降低眼内压，治疗青光眼

19. 毛果芸香碱对眼的作用和应用（　　）

20. 毒扁豆碱对眼的作用与应用（　　）

C 型题

21. 男，35 岁。双眼睑下垂 1 周，且逐渐加重，近一两天四肢活动无力，活动后加重，休息后减轻。诊断：重症肌无力。该患者可选择何药物治疗（　　）

    A. 毛果芸香碱        B. 毒扁豆碱        C. 新斯的明

    D. 阿托品        E. 加兰他敏

22. 女，50 岁。患者因剧烈眼痛，头痛，恶心，呕吐，急诊来院。检查：明显的睫状充血，角膜水肿，前房浅，瞳孔中等度开大，呈竖椭圆形，眼压升高为 6.7kPa。房角镜检查：房角关闭。诊

断：闭角型青光眼急性发作。该患者应立即给哪种药治疗（ ）

A. 毛果芸香碱 B. 去甲肾上腺素 C. 新斯的明

D. 阿托品 E. 肾上腺素

23. 男，30岁。因十二指肠溃疡急性穿孔后进行彻底的溃疡手术，术后出现尿潴留，宜选用下述何种药物进行治疗（ ）

A. 毛果芸香碱 B. 毒扁豆碱 C. 新斯的明

D. 阿托品 E. 速尿

X 型题

24. 毛果芸香碱可用于治疗（ ）

A. 重症肌无力 B. 尿潴留 C. 青光眼

D. 阿托品中毒 E. 虹膜睫状体炎

25. 青光眼患者禁用的药物（ ）

A. 东莨菪碱 B. 阿托品 C. 山莨菪碱

D. 后马托品 E. 毒扁豆碱

26. 新斯的明可治疗（ ）

A. 重症肌无力 B. 术后肠胀气 C. 青光眼

D. 有机磷中毒 E. 阵发性室上性心动过速

27. 下面属抑制胆碱酯酶药是（ ）

A. 新斯的明 B. 毒扁豆碱 C. 敌百虫

D. 毛果芸香碱 E. 阿托品

28. 新斯的明的禁忌证是（ ）

A. 尿路梗阻 B. 腹气胀 C. 青光眼

D. 支气管哮喘 E. 机械性肠梗阻

二、名词解释

1. M 样作用

2. 调节痉挛

3. 胆碱能危象

三、简答题

1. 毛果芸香碱治疗青光眼的机制是什么？

2. 试述新斯的明对骨骼肌兴奋作用强的原因。

3. 去除动眼神经支配的眼滴入毛果芸香碱和毒扁豆碱分别会出现什么结果？为什么？

4. 有机磷酸酯类药急性中毒的临床表现及解救原则有哪些？其治疗药物的作用机制。

5. 在解救有机磷酸酯类药急性中毒时，阿托品应如何使用？

# 第七章　抗胆碱药

**学习目标**

1. **掌握**　阿托品的药理作用、作用机制、临床应用与不良反应。
2. **熟悉**　有机磷酸酯类解救药阿托品、氯解磷定的药理作用及临床应用。
3. **了解**　常用阿托品合成代用品的作用特点。

## 思维导图

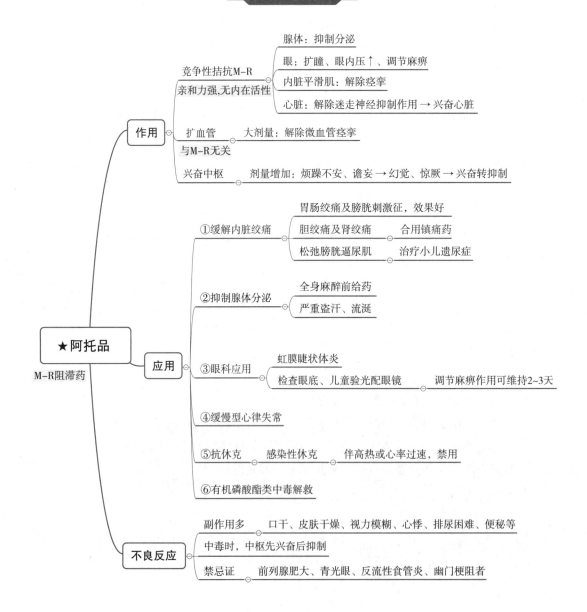

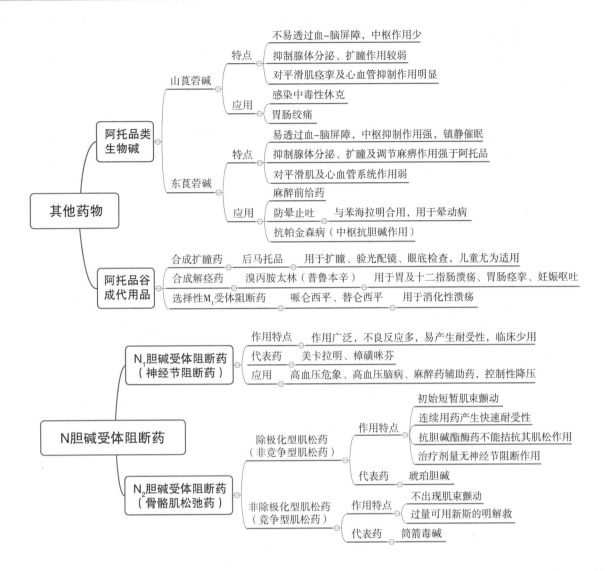

其他药物
- 阿托品类生物碱
  - 山莨菪碱
    - 特点
      - 不易透过血-脑屏障，中枢作用少
      - 抑制腺体分泌、扩瞳作用较弱
      - 对平滑肌痉挛及心血管抑制作用明显
    - 应用
      - 感染中毒性休克
      - 胃肠绞痛
  - 东莨菪碱
    - 特点
      - 易透过血-脑屏障，中枢抑制作用强，镇静催眠
      - 抑制腺体分泌、扩瞳及调节麻痹作用强于阿托品
      - 对平滑肌及心血管系统作用弱
    - 应用
      - 麻醉前给药
      - 防晕止吐　与苯海拉明合用，用于晕动病
      - 抗帕金森病（中枢抗胆碱作用）
- 阿托品谷成代用品
  - 合成扩瞳药　后马托品　用于扩瞳、验光配镜、眼底检查，儿童尤为适用
  - 合成解痉药　溴丙胺太林（普鲁本辛）　用于胃及十二指肠溃疡、胃肠痉挛、妊娠呕吐
  - 选择性 $M_1$ 受体阻断药　哌仑西平、替仑西平　用于消化性溃疡

N 胆碱受体阻断药
- $N_1$ 胆碱受体阻断药（神经节阻断药）
  - 作用特点　作用广泛，不良反应多，易产生耐受性，临床少用
  - 代表药　美卡拉明、樟磺咪芬
  - 应用　高血压危象、高血压脑病、麻醉药辅助药，控制性降压
- $N_2$ 胆碱受体阻断药（骨骼肌松弛药）
  - 除极化型肌松药（非竞争型肌松药）
    - 作用特点
      - 初始短暂肌束颤动
      - 连续用药产生快速耐受性
      - 抗胆碱酯酶药不能拮抗其肌松作用
      - 治疗剂量无神经节阻断作用
    - 代表药　琥珀胆碱
  - 非除极化型肌松药（竞争型肌松药）
    - 作用特点
      - 不出现肌束颤动
      - 过量可用新斯的明解救
    - 代表药　筒箭毒碱

答案解析

### 精选习题

**一、选择题**

A 型题

1. 阿托品对眼睛的作用是（　　）
   - A. 散瞳、升高眼内压和调节麻痹
   - B. 散瞳、降低眼内压和调节麻痹
   - C. 散瞳、升高眼内压和调节痉挛
   - D. 缩瞳、降低眼内压和调节痉挛
   - E. 缩瞳、升高眼内压和调节痉挛

2. 阿托品抑制腺体分泌最明显的是（　　）
   - A. 胃液分泌
   - B. 泪腺分泌
   - C. 呼吸道腺体分泌
   - D. 唾液腺和汗腺分泌
   - E. 胃酸分泌

3. 东莨菪碱不适用于（　　）

    A. 麻醉前给药　　　　　　　B. 晕动病　　　　　　　　　　C. 重症肌无力

    D. 妊娠呕吐　　　　　　　　E. 震颤麻痹综合征

4. 麻醉前给药可选用（　　）

    A. 后马托品　　　　　　　　B. 东莨菪碱　　　　　　　　　C. 毒扁豆碱

    D. 氨甲酰胆碱　　　　　　　E. 毛果芸香碱

5. 关于阿托品作用的叙述中，下面哪一项是错误的（　　）

    A. 治疗作用和副作用可以互相转化　　　　B. 可以降低眼内压

    C. 可以抑制腺体分泌　　　　　　　　　　D. 可以加快心率

    E. 解痉作用与平滑肌功能状态有关

6. 阿托品抗休克的主要机制是（　　）

    A. 对抗迷走神经，使心跳加快　　　　　　B. 兴奋中枢神经，改善呼吸

    C. 舒张血管，改善微循环　　　　　　　　D. 扩张支气管，增加肺通气量

    E. 舒张冠状动脉及肾血管

7. 阿托品作用最明显的平滑肌（　　）

    A. 支气管平滑肌　　　　　　B. 胆管平滑肌　　　　　　　　C. 胃肠平滑肌

    D. 子宫平滑肌　　　　　　　E. 膀胱平滑肌

8. 用阿托品治疗胆绞痛，患者出现口干、心悸等反应，称为（　　）

    A. 兴奋作用　　　　　　　　B. 抑制作用　　　　　　　　　C. 副作用

    D. 后遗作用　　　　　　　　E. 继发作用

9. 山莨菪碱可用于（　　）

    A. 前列腺肥大　　　　　　　B. 窦性心动过缓　　　　　　　C. 房室传导阻滞

    D. 感染性休克早期　　　　　E. 麻醉前给药

10. 东莨菪碱可用于（　　）

    A. 前列腺肥大　　　　　　　B. 窦性心动过缓　　　　　　　C. 房室传导阻滞

    D. 感染性休克早期　　　　　E. 麻醉前给药

11. 具有缓解胃肠痉挛作用的自主神经递质受体阻断剂是（　　）

    A. 阿替洛尔　　　　　　　　B. 阿托品　　　　　　　　　　C. 酚妥拉明

    D. 育亨宾　　　　　　　　　E. 筒箭毒碱

12. 阿托品对有机磷酸酯类中毒症状无效的是（　　）

    A. 流涎　　　　　　　　　　B. 瞳孔缩小　　　　　　　　　C. 大小便失禁

    D. 肌震颤　　　　　　　　　E. 腹痛

B 型题

[13～14]

A. 毛果芸香碱　　　　　　　　B. 阿托品　　　　　　　　　　C. 新斯的明

D. 碘解磷定　　　　　　　　　E. 筒箭毒碱

13. 扩瞳、升高眼压、调节麻痹（　　）

14. 缩瞳、降低眼压、调节痉挛（　　）

[15～18]

A. 毒扁豆碱　　　　　　　　　B. 溴丙胺太林　　　　　　　　C. 东莨菪碱

D. 后马托品　　　　　E. 筒箭毒碱

15. 治疗晕动病可选（　　）

16. 治疗青光眼可选（　　）

17. 扩瞳、查眼底可选（　　）

18. 治疗胃肠痉挛可选（　　）

C 型题

病案：患者，女，23 岁，2 小时前口服 50% 敌敌畏 60ml，大约 10 分钟后出现呕吐、大汗，随后昏迷，急送入院。查体：呼吸急促，32 次/分，血压 140/100mmHg，心律失常，肠鸣音亢进，双侧瞳孔 1～2mm，肌束颤动，测全血 AChE 活力为 30%。

［19～23］

19. 患者出现呕吐、大汗、瞳孔缩小、呼吸急促等中毒症状的原因是（　　）

　　A. 抑制 ACh 摄取　　　　B. 直接兴奋 M 受体　　　　C. M 受体敏感性增强

　　D. ACh 释放增加　　　　E. ACh 转化减少

20. 患者入院后，除给洗胃和输氧治疗外，解救宜选用（　　）

　　A. 阿托品　　　　　　　B. 新斯的明　　　　　　　C. 氯解磷定

　　D. 阿托品 + 新斯的明　　E. 阿托品 + 氯解磷定

21. 可改善呕吐、大汗、瞳孔缩小、呼吸急促等症状的药物是（　　）

　　A. 氯解磷定　　　　　　B. 毛果芸香碱　　　　　　C. 新斯的明

　　D. 阿托品　　　　　　　E. 地西泮

22. 可改善肌束颤动症状的药物是（　　）

　　A. 氯解磷定　　　　　　B. 阿托品　　　　　　　　C. 新斯的明

　　D. 地西泮　　　　　　　E. 毛果芸香碱

23. 用药解救过程中，当患者出现皮肤潮红，瞳孔扩大，心率加快，应采取以下哪种措施（　　）

　　A. 加大阿托品用量　　　B. 加大碘解磷定用量　　　C. 立即停用阿托品

　　D. 肌内注射毛果芸香碱　E. 阿托品逐渐减量至停药

X 型题

24. 阿托品滴眼后可产生下列效应（　　）

　　A. 扩瞳　　　　　　　　B. 调节痉挛　　　　　　　C. 眼内压升高

　　D. 调节麻痹　　　　　　E. 视近物清楚

25. 与阿托品相比，山莨菪碱的特点有（　　）

　　A. 易穿透血 - 脑屏障　　B. 抑制分泌和扩瞳作用弱　C. 解痉作用相似或略弱

　　D. 改善微循环作用较强　E. 毒性较大

26. 与阿托品相比，东莨菪碱有如下特点（　　）

　　A. 抑制中枢　　　　　　B. 扩瞳、调节麻痹作用较弱　C. 抑制腺体分泌作用较强

　　D. 对心血管系统作用较强　E. 抑制前庭神经内耳功能

27. 应用阿托品需注意（　　）

　　A. 青光眼禁用　　　　　B. 心动过缓禁用　　　　　C. 高热者禁用

　　D. 幽门梗阻禁用　　　　E. 前列腺肥大禁用

28. 与阿托品有关的作用是（　　）

　　A. 降低高眼压

  B. 近视清楚，远视模糊

  C. 中毒时可致惊厥

  D. 少量可解除血管痉挛改善微循环

  E. 解除迷走神经对心脏的抑制，使心率加快

## 二、名词解释

调节麻痹

## 三、简答题

1. 比较阿托品与毛果芸香碱对眼的作用有何不同？

2. 简述阿托品的作用和用途。

3. 比较山莨菪碱与东莨菪碱的作用有何不同？

4. 阿托品中毒的临床表现及救治措施有哪些？

# 第八章　拟肾上腺素药

● 学习目标

1. **掌握**　肾上腺素、去甲肾上腺素、异丙肾上腺素等药物的药理作用、临床应用、不良反应和禁忌证。

2. **熟悉**　多巴胺、间羟胺、麻黄碱等药物的药理作用与临床作用。

3. **了解**　其他肾上腺素受体激动药的药理作用、临床应用与不良反应。

## 思维导图

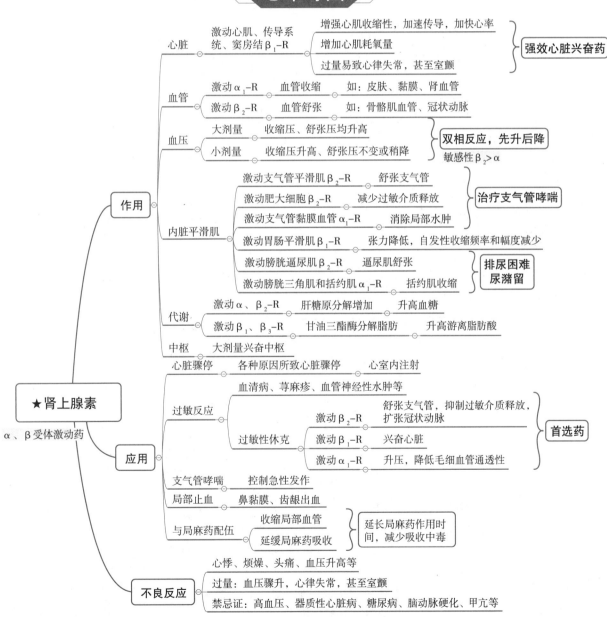

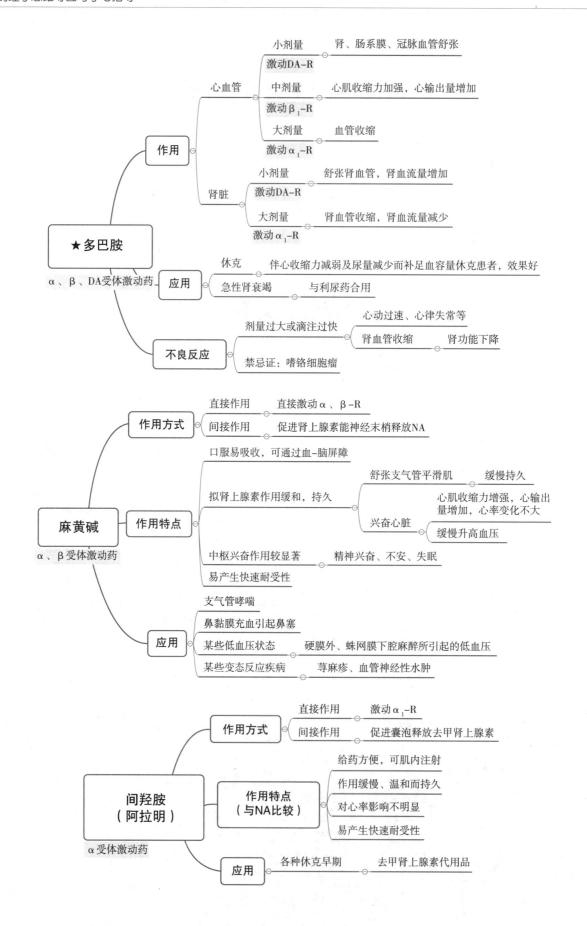

★多巴胺
α、β、DA受体激动药

作用
- 心血管
  - 小剂量 激动DA-R ——— 肾、肠系膜、冠脉血管舒张
  - 中剂量 激动β₁-R ——— 心肌收缩力加强，心输出量增加
  - 大剂量 激动α₁-R ——— 血管收缩
- 肾脏
  - 小剂量 激动DA-R ——— 舒张肾血管，肾血流量增加
  - 大剂量 激动α₁-R ——— 肾血管收缩，肾血流量减少

应用
- 休克 ——— 伴心收缩力减弱及尿量减少而补足血容量休克患者，效果好
- 急性肾衰竭 ——— 与利尿药合用

不良反应
- 剂量过大或滴注过快 ——— 心动过速、心律失常等；肾血管收缩 ——— 肾功能下降
- 禁忌证：嗜铬细胞瘤

麻黄碱
α、β受体激动药

作用方式
- 直接作用 ——— 直接激动α、β-R
- 间接作用 ——— 促进肾上腺素能神经末梢释放NA

作用特点
- 口服易吸收，可通过血-脑屏障
- 拟肾上腺素作用缓和，持久
  - 舒张支气管平滑肌 ——— 缓慢持久
  - 兴奋心脏 ——— 心肌收缩力增强，心输出量增加，心率变化不大；缓慢升高血压
- 中枢兴奋作用较显著 ——— 精神兴奋、不安、失眠
- 易产生快速耐受性

应用
- 支气管哮喘
- 鼻黏膜充血引起鼻塞
- 某些低血压状态 ——— 硬膜外、蛛网膜下腔麻醉所引起的低血压
- 某些变态反应疾病 ——— 荨麻疹、血管神经性水肿

间羟胺
（阿拉明）
α受体激动药

作用方式
- 直接作用 ——— 激动α₁-R
- 间接作用 ——— 促进囊泡释放去甲肾上腺素

作用特点
（与NA比较）
- 给药方便，可肌内注射
- 作用缓慢、温和而持久
- 对心率影响不明显
- 易产生快速耐受性

应用
- 各种休克早期 ——— 去甲肾上腺素代用品

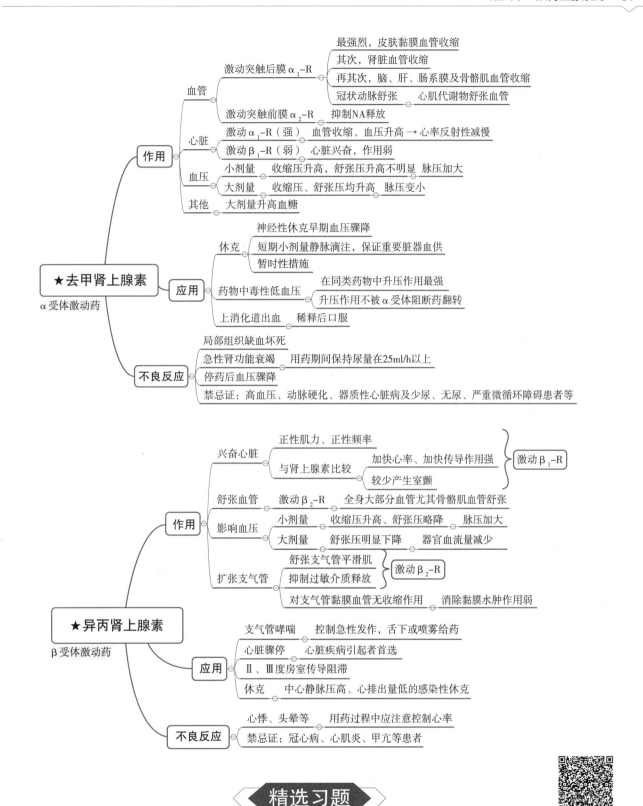

去甲肾上腺素
α受体激动药

作用
- 血管
  - 激动突触后膜 α₁-R
    - 最强烈，皮肤黏膜血管收缩
    - 其次，肾脏血管收缩
    - 再其次，脑、肝、肠系膜及骨骼肌血管收缩
    - 冠状动脉舒张　心肌代谢物舒张血管
  - 激动突触前膜 α₂-R　抑制NA释放
- 心脏
  - 激动 α₁-R（强）　血管收缩、血压升高 → 心率反射性减慢
  - 激动 β₁-R（弱）　心脏兴奋，作用弱
- 血压
  - 小剂量　收缩压升高，舒张压升高不明显　脉压加大
  - 大剂量　收缩压、舒张压均升高　脉压变小
- 其他　大剂量升高血糖

应用
- 休克
  - 神经性休克早期血压骤降
  - 短期小剂量静脉滴注，保证重要脏器血供
  - 暂时性措施
- 药物中毒性低血压
  - 在同类药物中升压作用最强
  - 升压作用不被 α受体阻断药翻转
- 上消化道出血　稀释后口服

不良反应
- 局部组织缺血坏死
- 急性肾功能衰竭　用药期间保持尿量在25ml/h以上
- 停药后血压骤降
- 禁忌证：高血压、动脉硬化、器质性心脏病及少尿、无尿、严重微循环障碍患者等

异丙肾上腺素
β受体激动药

作用
- 兴奋心脏
  - 正性肌力、正性频率
  - 与肾上腺素比较
    - 加快心率、加快传导作用强
    - 较少产生室颤
  - 激动 β₁-R
- 舒张血管　激动 β₂-R　全身大部分血管尤其骨骼肌血管舒张
- 影响血压
  - 小剂量　收缩压升高、舒张压略降　脉压加大
  - 大剂量　舒张压明显下降　器官血流量减少
- 扩张支气管
  - 舒张支气管平滑肌
  - 抑制过敏介质释放
  - 激动 β₂-R
  - 对支气管黏膜血管无收缩作用　消除黏膜水肿作用弱

应用
- 支气管哮喘　控制急性发作，舌下或喷雾给药
- 心脏骤停　心脏疾病引起者首选
- Ⅱ、Ⅲ度房室传导阻滞
- 休克　中心静脉压高、心排出量低的感染性休克

不良反应
- 心悸、头晕等　用药过程中应注意控制心率
- 禁忌证：冠心病、心肌炎、甲亢等患者

**精选习题**

答案解析

一、选择题

A 型题

1. 静滴剂量过大易致肾功衰竭的药物是（　　）

　　A. 肾上腺素　　　　　　　　B. 去甲肾上腺素　　　　　　C. 多巴胺

      D. 异丙肾上腺素              E. 麻黄碱

2. 延缓普鲁卡因局部吸收的药物是（  ）

      A. 肾上腺素              B. 去甲肾上腺素         C. 异丙肾上腺素

      D. 麻黄碱               E. 多巴胺

3. 多巴胺使肾和肠系膜血管扩张的原因是（  ）

      A. 兴奋 β 受体            B. 兴奋 M 受体          C. 直接作用于血管壁

      D. 阻断 α 受体            E. 选择作用于多巴胺受体

4. 去甲肾上腺素减慢心率是由于（  ）

      A. 降低外周阻力          B. 抑制心脏传导         C. 直接的负性频率作用

      D. 抑制心血管中枢的调节     E. 血压升高引起的继发性效应

5. 去甲肾上腺素作用最明显的器官是（  ）

      A. 胃肠道和膀胱平滑肌     B. 心血管系统         C. 支气管平滑肌

      D. 眼睛                E. 腺体

6. 防止硬膜外麻醉引起的低血压宜选用（  ）

      A. 麻黄碱              B. 肾上腺素          C. 去甲肾上腺素

      D. 多巴胺              E. 间羟胺

7. 肾上腺素与异丙肾上腺素共同的适应证是（  ）

      A. 过敏性休克          B. 房室传导阻滞         C. 支气管哮喘

      D. 与局麻药配伍         E. 局部止血

8. 不属于肾上腺素应用范围的是（  ）

      A. 心脏骤停              B. 窦性心动过速         C. 支气管哮喘

      D. 鼻黏膜出血         E. 齿龈出血

9. 能明显兴奋中枢引起失眠的肾上腺素受体激动剂是（  ）

      A. 麻黄碱              B. 色甘酸钠          C. 异丙基阿托品

      D. 普萘洛尔            E. 异丙肾上腺素

10. 急性肾功能衰竭时，可用何药与利尿药联用来增加尿量（  ）

      A. 多巴胺              B. 麻黄碱           C. 去甲肾上腺素

      D. 异丙肾上腺素     E. 肾上腺素

11. 可直接激动 α、β 受体，又可促进去甲肾上腺素能神经末梢释放递质的药物是（  ）

      A. 去甲肾上腺素      B. 肾上腺素         C. 异丙肾上腺素

      D. 多巴胺              E. 麻黄碱

12. 去甲肾上腺素治疗上消化道出血时的给药方法是（  ）

      A. 肌内注射            B. 静脉滴注          C. 口服给药

      D. 舌下含服            E. 皮下注射

13. 心脏骤停复苏时最好选用（  ）

      A. 去甲肾上腺素      B. 肾上腺素         C. 阿托品

      D. 多巴胺              E. 麻黄碱

14. 肾上腺素首选用于（  ）

      A. 神经源性休克       B. 感染性休克         C. 心源性休克

      D. 失血性休克         E. 过敏性休克

15. 用于房室传导阻滞的药物是（　　）
    A. 去甲肾上腺素　　　　　B. 多巴胺　　　　　　　C. 肾上腺素
    D. 异丙肾上腺素　　　　　E. 麻黄碱

16. 房室结功能衰竭伴心脏骤停的心脏复苏最佳药物是（　　）
    A. 利多卡因　　　　　　　B. 去甲肾上腺素　　　　C. 异丙肾上腺素
    D. 肾上腺素　　　　　　　E. 多巴胺

B 型题

［17～21］
A. 去甲肾上腺素　　　　　B. 异丙肾上腺素　　　　C. 多巴胺
D. 肾上腺素　　　　　　　E. 麻黄碱

17. 主要激动 α 受体，收缩血管，升高血压（　　）

18. 能够激动 α、β 受体，诱发心律失常（　　）

19. 能够激动 α、β 受体，易兴奋中枢（　　）

20. 能够增加肾血流量（　　）

21. 激动 β 受体，增加脉压差（　　）

［22～26］
A. 去甲肾上腺素　　　　　B. 多巴酚丁胺　　　　　C. 多巴胺
D. 肾上腺素　　　　　　　E. 麻黄碱

22. 上消化道出血可用（　　）

23. 急性肾衰竭可用（　　）

24. 鼻黏膜充血可用（　　）

25. 过敏性休克可用（　　）

26. 严重收缩性心力衰竭可用（　　）

C 型题

27. 女，20 岁。既往有花粉过敏史。春天在花园中游玩时突然晕倒。入院查体：脉搏细速，BP 40/20mmHg，面色苍白，神志不清，其首要的救治措施是（　　）
    A. 多巴胺 20mg 静脉滴注　　　　　　　　　　　B. 地塞米松 15mg 静脉滴注
    C. 给氧、严密监护　　　　　　　　　　　　　　D. 肾上腺素 1mg 皮下注射
    E. 地西泮 10mg 静脉滴注

28. 女，25 岁。因牙齿严重龋坏，需要拔除，拔牙后止血可选用（　　）
    A. 多巴胺　　　　　　　　B. 去甲肾上腺素　　　　C. 异丙肾上腺素
    D. 肾上腺素　　　　　　　E. 阿托品

29. 男，45 岁。因上消化道大出血来诊，入院诊断为肝硬化门脉高压，食管胃底静脉破裂出血，为了止血可给予（　　）
    A. 多巴胺静脉滴注　　　　B. 肾上腺素口服　　　　C. 去甲肾上腺素静脉滴注
    D. 肾上腺素皮下注射　　　E. 去甲肾上腺素口服

30. 男，12 岁。在湖边戏水不慎落入湖中，获救时呼吸、心跳均停止，此时除人工呼吸、心脏按压外，还需采取哪些抢救措施（　　）
    A. 洋地黄心室内注射　　　B. 去甲肾上腺素腹腔注射　　C. 肾上腺素心室内注射
    D. 阿托品心室内注射　　　E. 去甲肾上腺素肌内注射

X 型题

31. 麻黄碱的作用特点是（　　）

　　A. 具有中枢兴奋作用　　　　　　B. 升压缓慢而持久　　　　　C. 有快速耐受性

　　D. 血压升高，心率变化不大　　　E. 可使支气管平滑肌扩张

32. 既可治疗支气管哮喘，又可治疗心脏骤停的药物是（　　）

　　A. 肾上腺素　　　　　　　　　　B. 去甲肾上腺素　　　　　　C. 异丙肾上腺素

　　D. 麻黄碱　　　　　　　　　　　E. 多巴胺

33. 多巴胺的作用有（　　）

　　A. 加强心肌收缩力

　　B. 易引起心律失常

　　C. 增加肾血流量，使肾小球滤过率增加而利尿

　　D. 兴奋 DA 受体扩张肠系膜及肾血管

　　E. 兴奋 $\beta_2$ 受体，使气管平滑肌舒张

34. 下列药物能明显加快心率的是（　　）

　　A. 肾上腺素　　　　　　　　　　B. 去甲肾上腺素　　　　　　C. 异丙肾上腺素

　　D. 治疗量多巴胺　　　　　　　　E. 大剂量阿托品

35. 治疗房室传导阻滞的药物有（　　）

　　A. 肾上腺素　　　　　　　　　　B. 去甲肾上腺素　　　　　　C. 异丙肾上腺素

　　D. 阿托品　　　　　　　　　　　E. 去氧肾上腺素

二、名词解释

1. 拟交感胺类药物

2. 快速耐受性

三、简答题

1. 简述肾上腺素的药理作用与临床用途。

2. 试述肾上腺素首选治疗过敏性休克的依据。

3. 异丙肾上腺素为什么能用于治疗支气管哮喘？应用时需注意什么？

4. 试述去甲肾上腺素、肾上腺素、多巴胺对血压影响的特点。

# 第九章 抗肾上腺素药

1. **掌握** 酚妥拉明、普萘洛尔等药物的药理作用、临床应用、不良反应和禁忌证。
2. **熟悉** 酚苄明、美托洛尔等药物的药理作用与临床应用。
3. **了解** 其他肾上腺素受体阻断药的药理作用、临床应用与不良反应。

思维导图

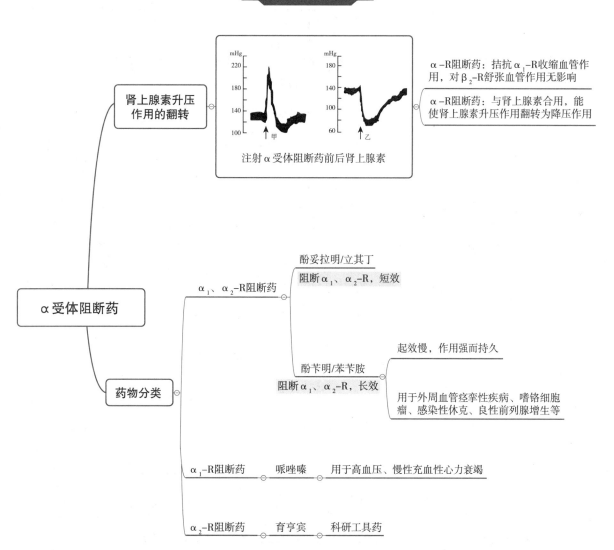

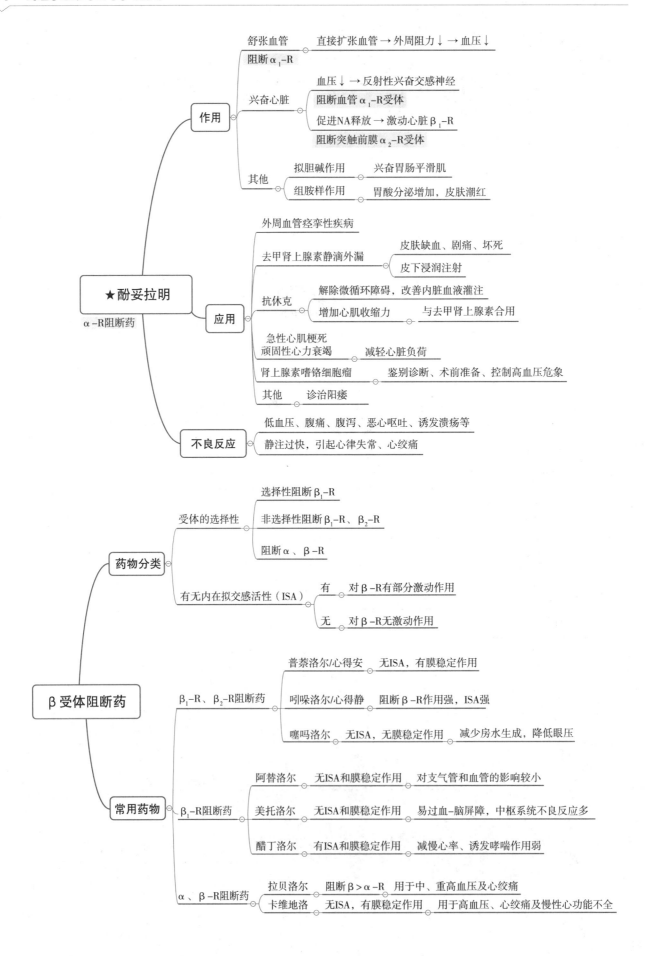

**★酚妥拉明**
α-R阻断药

**作用**

舒张血管 —— 直接扩张血管 → 外周阻力↓ → 血压↓
阻断α₁-R

兴奋心脏
- 血压↓ → 反射性兴奋交感神经
- 阻断血管α₁-R受体
- 促进NA释放 → 激动心脏β₁-R
- 阻断突触前膜α₂-R受体

其他
- 拟胆碱作用 —— 兴奋胃肠平滑肌
- 组胺样作用 —— 胃酸分泌增加，皮肤潮红

**应用**

外周血管痉挛性疾病

去甲肾上腺素静滴外漏
- 皮肤缺血、剧痛、坏死
- 皮下浸润注射

抗休克
- 解除微循环障碍，改善内脏血液灌注
- 增加心肌收缩力 —— 与去甲肾上腺素合用

急性心肌梗死
顽固性心力衰竭 —— 减轻心脏负荷

肾上腺素嗜铬细胞瘤 —— 鉴别诊断、术前准备、控制高血压危象

其他 —— 诊治阳痿

**不良反应**
- 低血压、腹痛、腹泻、恶心呕吐、诱发溃疡等
- 静注过快，引起心律失常、心绞痛

**β受体阻断药**

**药物分类**

受体的选择性
- 选择性阻断β₁-R
- 非选择性阻断β₁-R、β₂-R
- 阻断α、β-R

有无内在拟交感活性（ISA）
- 有 —— 对β-R有部分激动作用
- 无 —— 对β-R无激动作用

**常用药物**

β₁-R、β₂-R阻断药
- 普萘洛尔/心得安 —— 无ISA，有膜稳定作用
- 吲哚洛尔/心得静 —— 阻断β-R作用强，ISA强
- 噻吗洛尔 —— 无ISA，无膜稳定作用 —— 减少房水生成，降低眼压

β₁-R阻断药
- 阿替洛尔 —— 无ISA和膜稳定作用 —— 对支气管和血管的影响较小
- 美托洛尔 —— 无ISA和膜稳定作用 —— 易过血-脑屏障，中枢系统不良反应多
- 醋丁洛尔 —— 有ISA和膜稳定作用 —— 减慢心率、诱发哮喘作用弱

α、β-R阻断药
- 拉贝洛尔 —— 阻断β>α-R —— 用于中、重高血压及心绞痛
- 卡维地洛 —— 无ISA，有膜稳定作用 —— 用于高血压、心绞痛及慢性心功能不全

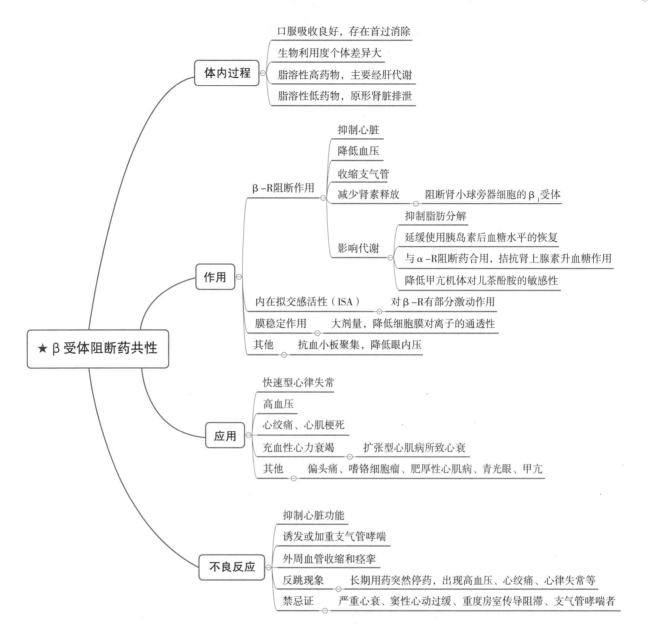

**★β受体阻断药共性**

- **体内过程**
  - 口服吸收良好，存在首过消除
  - 生物利用度个体差异大
  - 脂溶性高药物，主要经肝代谢
  - 脂溶性低药物，原形肾脏排泄
- **作用**
  - **β-R阻断作用**
    - 抑制心脏
    - 降低血压
    - 收缩支气管
    - 减少肾素释放 —— 阻断肾小球旁器细胞的β₁受体
  - **影响代谢**
    - 抑制脂肪分解
    - 延缓使用胰岛素后血糖水平的恢复
    - 与α-R阻断药合用，拮抗肾上腺素升血糖作用
    - 降低甲亢机体对儿茶酚胺的敏感性
  - 内在拟交感活性（ISA）—— 对β-R有部分激动作用
  - 膜稳定作用 —— 大剂量，降低细胞膜对离子的通透性
  - 其他 —— 抗血小板聚集，降低眼内压
- **应用**
  - 快速型心律失常
  - 高血压
  - 心绞痛、心肌梗死
  - 充血性心力衰竭 —— 扩张型心肌病所致心衰
  - 其他 —— 偏头痛、嗜铬细胞瘤、肥厚性心肌病、青光眼、甲亢
- **不良反应**
  - 抑制心脏功能
  - 诱发或加重支气管哮喘
  - 外周血管收缩和痉挛
  - 反跳现象 —— 长期用药突然停药，出现高血压、心绞痛、心律失常等
  - 禁忌证 —— 严重心衰、窦性心动过缓、重度房室传导阻滞、支气管哮喘者

**精选习题**

答案解析

一、选择题

A 型题

1. 酚妥拉明用药过程中最常见的不良反应是（　　）

    A. 心脏收缩力减弱，心排出量减少　　　　B. 肾功能降低

    C. 直立性低血压　　　　D. 胃肠功能减弱，引起消化不良

    E. 窦性心动过缓

2. 外周血管痉挛性疾病可选用何药治疗（　　）

    A. 异丙肾上腺素　　　　B. 山莨菪碱　　　　C. 普萘洛尔

    D. 间羟胺　　　　E. 酚妥拉明

3. 静脉注射普萘洛尔后再静脉注射下列哪一种药物可表现升压效应（　　）

    A. 去甲肾上腺素　　　　　　B. 间羟胺　　　　　　　　C. 阿托品

    D. 肾上腺素　　　　　　　　E. 异丙肾上腺素

4. 在实验中先给予酚妥拉明，再给予肾上腺素可出现（　　）

    A. 血压升高　　　　　　　　B. 血压下降　　　　　　　C. 血压不变

    D. 血压先降后升　　　　　　E. 血压先升后降

5. 选择性 $\alpha_1$ 受体阻断剂是（　　）

    A. 哌唑嗪　　　　　　　　　B. 氯丙嗪　　　　　　　　C. 丙米嗪

    D. 异丙嗪　　　　　　　　　E. 氯氮䓬

6. 可诱发或加重支气管哮喘的药物是（　　）

    A. 酚妥拉明　　　　　　　　B. 麻黄碱　　　　　　　　C. 间羟胺

    D. 阿托品　　　　　　　　　E. 普萘洛尔

7. 普萘洛尔阻断交感神经末梢突触前膜上的 $\beta$ 受体，可引起（　　）

    A. 去甲肾上腺素释放减少　　　　　　　B. 去甲肾上腺素释放增多

    C. 心率增加　　　　　　　　　　　　　D. 心肌收缩力增强

    E. 房室传导加快

8. 下列哪项不属普萘洛尔的作用（　　）

    A. 舒张支气管　　　　　　　B. 收缩支气管　　　　　　C. 抑制心脏

    D. 降低心脏耗氧量　　　　　E. 抑制代谢

9. 酚妥拉明过量引起低血压，为使血压升高，可选用（　　）

    A. 静滴肾上腺素　　　　　　B. 静滴去甲肾上腺素　　　C. 静滴异丙肾上腺素

    D. 静滴多巴胺　　　　　　　E. 皮下注射去甲肾上腺素

10. 普萘洛尔应用错误的是（　　）

    A. 心绞痛　　　　　　　　　B. 高血压　　　　　　　　C. 快速型心律失常

    D. 窦性心动过缓　　　　　　E. 甲状腺功能亢进

11. 可用于青光眼治疗的药物是（　　）

    A. 阿替洛尔　　　　　　　　B. 吲哚洛尔　　　　　　　C. 拉贝洛尔

    D. 噻吗洛尔　　　　　　　　E. 普萘洛尔

12. 普萘洛尔治疗心律失常的药理作用基础是（　　）

    A. $\beta$ 受体阻断　　　　　　B. 膜稳定作用　　　　　　C. 无内在拟交感活性

    D. 钠通道阻滞　　　　　　　E. 上都不对

B 型题

[13～17]

    A. 新斯的明　　　　　　　　B. 筒箭毒碱　　　　　　　C. 去甲肾上腺素

    D. 异丙肾上腺素　　　　　　E. 酚妥拉明

13. 主要兴奋 $\alpha$ 受体，收缩血管，升高血压（　　）

14. 能抑制胆碱酯酶，并能直接兴奋 $N_2$ 受体，增强骨骼肌收缩（　　）

15. 能翻转肾上腺素的升压作用（　　）

16. 能阻断 $N_2$ 受体，松弛骨骼肌（　　）

17. 作用于 $\beta$ 受体，兴奋心脏，松弛支气管平滑肌（　　）

[18~21]

A. 酚妥拉明      B. 酚苄明      C. 阿替洛尔

D. 普萘洛尔      E. 哌唑嗪

18. 对 $\alpha_1$ 受体和 $\alpha_2$ 受体均能持久阻断的是（ ）

19. 选择性阻断 $\beta_1$ 受体，对 $\beta_2$ 受体作用较弱的是（ ）

20. 对 $\beta_1$ 和 $\beta_2$ 受体都能明显阻断的是（ ）

21. 对 $\alpha_1$ 和 $\alpha_2$ 受体均能阻断但作用短暂的是（ ）

C 型题

22. 女，22 岁。高血压病史 10 年，伴有直立性低血压。近来常觉头痛、心悸、多汗，疑为嗜铬细胞瘤，帮助诊断应选用（ ）

     A. 阿托品      B. 酚妥拉明      C. 普萘洛尔

     D. 肾上腺素      E. 组胺

23. 男，50 岁。右下肢跛行 5 年，诊断为雷诺综合征，首选的治疗药物为（ ）

     A. 间羟胺      B. 阿拉明      C. 酚妥拉明

     D. 普萘洛尔      E. 多巴胺

24. 男，40 岁。因右下肺炎，并发感染性休克，急诊住院。当即给青霉素和去甲肾上腺素静脉滴注。治疗中发现点滴局部皮肤苍白、发凉，患者诉说疼痛。此时应给何种药物治疗（ ）

     A. 酚妥拉明      B. 普鲁卡因胺      C. 普萘洛尔

     D. 阿托品      E. 利多卡因

X 型题

25. 可以翻转肾上腺素升压作用的药物有（ ）

     A. 阿托品      B. 氯丙嗪      C. 酚妥拉明

     D. 间羟胺      E. 酚苄明

26. $\beta$ 受体阻断药的药理作用有（ ）

     A. 血管扩张冠脉流量增加      B. 支气管平滑肌收缩      C. 可降眼压

     D. 心传导减慢      E. 心肌抑制，耗氧量降低

27. 酚妥拉明的药理作用有（ ）

     A. 直接舒张血管      B. 阻断 $\alpha_1$ 受体      C. 阻断 $\alpha_2$ 受体

     D. 拟胆碱作用      E. 兼有阻断 $\beta$ 受体作用

28. 酚妥拉明的不良反应有（ ）

     A. 低血压      B. 腹痛腹泻      C. 心律失常

     D. 过敏反应      E. 心绞痛

29. 应用 $\beta$ 受体阻断药的注意事项有（ ）

     A. 重度房室传导阻滞禁用      B. 长期用药不能突然停药      C. 支气管哮喘慎用或禁用

     D. 窦性心动过缓禁用      E. 外周血管痉挛性疾病禁用

30. 普萘洛尔禁用于（ ）

     A. 窦性心动过缓      B. 心力衰竭晚期      C. 心绞痛

     D. 支气管哮喘      E. 高血压

二、名词解释

1. 肾上腺素升压作用的翻转

2. 内在拟交感活性

三、简答题

1. 简述心得安（普萘洛尔）的用途。

2. 简述酚妥拉明的作用、原理、用途。

3. 简述 β 受体阻断药共同的药理作用。

4. 从受体角度说明普萘洛尔长期应用后不可突然停药的原因。

# 第十章 局部麻醉药

学习目标

1. **掌握** 局麻药的药理作用及不良反应、极量。
2. **熟悉** 局麻药的作用机制、分类和临床用途。
3. **了解** 普鲁卡因、丁卡因、利多卡因、布比卡因的局部麻醉特点。

## 思维导图

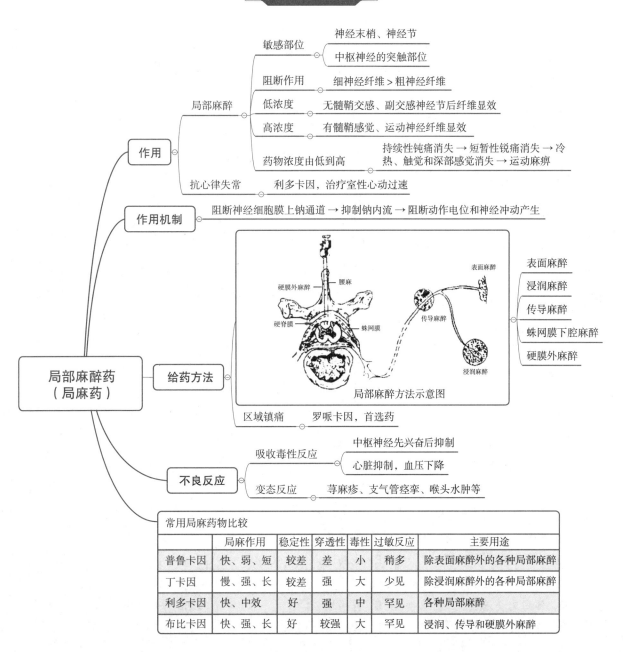

局部麻醉药（局麻药）

**作用**
- 局部麻醉
  - 敏感部位 —— 神经末梢、神经节 / 中枢神经的突触部位
  - 阻断作用 —— 细神经纤维 > 粗神经纤维
  - 低浓度 —— 无髓鞘交感、副交感神经节后纤维显效
  - 高浓度 —— 有髓鞘感觉、运动神经纤维显效
  - 药物浓度由低到高 —— 持续性钝痛消失 → 短暂性锐痛消失 → 冷、热、触觉和深部感觉消失 → 运动麻痹
- 抗心律失常 —— 利多卡因，治疗室性心动过速

**作用机制** —— 阻断神经细胞膜上钠通道 → 抑制钠内流 → 阻断动作电位和神经冲动产生

**给药方法**

硬膜外麻醉　腰麻
硬脊膜　蛛网膜　传导麻醉　浸润麻醉
表面麻醉
局部麻醉方法示意图

- 表面麻醉
- 浸润麻醉
- 传导麻醉
- 蛛网膜下腔麻醉
- 硬膜外麻醉

区域镇痛 —— 罗哌卡因，首选药

**不良反应**
- 吸收毒性反应 —— 中枢神经先兴奋后抑制 / 心脏抑制，血压下降
- 变态反应 —— 荨麻疹、支气管痉挛、喉头水肿等

常用局麻药物比较

| | 局麻作用 | 稳定性 | 穿透性 | 毒性 | 过敏反应 | 主要用途 |
|---|---|---|---|---|---|---|
| 普鲁卡因 | 快、弱、短 | 较差 | 差 | 小 | 稍多 | 除表面麻醉外的各种局部麻醉 |
| 丁卡因 | 慢、强、长 | 较差 | 强 | 大 | 少见 | 除浸润麻醉外的各种局部麻醉 |
| 利多卡因 | 快、中效 | 好 | 强 | 中 | 罕见 | 各种局部麻醉 |
| 布比卡因 | 快、强、长 | 好 | 较强 | 大 | 罕见 | 浸润、传导和硬膜外麻醉 |

答案解析

## 精选习题

一、选择题

A 型题

1. 局麻药作用于混合神经纤维，首先产生麻醉作用的是（　）

    A. 痛觉　　　　　　　　　B. 温觉　　　　　　　　　C. 触觉

    D. 压觉　　　　　　　　　E. 冷觉

2. 局麻药对神经纤维的作用是（　）

    A. 降低静息跨膜电位，抑制复极化　　　　B. 阻断 $Ca^{2+}$ 内流

    C. 阻断 $K^+$ 内流　　　　　　　　　　　D. 阻断 Ach 释放

    E. 阻断 $Na^+$ 内流

3. 局麻药液中加入少量肾上腺素的目的是（　）

    A. 预防局麻药过敏　　　　B. 延长局麻药作用时间　　　C. 防止低血压

    D. 预防心脏骤停　　　　　E. 预防手术中出血

4. 穿透力最弱的局麻药是（　）

    A. 普鲁卡因　　　　　　　B. 利多卡因　　　　　　　C. 丁卡因

    D. 布比卡因　　　　　　　E. 罗哌卡因

5. 用药前必须做皮肤过敏试验的局麻药是（　）

    A. 利多卡因　　　　　　　B. 普鲁卡因　　　　　　　C. 丁卡因

    D. 布比卡因　　　　　　　E. 罗哌卡因

6. 蛛网膜下腔麻醉及硬脊膜外麻醉时常合用麻黄碱，其目的是防止局麻药（　）

    A. 局麻作用过快消失　　　B. 降低血压　　　　　　　C. 引起心律失常

    D. 抑制呼吸　　　　　　　E. 扩散吸收

7. 普鲁卡因不可用于哪种局麻方式（　）

    A. 蛛网膜下腔麻醉　　　　B. 浸润麻醉　　　　　　　C. 表面麻醉

    D. 传导麻醉　　　　　　　E. 硬膜外麻醉

8. 常用于抗心律失常的局麻药是（　）

    A. 普鲁卡因　　　　　　　B. 罗哌卡因　　　　　　　C. 利多卡因

    D. 布比卡因　　　　　　　E. 丁卡因

9. 以下哪一项关于利多卡因的描述是错误的（　）

    A. 作用比普鲁卡因强而快　　B. 不可以和肾上腺素合用　　C. 过敏反应极为罕见

    D. 毒性反应率比普鲁卡因高　　E. 可以静脉注射

10. 可用于防治局麻药过量中毒发生惊厥的药物是（　）

    A. 吗啡　　　　　　　　　B. 异戊巴比妥　　　　　　C. 苯妥英钠

    D. 水合氯醛　　　　　　　E. 地西泮

11. 在炎症或坏死组织中局麻药（　）

    A. 作用完全消失　　　　　B. 作用增强　　　　　　　C. 作用减弱

    D. 作用时间延长　　　　　E. 作用不受影响

12. 局麻药中毒时的中枢症状是（　　）

    A. 出现兴奋现象                   B. 出现抑制现象

    C. 先兴奋，后抑制                D. 先兴奋，后抑制或两者交替重复

    E. 以上都不是

B 型题

[13～16]

A. 毒性最大              B. 作用最弱             C. 可产生严重的心脏毒性

D. 可用于心律失常        E. 升高血压

13. 普鲁卡因（　　）

14. 丁卡因（　　）

15. 利多卡因（　　）

16. 布比卡因（　　）

[17～19]

A. 利多卡因             B. 丁卡因               C. 普鲁卡因

D. 可卡因               E. 布比卡因

17. 为酰胺类，除用于局麻外亦用于治疗心律失常的药物（　　）

18. 为酯类，作用最弱，毒性最低，用于除表面麻醉外的所有麻醉的药是（　　）

19. 为酯类，局部麻醉作用强、毒性大、起效快的局部麻醉药物是（　　）

C 型题

20. 男，30 岁。在接受氯化钙注射时，出现外漏，应立即用下列哪一种药作局部封闭（　　）

    A. 利多卡因            B. 泼尼松              C. 四环素

    D. 青霉素             E. 葡萄糖酸钙

21. 男，30 岁。拟在硬膜外麻醉下行胃大部切除术。为预防麻醉过程中出现血压下降，术前应采用何种药物（　　）

    A. 肾上腺素            B. 去甲肾上腺素        C. 间羟胺

    D. 多巴胺             E. 麻黄碱

X 型题

22. 局麻药吸收过量可以引起的不良反应是（　　）

    A. 血压上升                 B. 心脏传导减慢

    C. 中枢神经系统先兴奋后抑制     D. 心肌收缩性减弱

    E. 呼吸麻痹

23. 丁卡因有下列作用特点（　　）

    A. 作用及毒性比普鲁卡因强约 10 倍     B. 毒性小

    C. 作用较持久                D. 亲脂性及穿透力强

    E. 作用快

24. 影响局麻药作用的因素（　　）

    A. 神经纤维的粗细        B. 细胞外液的 pH       C. 药物的浓度

    D. 血管收缩药物        E. 局麻药的比重及患者的体位

二、名词解释

局部麻醉药

三、简答题

1. 简述局麻药的局麻作用机制。

2. 简述局麻药对神经的麻醉顺序。

3. 简述利多卡因的作用特点。

4. 试述常用局部麻醉方法，并举出适于选用的局麻药。

# 第十一章　全身麻醉药

**学习目标**

1. **熟悉**　异氟烷、恩氟烷等吸入麻醉药在临床应用和不良反应方面的特点；丙泊酚、硫喷妥钠、氯胺酮等静脉麻醉药的药理作用、临床应用、主要不良反应；复合麻醉的有关概念。

2. **了解**　吸入性麻醉药及静脉麻醉药的概念，吸入性麻醉药的药理作用和吸入麻醉的分期。

## 思维导图

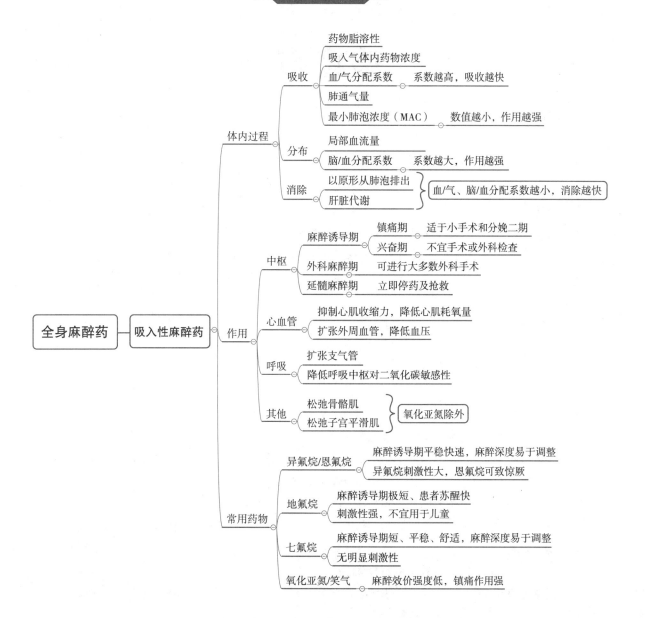

续图

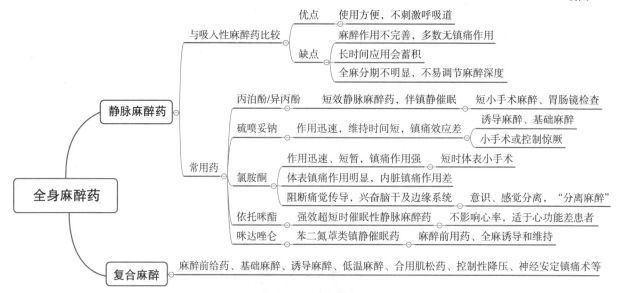

答案解析

## 精选习题

### 一、选择题

**A 型题**

1. 具有分离麻醉现象的全麻药是 （    ）

　　A. 硫喷妥钠　　　　　　　　B. 麻醉乙醚　　　　　　　　C. 氟烷

　　D. 氯胺酮　　　　　　　　　E. 氧化亚氮

2. 可引起呼吸抑制、喉痉挛和支气管痉挛的全麻药是 （    ）

　　A. 麻醉乙醚　　　　　　　　B. 氧化亚氮　　　　　　　　C. 氯胺酮

　　D. 氟烷　　　　　　　　　　E. 硫喷妥钠

3. 肌肉松弛较完全的全麻药是 （    ）

　　A. 麻醉乙醚　　　　　　　　B. 氧化亚氮　　　　　　　　C. 氯胺酮

　　D. 硫喷妥钠　　　　　　　　E. 氟烷

4. 可引起肝损伤的全麻药是 （    ）

　　A. 氯胺酮　　　　　　　　　B. 氟烷　　　　　　　　　　C. 硫喷妥钠

　　D. 麻醉乙醚　　　　　　　　E. 氧化亚氮

5. 常用于神经安定镇痛术配伍的药物是 （    ）

　　A. 苯巴比妥＋芬太尼　　　　B. 普鲁卡因＋芬太尼　　　　C. 琥珀胆碱＋芬太尼

　　D. 氟哌啶＋芬太尼　　　　　E. 氯丙嗪＋芬太尼

6. 可增加心肌对儿茶酚胺敏感性，诱发心律失常的全麻药是 （    ）

　　A. 氟烷　　　　　　　　　　B. 麻醉乙醚　　　　　　　　C. 氯胺酮

　　D. 氧化亚氮　　　　　　　　E. 硫喷妥钠

7. 氧化亚氮吸入，迅速进入外科麻醉期称为 （    ）

　　A. 麻醉前给药　　　　　　　B. 基础麻醉　　　　　　　　C. 分离麻醉

　　D. 诱导麻醉　　　　　　　　　　E. 神经安定麻醉

8. 麻醉作用快、短、易引起呼吸抑制的静脉麻醉药是（　　）

　　A. 麻醉乙醚　　　　　　　B. 硫喷妥钠　　　　　　　C. 氟烷

　　D. 氯胺酮　　　　　　　　E. 氧化亚氮

9. 以下哪一项关于恩氟烷的描述是错误的（　　）

　　A. 麻醉诱导平稳　　　　　B. 苏醒快　　　　　　　　C. 肌肉松弛良好

　　D. 对肝无明显的副作用　　E. 增加心肌对儿茶酚胺的敏感性

10. 用硫喷妥钠或氧化亚氮作诱导麻醉是因为（　　）

　　A. 可增加镇痛作用　　　　B. 肌肉松弛效果好　　　　C. 能迅速进入外科麻醉期

　　D. 减少麻醉药用量　　　　E. 减少支气管分泌物的产生

11. 全身麻醉药没有的药理作用是（　　）

　　A. 意识消失　　　　　　　B. 骨骼肌松弛　　　　　　C. 感觉和反射消失

　　D. 疼痛消除　　　　　　　E. 中枢神经系统功能兴奋

12. 静脉麻醉药硫喷妥钠的特点（　　）

　　A. 诱导期长　　　　　　　B. 麻醉作用维持时间长　　C. 支气管哮喘者可用

　　D. 无呼吸抑制　　　　　　E. 镇痛作用和肌肉松弛作用弱

B 型题

[13～16]

A. 消除患者紧张情绪　　　　　　　　B. 迅速进入外科麻醉期

C. 抑制腺体分泌防止吸入性肺炎　　　D. 以增强麻醉效果

E. 在此基础上进行麻醉，可使药量减少，麻醉平稳

13. 全身麻醉术前注射阿托品（　　）

14. 术前注射阿片类镇痛药（　　）

15. 术前给予大剂量催眠药（　　）

16. 应用硫喷妥钠或氧化亚氮（　　）

[17～19]

A. 硫喷妥钠　　　　　　　　B. 恩氟烷　　　　　　　　C. 丙泊酚

D. 氯胺酮　　　　　　　　　E. 利多卡因

17. 支气管哮喘者禁用的静脉麻醉药是（　　）

18. 属于吸入性麻醉药的是（　　）

19. 属于局麻药的是（　　）

C 型题

20. 男，40 岁。拟行肺叶切除术，麻醉前为了抑制腺体分泌，保持呼吸道通畅，可选用何种药物
　　（　　）

　　A. 新斯的明　　　　　　　B. 毛果芸香碱　　　　　　C. 阿托品

　　D. 毒扁豆碱　　　　　　　E. 麻黄碱

21. 男，35 岁。因手术需要进行蛛网膜下腔阻滞麻醉，麻醉过程中出现心率过缓，应如何处理
　　（　　）

　　A. 肾上腺素　　　　　　　B. 去甲肾上腺素　　　　　C. 间羟胺

　　D. 阿托品　　　　　　　　E. 毛果芸香碱

X 型题

22. 硫喷妥钠的麻醉作用时间短是因为（　）

  A. 脂溶性高　　　　　　B. 在体内重新分布　　　　C. 在肝代谢快

  D. 在肾排泄快　　　　　E. 以上均不是

23. 常用的复合麻醉方法包括（　）

  A. 麻醉前给药　　　　　B. 基础麻醉　　　　　　　　C. 诱导麻醉

  D. 低温麻醉　　　　　　E. 合用肌松药

24. 对吸入麻醉药的正确描述（　）

  A. 药物代谢导致麻醉作用消失

  B. 肺通气量大的药物恢复期短、苏醒快

  C. 不适用于麻醉维持

  D. 药物主要经肺泡以原形排泄

  E. 脑/血分布系数较低的药物恢复期短、苏醒快

25. 静脉麻醉药咪达唑仑的特点（　）

  A. 短效的亲水性药物

  B. 可改善睡眠、松弛肌肉

  C. 具有抗焦虑和抗惊厥作用

  D. 起效快、维持时间短、半衰期短

  E. 与苯二氮䓬受体的亲和力弱于地西泮

二、名词解释

1. 最小肺泡浓度（MAC）　　　　　　　2. 血/气分配系数

3. 脑/血分配系数　　　　　　　　　　　4. 复合麻醉

5. 分离麻醉　　　　　　　　　　　　　6. 吸入性麻醉药

7. 静脉麻醉药

三、简答题

1. 简述吸入麻醉药的药动学特点。

2. 什么情况需要麻醉前给药，常用什么药物？

3. 何为复合麻醉？常用复合麻醉有哪些方法？

# 第十二章  镇静催眠药

◉ 学习目标

1. **掌握**  常用的苯二氮䓬类药物的基本作用、作用机制、临床应用和不良反应。
2. **熟悉**  巴比妥类药物的基本作用、作用机制、临床应用和不良反应。
3. **了解**  其他镇静催眠药的作用特点。

思维导图

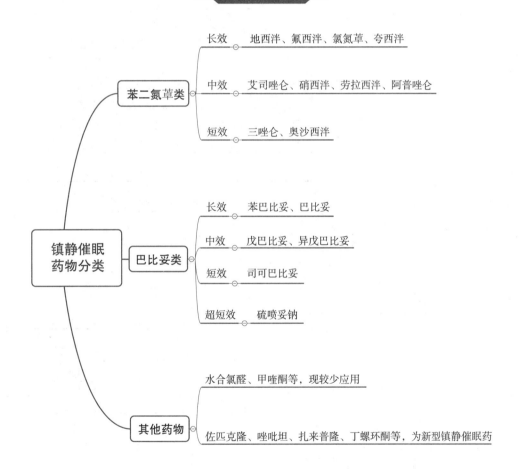

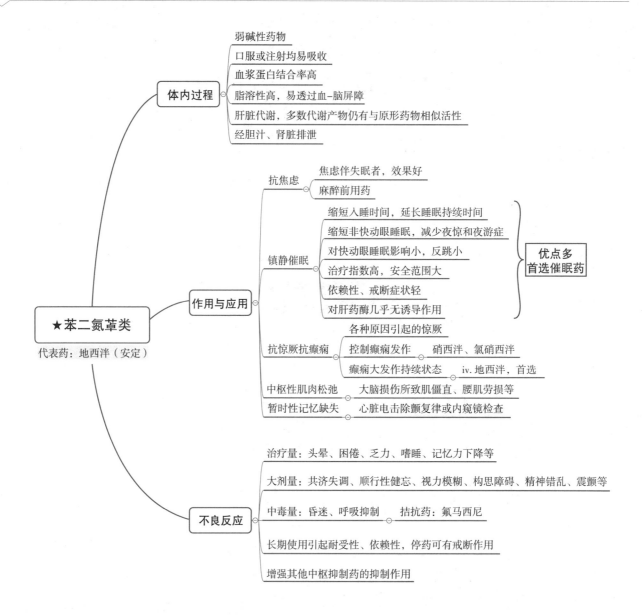

体内过程
- 弱碱性药物
- 口服或注射均易吸收
- 血浆蛋白结合率高
- 脂溶性高，易透过血-脑屏障
- 肝脏代谢，多数代谢产物仍有与原形药物相似活性
- 经胆汁、肾脏排泄

★苯二氮䓬类
代表药：地西泮（安定）

作用与应用
- 抗焦虑
  - 焦虑伴失眠者，效果好
  - 麻醉前用药
- 镇静催眠
  - 缩短入睡时间，延长睡眠持续时间
  - 缩短非快动眼睡眠，减少夜惊和夜游症
  - 对快动眼睡眠影响小，反跳小
  - 治疗指数高，安全范围大
  - 依赖性、戒断症状轻
  - 对肝药酶几乎无诱导作用

  优点多
  首选催眠药

- 抗惊厥抗癫痫
  - 各种原因引起的惊厥
  - 控制癫痫发作 —— 硝西泮、氯硝西泮
  - 癫痫大发作持续状态 —— iv. 地西泮，首选
- 中枢性肌肉松弛 —— 大脑损伤所致肌僵直、腰肌劳损等
- 暂时性记忆缺失 —— 心脏电击除颤复律或内窥镜检查

不良反应
- 治疗量：头晕、困倦、乏力、嗜睡、记忆力下降等
- 大剂量：共济失调、顺行性健忘、视力模糊、构思障碍、精神错乱、震颤等
- 中毒量：昏迷、呼吸抑制 —— 拮抗药：氟马西尼
- 长期使用引起耐受性、依赖性，停药可有戒断作用
- 增强其他中枢抑制药的抑制作用

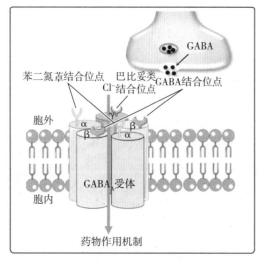

药物作用机制

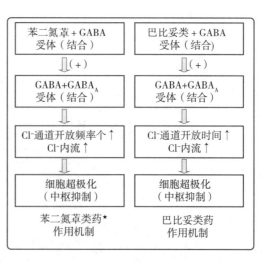

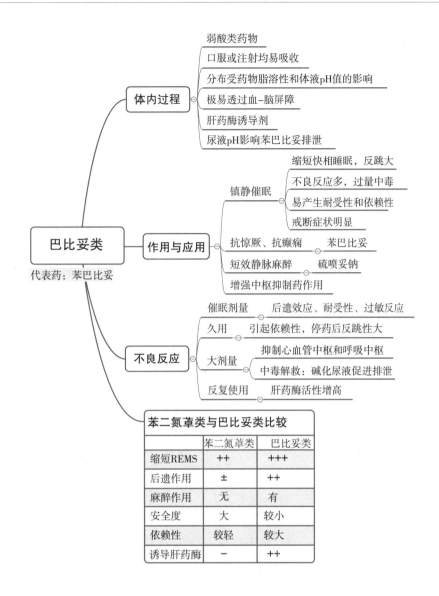

巴比妥类
代表药：苯巴比妥

体内过程
- 弱酸类药物
- 口服或注射均易吸收
- 分布受药物脂溶性和体液pH值的影响
- 极易透过血–脑屏障
- 肝药酶诱导剂
- 尿液pH影响苯巴比妥排泄

作用与应用
- 镇静催眠
  - 缩短快相睡眠，反跳大
  - 不良反应多，过量中毒
  - 易产生耐受性和依赖性
  - 戒断症状明显
- 抗惊厥、抗癫痫　苯巴比妥
- 短效静脉麻醉　硫喷妥钠
- 增强中枢抑制药作用

不良反应
- 催眠剂量　后遗效应、耐受性、过敏反应
- 久用　引起依赖性，停药后反跳性大
- 大剂量
  - 抑制心血管中枢和呼吸中枢
  - 中毒解救：碱化尿液促进排泄
- 反复使用　肝药酶活性增高

**苯二氮䓬类与巴比妥类比较**

|  | 苯二氮䓬类 | 巴比妥类 |
| --- | --- | --- |
| 缩短REMS | ++ | +++ |
| 后遗作用 | ± | ++ |
| 麻醉作用 | 无 | 有 |
| 安全度 | 大 | 较小 |
| 依赖性 | 较轻 | 较大 |
| 诱导肝药酶 | – | ++ |

**精选习题**

答案解析

一、选择题

A 型题

1. 静脉注射硫喷妥钠作用维持短暂的主要原因是（　）
   A. 迅速从肾脏排出　　　　　　　　　　B. 迅速在肝脏破坏
   C. 难穿透血–脑屏障　　　　　　　　　　D. 从脑组织再分布到脂肪组织中
   E. 以上都不是

2. 苯二氮䓬类与巴比妥类比较，前者不具有的作用是（　）
   A. 镇静、催眠　　　　　　B. 抗焦虑　　　　　　C. 麻醉
   D. 抗惊厥　　　　　　　　E. 抗癫痫作用

3. 地西泮不用于（　）
   A. 焦虑症或焦虑性失眠　　　　B. 麻醉前给药　　　　C. 高热惊厥

D. 癫痫持续状态　　　　　　　E. 诱导麻醉

4. 安定的抗焦虑作用是由于（　　）

    A. 激活脑干网状结构上行系统

    B. 阻断中枢多巴胺受体

    C. 阻断中枢肾上腺素受体

    D. 激动中枢苯二氮䓬类受体

    E. 激动中枢 M 胆碱受体

5. 苯巴比妥钠连续应用产生耐受性的主要原因是（　　）

    A. 再分布于脂肪组织　　　　B. 排泄加快　　　　　　C. 被假性胆碱酯酶破坏

    D. 被单胺氧化酶破坏　　　　E. 诱导肝药酶使自身代谢加快

6. 巴比妥类药物进入脑组织快慢主要取决于（　　）

    A. 药物剂型　　　　　　　　B. 用药剂量　　　　　　C. 给药途径

    D. 药物的脂溶性　　　　　　E. 药物的分子大小

7. 焦虑紧张引起的失眠宜用（　　）

    A. 地西泮　　　　　　　　　B. 苯巴比妥　　　　　　C. 氯丙嗪

    D. 哌替啶　　　　　　　　　E. 苯妥英钠

8. 巴比妥类药物对中枢神经系统的抑制作用随着剂量增加大依次表现为（　　）

    A. 镇静、催眠、麻醉、抗惊厥　　　　　　B. 催眠、镇静、麻醉、抗惊厥

    C. 抗惊厥、镇静、催眠、麻醉　　　　　　D. 镇静、催眠、抗惊厥、麻醉

    E. 镇静、抗惊厥、催眠、麻醉

9. 用于癫痫持续状态的首选药是（　　）

    A. 硫喷妥钠静脉注射　　　　B. 苯妥英钠肌内注射　　C. 静脉注射地西泮

    D. 戊巴比妥钠肌内注射　　　E. 水合氯醛

10. 苯巴比妥过量急性中毒，为加速其从肾脏排泄，应采取的主要措施是（　　）

    A. 静脉注射大剂量维生素　　B. 静滴碳酸氢钠　　　　C. 静滴 10% 葡萄糖液

    D. 静滴甘露醇　　　　　　　E. 静滴低分子右旋糖酐

11. 能引起患者记忆短暂性缺失的中枢抑制药是（　　）

    A. 巴比妥类　　　　　　　　B. 苯二氮䓬类　　　　　C. 吩噻嗪类

    D. 硫杂蒽类　　　　　　　　E. 丁酰苯类

12. 苯二氮䓬结合位点的分布与哪种中枢抑制性递质的分布一致（　　）

    A. 多巴胺　　　　　　　　　B. 脑啡肽　　　　　　　C. 乙酰胆碱

    D. γ - 氨基丁酸　　　　　　 E. 去甲肾上腺素

13. 地西泮急性中毒可用下列哪种药物解毒（　　）

    A. 三唑仑　　　　　　　　　B. 甲喹酮　　　　　　　C. 氟马西尼

    D. 甲丙氨酯　　　　　　　　E. 扑米酮

14. 地西泮的中枢抑制作用部位是（　　）

    A. 边缘系统多巴胺受体　　　B. 中枢 α 受体　　　　　C. 直接抑制中枢

    D. 苯二氮䓬结合位点　　　　E. 中枢 GABA 结合位点

15. 焦虑紧张引起的失眠宜用（　　）

    A. 巴比妥　　　　　　　　　B. 苯妥英钠　　　　　　C. 水合氯醛

D. 地西泮        E. 氯丙嗪

B 型题

[16~20]

A. 硫喷妥钠        B. 地西泮        C. 水合氯醛

D. 苯巴比妥        E. 氟马西尼

16. 安全范围较大且成瘾性较轻的催眠药是（ ）

17. 可以引起肝药酶诱导作用的药物是（ ）

18. 静脉麻醉选用的药物是（ ）

19. 因有局部刺激性，溃疡患者禁用的药物是（ ）

20. 选择性的中枢性苯二氮䓬受体阻滞药是（ ）

[21~22]

A. 苯巴比妥        B. 地西泮        C. 司可巴比妥

D. 硫喷妥钠        E. 巴比妥

21. 起效最快、维持时间最短的巴比妥类药物是（ ）

22. 体内代谢产物多数具有与母体药物相似活性的药物是（ ）

C 型题

23. 女，24 岁。因与家人发生口角，一次吞服过量苯巴比妥，诊断为苯巴比妥中毒，除对症处理，洗胃等方法外，为了促使其快速排泄，可采取的措施还有（ ）

    A. 碱化尿液，使解离度增大，增加肾小管再吸收

    B. 碱化尿液，使解离度减小，增加肾小管再吸收

    C. 碱化尿液，使解离度增大，减少肾小管再吸收

    D. 酸化尿液，使解离度增大，增加肾小管再吸收

    E. 酸化尿液，使解离度减小，增加肾小管再吸收

24. 男，5 岁。因出生时颅脑产伤发生多次癫痫大发作，近 2 天因发作频繁，发作间隙持续昏迷而入院。诊断为癫痫持续状态。首选的治疗药物是（ ）

    A. 地西泮        B. 硫喷妥钠        C. 苯巴比妥

    D. 苯妥英钠        E. 水合氯醛

25. 女，34 岁。近期表现焦躁不安、忧虑重重、唉声叹气、彻夜不眠，伴有心悸、出汗等，诊断为焦虑症，可考虑首选的抗焦虑药是（ ）

    A. 地西泮        B. 氯氮平        C. 地尔硫䓬

    D. 苯巴比妥        E. 水合氯醛

26. 男，35 岁。近 2 个月频繁出现入睡困难，多梦易醒，醒后难以再入睡，白天精力疲乏，影响日常生活和工作，每周至少发生 3 次。最常用的治疗药物是（ ）

    A. 喹硫平        B. 曲唑酮        C. 阿米替林

    D. 米氮平        E. 艾司唑仑

X 型题

27. 属于苯二氮䓬类的药物有（ ）

    A. 三唑仑        B. 氟西泮        C. 奥沙西泮

    D. 氯氮䓬        E. 甲丙氨酯

28. 苯二氮䓬类体内过程特点有（　　）

    A. 口服及肌肉给药吸收良好　　　　　　B. 口服后约 1 小时达到血药峰浓度

    C. 血浆蛋白结合率高　　　　　　　　　D. 可在脂肪组织中蓄积

    E. 主要以原形从肾脏排出

29. 苯二氮䓬类具有的药理作用是（　　）

    A. 镇静催眠作用　　　　B. 抗焦虑作用　　　　C. 抗惊厥作用

    D. 镇吐作用　　　　　　E. 抗晕动作用

30. 地西泮用作麻醉前给药的优点有（　　）

    A. 安全范围大　　　　　　　　　　　　B. 镇静作用发生快

    C. 使患者对手术中不良反应不复记忆　　D. 加强麻醉药的作用

    E. 缓解患者对手术的恐惧情绪

## 二、名词解释

1. 镇静药

2. 催眠药

3. 宿醉

## 三、简答题

1. 简述地西泮的药理作用和临床应用。

2. 简述苯二氮䓬类药物与巴比妥类药物相比镇静催眠的优点。

3. 简述苯二氮䓬类药物的作用机制。

4. 试述苯巴比妥产生耐受性的原因。

# 第十三章 抗癫痫药与抗惊厥药

**学习目标**

1. **掌握** 苯妥英钠抗癫痫药理作用及作用机制、临床应用及不良反应；乙琥胺和苯巴比妥抗癫痫的作用；丙戊酸钠的药理作用和临床应用。

2. **熟悉** 抗癫痫作用与脑内 GABA 的关系；地西泮及卡马西平的抗癫痫作用特点，硫酸镁的药理作用和临床应用。

3. **了解** 苯妥英钠药动学特点及药物相互作用；了解硫酸镁的不良反应和中毒的抢救。

## 思维导图

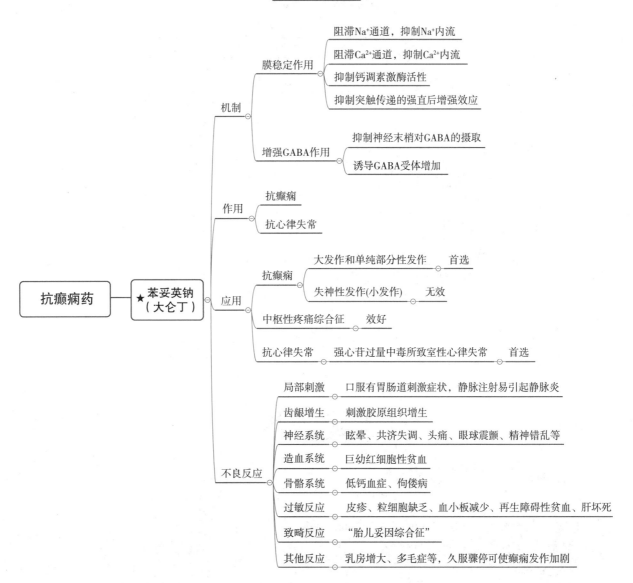

续图

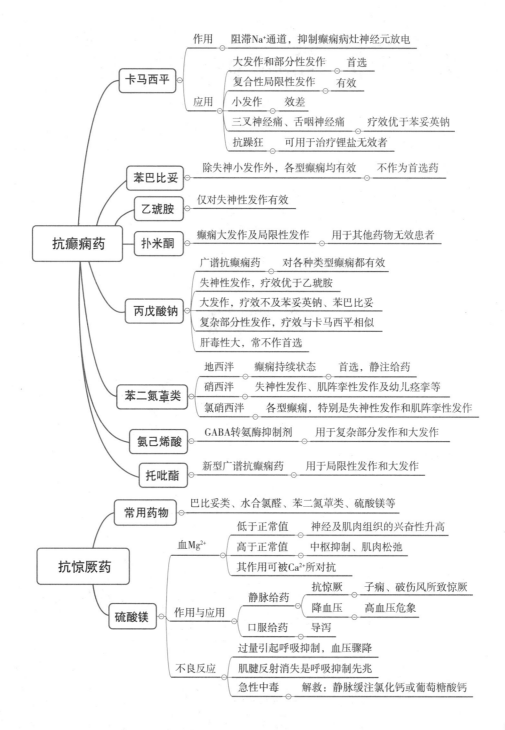

抗癫痫药
- 卡马西平
  - 作用 — 阻滞Na⁺通道，抑制癫痫病灶神经元放电
  - 应用
    - 大发作和部分性发作 — 首选
    - 复合性局限性发作 — 有效
    - 小发作 — 效差
    - 三叉神经痛、舌咽神经痛 — 疗效优于苯妥英钠
    - 抗躁狂 — 可用于治疗锂盐无效者
- 苯巴比妥 — 除失神小发作外，各型癫痫均有效 — 不作为首选药
- 乙琥胺 — 仅对失神性发作有效
- 扑米酮 — 癫痫大发作及局限性发作 — 用于其他药物无效患者
- 丙戊酸钠
  - 广谱抗癫痫药 — 对各种类型癫痫都有效
  - 失神性发作，疗效优于乙琥胺
  - 大发作，疗效不及苯妥英钠、苯巴比妥
  - 复杂部分性发作，疗效与卡马西平相似
  - 肝毒性大，常不作首选
- 苯二氮䓬类
  - 地西泮 — 癫痫持续状态 — 首选，静注给药
  - 硝西泮 — 失神性发作、肌阵挛性发作及幼儿痉挛等
  - 氯硝西泮 — 各型癫痫，特别是失神性发作和肌阵挛性发作
- 氨己烯酸 — GABA转氨酶抑制剂 — 用于复杂部分发作和大发作
- 托吡酯 — 新型广谱抗癫痫药 — 用于局限性发作和大发作

抗惊厥药
- 常用药物 — 巴比妥类、水合氯醛、苯二氮䓬类、硫酸镁等
- 硫酸镁
  - 血Mg²⁺
    - 低于正常值 — 神经及肌肉组织的兴奋性升高
    - 高于正常值 — 中枢抑制、肌肉松弛
    - 其作用可被Ca²⁺所对抗
  - 作用与应用
    - 静脉给药
      - 抗惊厥 — 子痫、破伤风所致惊厥
      - 降血压 — 高血压危象
    - 口服给药 — 导泻
  - 不良反应
    - 过量引起呼吸抑制，血压骤降
    - 肌腱反射消失是呼吸抑制先兆
    - 急性中毒 — 解救：静脉缓注氯化钙或葡萄糖酸钙

**精选习题**

答案解析

**一、选择题**

A 型题

1. 既用于治疗癫痫，又可用于抗心律失常的药物是（　　）

　　A. 苯妥英钠　　　　　　　B. 苯巴比妥　　　　　　　C. 地西泮

　　D. 乙琥胺　　　　　　　　E. 扑米酮

2. 苯妥英钠是何种疾病的首选药物（ ）

    A. 癫痫小发作            B. 癫痫大发作          C. 癫痫精神运动性发作

    D. 帕金森病发作          E. 小儿惊厥

3. 苯妥英钠可能使下列何种癫痫症状恶化（ ）

    A. 大发作               B. 失神小发作          C. 部分性发作

    D. 中枢疼痛综合征       E. 癫痫持续状态

4. 乙琥胺是治疗何种癫痫的常用药物（ ）

    A. 失神小发作            B. 大发作              C. 癫痫持续状态

    D. 部分性发作           E. 中枢疼痛综合征

5. 关于苯妥英钠体内过程，下列叙述哪项不正确（ ）

    A. 口服吸收慢而不规则，宜肌内注射      B. 癫痫持续状态时可作静脉注射

    C. 血浆蛋白结合率高                D. 生物利用度有明显个体差异

    E. 主要在肝脏代谢

6. 治疗中枢疼痛综合征的首选药物是（ ）

    A. 苯妥英钠            B. 吲哚美辛          C. 苯巴比妥

    D. 乙琥胺              E. 地西泮

7. 治疗三叉神经痛和舌咽神经痛的首选药物是（ ）

    A. 卡马西平            B. 阿司匹林          C. 苯巴比妥

    D. 戊巴比妥钠           E. 乙琥胺

8. 下列哪种药物属于广谱抗癫痫药（ ）

    A. 卡马西平            B. 丙戊酸钠          C. 苯巴比妥

    D. 苯妥英钠           E. 乙琥胺

9. 长期用于抗癫痫治疗时会引起齿龈增生的药物是（ ）

    A. 苯妥英钠            B. 苯巴比妥          C. 地西泮

    D. 乙琥胺              E. 扑米酮

10. 具有镇静催眠、抗惊厥、抗癫痫作用的药物是（ ）

    A. 苯妥英钠            B. 佐匹克隆          C. 苯巴比妥

    D. 乙琥胺              E. 扑米酮

11. 硫酸镁抗惊厥的作用机制是（ ）

    A. 特异性地竞争 $Ca^{2+}$ 受点，拮抗 $Ca^{2+}$ 的作用

    B. 阻碍高频异常放电的神经元的 $Na^+$ 通道

    C. 作用同苯二氮䓬类

    D. 抑制中枢多突触反应，减弱易化，增强抑制

    E. 以是都不是

12. 硫酸镁中毒时，特异性的解救措施是（ ）

    A. 进行人工呼吸               B. 静脉滴注毒扁豆碱

    C. 静脉缓慢注射氯化钙         D. 静脉输注 $NaHCO_3$，加快排泄

    E. 静脉注射呋塞米，加速药物排泄

13. 使用抗癫痫药应注意的事项不包括（ ）

    A. 根据发作类型选药     B. 治疗中不能突然停药     C. 小剂量开始逐渐增量

　　D. 最好选一种有效药物　　　　E. 药物无效应立即更换其他药

14. 对癫痫小发作疗效差，甚至可诱发小发作的药是（　　）

　　A. 乙琥胺　　　　　　　　B. 卡马西平　　　　　　　C. 苯妥英钠

　　D. 氯硝西泮　　　　　　　E. 氯丙嗪

15. 不但对癫痫无效，甚至可诱发发作的是（　　）

　　A. 乙琥胺　　　　　　　　B. 硫酸镁　　　　　　　　C. 苯妥英钠

　　D. 氯硝西泮　　　　　　　E. 氯丙嗪

16. 长期应用苯妥英钠应注意补充（　　）

　　A. 维生素 K　　　　　　　B. 维生素 $B_1$　　　　　　C. 维生素 A

　　D. 维生素 D　　　　　　　E. 维生素 C

B 型题

[17～20]

　　A. 苯巴比妥　　　　　　　B. 地西泮　　　　　　　　C. 乙琥胺

　　D. 卡马西平　　　　　　　E. 丙戊酸钠

17. 对癫痫持续状态疗效好的药物是（　　）

18. 为失神性癫痫发作的首选药（　　）

19. 对单纯局限性发作疗效好的是（　　）

20. 对躁狂症和抑郁症有效的抗癫痫药是（　　）

[21～23]

　　A. 苯妥英钠　　　　　　　B. 硫酸镁　　　　　　　　C. 乙琥胺

　　D. 卡马西平　　　　　　　E. 丙戊酸钠

21. 治疗原发性三叉神经痛首选的药物是（　　）

22. 临床上用于控制子痫发作的是（　　）

23. 能诱导肝药酶活性的药物是（　　）

C 型题

24. 男，3 岁。近来经常在玩耍中突然停顿、两眼直视、面无表情，几秒钟即止，每天发作几十次，应试用下述哪种药物治疗（　　）

　　A. 苯妥英钠　　　　　　　B. 苯巴比妥　　　　　　　C. 乙琥胺

　　D. 氯丙嗪　　　　　　　　E. 卡马西平

25. 女，28 岁。妊娠性高血压，用硫酸镁注射降压，突然血压过低，6.67/4kPa（50/30mmHg）。应当立即给静脉注射哪种药物（　　）

　　A. 去甲肾上腺素　　　　　B. 氯化钙　　　　　　　　C. 麻黄素

　　D. 多巴胺　　　　　　　　E. 碳酸锂

26. 男，36 岁。3 年内抽搐发作 20 余次。发作表现为无诱因的口角和右上肢抽搐，意识尚清，但不能对答。约 5～10 秒后意识丧失伴全身抽搐。持续 30 秒后，逐渐停止。事后不能回忆发作过程。发作间期的神经系统检查和常规脑电图检查未见异常。针对该患者的治疗首选药物是（　　）

　　A. 乙琥胺　　　　　　　　B. 苯巴比妥　　　　　　　C. 卡马西平

　　D. 氯硝西泮　　　　　　　E. 苯妥英钠

X 型题

27. 下列哪些药物可治疗癫痫持续状态（　　）

A. 地西泮　　　　　　B. 卡马西平　　　　　C. 戊巴比妥钠

D. 苯巴比妥　　　　　E. 扑米酮

28. 对小儿高热惊厥有效的药物有（　　）

A. 苯巴比妥　　　　　B. 水合氯醛　　　　　C. 地西泮

D. 苯妥英钠　　　　　E. 卡马西平

29. 苯妥英钠可以治疗下列哪些疾病（　　）

A. 快速型心律失常　　B. 癫痫大发作　　　　C. 三叉神经痛

D. 舌咽神经痛　　　　E. 癫痫小发作

30. 硫酸镁的作用包括（　　）

A. 注射硫酸镁可产生降压作用

B. 注射硫酸镁可产生骨骼肌松弛作用

C. 注射和口服硫酸镁均可产生骨骼肌松弛作用

D. 口吸硫酸镁有导泻作用

E. 口服或用导管直接注入十二指肠，可引起利胆作用

二、名词解释

1. 抗癫痫药

2. 胎儿妥因综合征

三、简答题

1. 简述抗癫痫药物作用机制。

2. 试列举常见的六种抗癫痫药物及其用途。

3. 试述久服苯妥英钠引起钙和叶酸缺乏的原因。

4. 简述硫酸镁不同给药途径的适应证及其抗惊厥作用的机制。

# 第十四章 抗精神失常药

◎ 学习目标

1. **掌握** 氯丙嗪、三环类抗抑郁药和选择性5-HT再摄取抑制剂的体内过程、药理作用、临床应用和不良反应。

2. **熟悉** 抗抑郁症药的分类和代表药。

3. **了解** 各类抗精神病药代表药的作用特点和临床应用，了解抗躁狂药碳酸锂的作用特点和临床应用。

## 思维导图

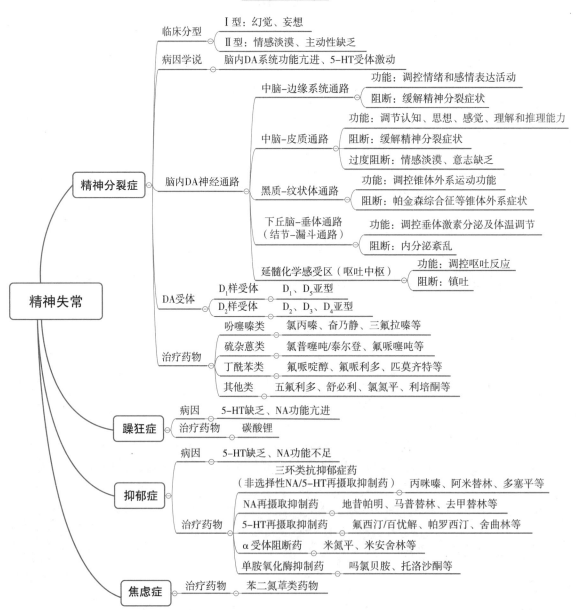

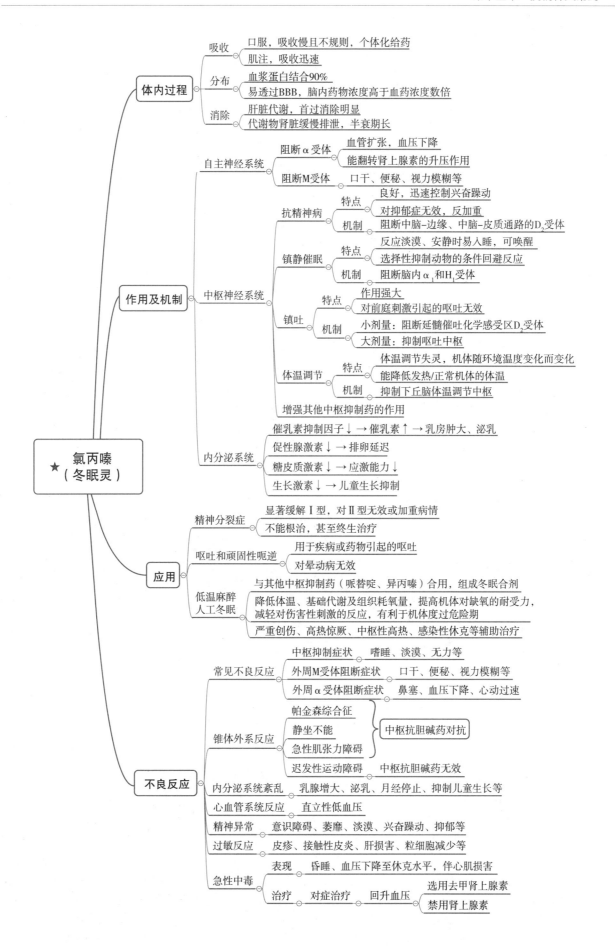

体内过程
  - 吸收
    - 口服，吸收慢且不规则，个体化给药
    - 肌注，吸收迅速
  - 分布
    - 血浆蛋白结合90%
    - 易透过BBB，脑内药物浓度高于血药浓度数倍
  - 消除
    - 肝脏代谢，首过消除明显
    - 代谢物肾脏缓慢排泄，半衰期长

作用及机制
  - 自主神经系统
    - 阻断α受体
      - 血管扩张，血压下降
      - 能翻转肾上腺素的升压作用
    - 阻断M受体
      - 口干、便秘、视力模糊等
  - 中枢神经系统
    - 抗精神病
      - 特点
        - 良好，迅速控制兴奋躁动
        - 对抑郁症无效，反加重
      - 机制
        - 阻断中脑-边缘、中脑-皮质通路的$D_2$受体
    - 镇静催眠
      - 特点
        - 反应淡漠、安静时易入睡，可唤醒
        - 选择性抑制动物的条件回避反应
      - 机制
        - 阻断脑内$\alpha_1$和$H_1$受体
    - 镇吐
      - 特点
        - 作用强大
        - 对前庭刺激引起的呕吐无效
      - 机制
        - 小剂量：阻断延髓催吐化学感受区$D_2$受体
        - 大剂量：抑制呕吐中枢
    - 体温调节
      - 特点
        - 体温调节失灵，机体随环境温度变化而变化
        - 能降低发热/正常机体的体温
      - 机制
        - 抑制下丘脑体温调节中枢
    - 增强其他中枢抑制药的作用
  - 内分泌系统
    - 催乳素抑制因子↓ → 催乳素↑ → 乳房肿大、泌乳
    - 促性腺激素↓ → 排卵延迟
    - 糖皮质激素↓ → 应激能力↓
    - 生长激素↓ → 儿童生长抑制

★ 氯丙嗪（冬眠灵）

应用
  - 精神分裂症
    - 显著缓解Ⅰ型，对Ⅱ型无效或加重病情
    - 不能根治，甚至终生治疗
  - 呕吐和顽固性呃逆
    - 用于疾病或药物引起的呕吐
    - 对晕动病无效
  - 低温麻醉人工冬眠
    - 与其他中枢抑制药（哌替啶、异丙嗪）合用，组成冬眠合剂
    - 降低体温、基础代谢及组织耗氧量，提高机体对缺氧的耐受力，减轻对伤害性刺激的反应，有利于机体度过危险期
    - 严重创伤、高热惊厥、中枢性高热、感染性休克等辅助治疗

不良反应
  - 常见不良反应
    - 中枢抑制症状
      - 嗜睡、淡漠、无力等
    - 外周M受体阻断症状
      - 口干、便秘、视力模糊等
    - 外周α受体阻断症状
      - 鼻塞、血压下降、心动过速
  - 锥体外系反应
    - 帕金森综合征
    - 静坐不能 } 中枢抗胆碱药对抗
    - 急性肌张力障碍
    - 迟发性运动障碍 — 中枢抗胆碱药无效
  - 内分泌系统紊乱
    - 乳腺增大、泌乳、月经停止、抑制儿童生长等
  - 心血管系统反应
    - 直立性低血压
  - 精神异常
    - 意识障碍、萎靡、淡漠、兴奋躁动、抑郁等
  - 过敏反应
    - 皮疹、接触性皮炎、肝损害、粒细胞减少等
  - 急性中毒
    - 表现
      - 昏睡、血压下降至休克水平，伴心肌损害
    - 治疗
      - 对症治疗
        - 回升血压
          - 选用去甲肾上腺素
          - 禁用肾上腺素

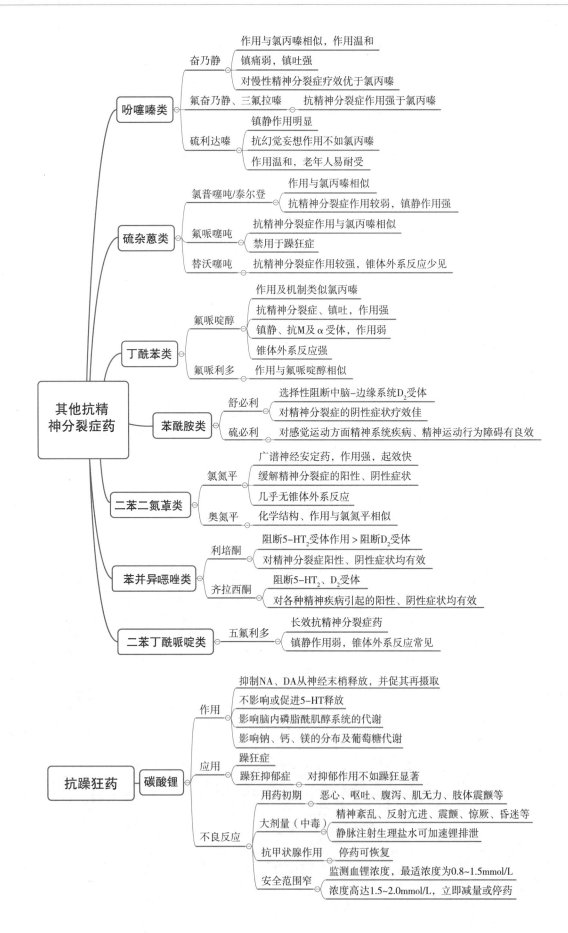

其他抗精神分裂症药
- 吩噻嗪类
  - 奋乃静
    - 作用与氯丙嗪相似，作用温和
    - 镇痛弱，镇吐强
    - 对慢性精神分裂症疗效优于氯丙嗪
  - 氟奋乃静、三氟拉嗪 —— 抗精神分裂症作用强于氯丙嗪
  - 硫利达嗪
    - 镇静作用明显
    - 抗幻觉妄想作用不如氯丙嗪
    - 作用温和，老年人易耐受
- 硫杂蒽类
  - 氯普噻吨/泰尔登
    - 作用与氯丙嗪相似
    - 抗精神分裂症作用较弱，镇静作用强
  - 氟哌噻吨
    - 抗精神分裂症作用与氯丙嗪相似
    - 禁用于躁狂症
  - 替沃噻吨 —— 抗精神分裂症作用较强，锥体外系反应少见
- 丁酰苯类
  - 氟哌啶醇
    - 作用及机制类似氯丙嗪
    - 抗精神分裂症、镇吐，作用强
    - 镇静、抗M及α受体，作用弱
    - 锥体外系反应强
  - 氟哌利多 —— 作用与氟哌啶醇相似
- 苯酰胺类
  - 舒必利
    - 选择性阻断中脑-边缘系统$D_2$受体
    - 对精神分裂症的阴性症状疗效佳
  - 硫必利 —— 对感觉运动方面精神系统疾病、精神运动行为障碍有良效
- 二苯二氮䓬类
  - 氯氮平
    - 广谱神经安定药，作用强，起效快
    - 缓解精神分裂症的阳性、阴性症状
    - 几乎无锥体外系反应
  - 奥氮平 —— 化学结构、作用与氯氮平相似
- 苯并异噁唑类
  - 利培酮
    - 阻断$5-HT_2$受体作用＞阻断$D_2$受体
    - 对精神分裂症阳性、阴性症状均有效
  - 齐拉西酮
    - 阻断$5-HT_2$、$D_2$受体
    - 对各种精神疾病引起的阳性、阴性症状均有效
- 二苯丁酰哌啶类
  - 五氟利多
    - 长效抗精神分裂症药
    - 镇静作用弱，锥体外系反应常见

抗躁狂药
- 碳酸锂
  - 作用
    - 抑制NA、DA从神经末梢释放，并促其再摄取
    - 不影响或促进5-HT释放
    - 影响脑内磷脂酰肌醇系统的代谢
    - 影响钠、钙、镁的分布及葡萄糖代谢
  - 应用
    - 躁狂症
    - 躁狂抑郁症 —— 对抑郁作用不如躁狂显著
  - 不良反应
    - 用药初期 —— 恶心、呕吐、腹泻、肌无力、肢体震颤等
    - 大剂量（中毒）
      - 精神紊乱、反射亢进、震颤、惊厥、昏迷等
      - 静脉注射生理盐水可加速锂排泄
    - 抗甲状腺作用 —— 停药可恢复
    - 安全范围窄
      - 监测血锂浓度，最适浓度为0.8~1.5mmol/L
      - 浓度高达1.5~2.0mmol/L，立即减量或停药

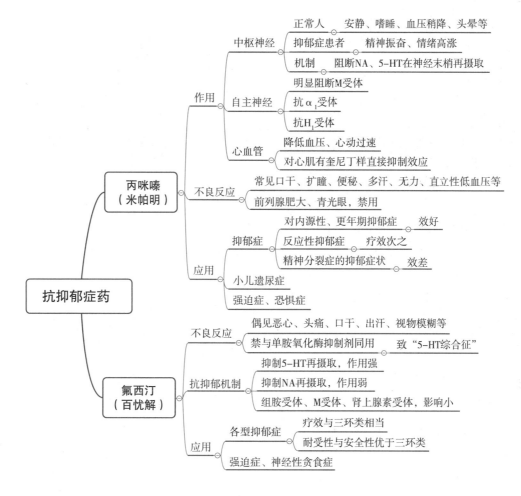

抗抑郁症药
├─ 丙咪嗪（米帕明）
│  ├─ 作用
│  │  ├─ 中枢神经
│  │  │  ├─ 正常人：安静、嗜睡、血压稍降、头晕等
│  │  │  ├─ 抑郁症患者：精神振奋、情绪高涨
│  │  │  └─ 机制：阻断NA、5-HT在神经末梢再摄取
│  │  ├─ 自主神经
│  │  │  ├─ 明显阻断M受体
│  │  │  ├─ 抗α₁受体
│  │  │  └─ 抗H₁受体
│  │  └─ 心血管
│  │     ├─ 降低血压、心动过速
│  │     └─ 对心肌有奎尼丁样直接抑制效应
│  ├─ 不良反应
│  │  ├─ 常见口干、扩瞳、便秘、多汗、无力、直立性低血压等
│  │  └─ 前列腺肥大、青光眼，禁用
│  └─ 应用
│     ├─ 抑郁症
│     │  ├─ 对内源性、更年期抑郁症 效好
│     │  ├─ 反应性抑郁症 疗效次之
│     │  └─ 精神分裂症的抑郁症状 效差
│     ├─ 小儿遗尿症
│     └─ 强迫症、恐惧症
└─ 氟西汀（百忧解）
   ├─ 不良反应
   │  ├─ 偶见恶心、头痛、口干、出汗、视物模糊等
   │  └─ 禁与单胺氧化酶抑制剂同用 致"5-HT综合征"
   ├─ 抗抑郁机制
   │  ├─ 抑制5-HT再摄取，作用强
   │  ├─ 抑制NA再摄取，作用弱
   │  └─ 组胺受体、M受体、肾上腺素受体，影响小
   └─ 应用
      ├─ 各型抑郁症
      │  ├─ 疗效与三环类相当
      │  └─ 耐受性与安全性优于三环类
      └─ 强迫症、神经性贪食症

**精选习题**

答案解析

## 一、选择题

A 型题

1. 氯丙嗪引起的帕金森综合征可选用何药纠正（ ）

   A. 多巴胺　　　　　　　B. 左旋多巴　　　　　　C. 苯海索

   D. 安定　　　　　　　　E. 毒扁豆碱

2. 氯丙嗪治疗精神分裂症的主要不良反应是（ ）

   A. 口干、便秘、尿潴留　　B. 锥体外系反应　　　　C. 恶心呕吐

   D. 变态反应　　　　　　　E. 胃肠道反应

3. 碳酸锂主要用于（ ）

   A. 抑郁症　　　　　　　B. 焦虑症　　　　　　　C. 躁狂症

   D. 癫痫精神运动性发作　　E. 精神分裂症

4. 氯丙嗪过量引起的低血压应选用何药纠正（ ）

   A. 肾上腺素　　　　　　B. 多巴胺　　　　　　　C. 异丙肾上腺素

   D. 阿托品　　　　　　　E. 去甲肾上腺素

5. 氯丙嗪不宜用于 （ ）

    A. 精神分裂症                 B. 人工冬眠疗法              C. 晕动病呕吐

    D. 顽固性呃逆                 E. 躁狂症

6. 关于氯丙嗪镇吐作用的特点，以下论述错误的是 （ ）

    A. 小剂量与阻断延髓第四脑室催吐化学感受区的多巴胺受体有关

    B. 大剂量直接抑制呕吐中枢

    C. 对刺激前庭神经引起的呕吐无效

    D. 对顽固性呃逆无效

    E. 对癌症、放射病及某些药物引起的呕吐有效

7. 有关氯丙嗪的药理作用错误的描述是 （ ）

    A. 阻断中脑 - 皮质和中脑 - 边缘系统多巴胺受体，产生抗精神分裂症作用

    B. 阻断纹状体多巴胺受体，产生锥体外系反应

    C. 阻断外周 M 受体，产生口干

    D. 阻断外周 $\alpha$ 受体，引起体位性低血压

    E. 阻断中枢 M 受体，产生镇静作用

8. 治疗抑郁症宜选用 （ ）

    A. 氯丙嗪                    B. 碳酸锂                  C. 甲硫哒嗪

    D. 丙米嗪                    E. 氟哌啶醇

9. 下列抗精神病药物中几乎无锥体外系反应的是 （ ）

    A. 氯丙嗪                    B. 奋乃静                  C. 氯氮平

    D. 氯普噻吨                E. 氟哌啶醇

10. 氯丙嗪引起口干、便秘、眼内压升高、视力模糊是由于 （ ）

    A. 阻断 M 受体           B. 阻断外周 $\alpha$ 受体         C. 阻断黑质纹状体 DA 受体

    D. 阻断 CTZ 的 $D_2$ 受体       E. 阻断脑干网状结构上行激活系统 $\alpha$ 受体

11. 氯丙嗪翻转肾上腺素的升压作用是由于 （ ）

    A. 激动 M 受体           B. 激动 $\beta$ 受体           C. 阻断 DA 受体

    D. 阻断 $\alpha$ 受体           E. 激动 $\alpha$ 受体

12. 有关氯丙嗪抗精神分裂症的错误叙述是 （ ）

    A. 对急性患者疗效好

    B. 能迅速控制患者的兴奋躁动

    C. 对各型精神分裂症有效

    D. 用药后能迅速消除患者的幻觉和妄想症状

    E. 无根治作用，需长期用药以维持疗效

13. 下列对氯丙嗪的叙述，错误的是 （ ）

    A. 大剂量抑制呕吐中枢       B. 抑制体温调节中枢       C. 降低正常体温

    D. 降低发热者体温           E. 不良反应少见

14. 下列对丙米嗪的描述，错误的是 （ ）

    A. 属于三环类抗抑郁药      B. 能引起阿托品样作用     C. 可引起体位性低血压

    D. 用于各型抑郁症治疗      E. 用于抑郁症急性发作的治疗

15. 氯米帕明抗抑郁症的机制是（　　）

    A. 使脑内单胺类递质减少

    B. 使脑内儿茶酚胺耗竭

    C. 使脑内 5 - HT 缺乏

    D. 可能抑制突触前膜 NA 和 5 - HT 再摄取

    E. 抑制突触前膜 NA 释放

16. 氯丙嗪引起乳房增大与泌乳是由于（　　）

    A. 阻断结节漏斗处 DA 通路的 $D_2$ 受体

    B. 激活中枢 $\beta_2$ 受体

    C. 阻断脑干网状结构上行激活系统的 $D_2$ 受体

    D. 激活中枢 M 受体

    E. 阻断黑质 - 纹状体通路的 $D_2$ 受体

17. 碳酸锂中毒的主要表现为（　　）

    A. 过敏性休克     B. 瞳孔缩小     C. 中枢神经症状

    D. 血压下降     E. 心律失常

B 型题

[18 ~ 21]

A. 抗精神病作用     B. 镇吐作用     C. 体温调节失灵

D. 帕金森综合征     E. 泌乳

18. 氯丙嗪阻断中脑 - 边缘系统和中脑 - 皮质系统中 $D_2$ 受体可产生（　　）

19. 氯丙嗪阻断催吐化学感受区的 $D_2$ 受体可产生（　　）

20. 氯丙嗪阻断黑质 - 纹体通路 $D_2$ 受体引起（　　）

21. 氯丙嗪阻断结节 - 漏斗通路 $D_2$ 受体引起（　　）

[22 ~ 23]

A. 吗氯贝胺     B. 氟西汀     C. 文拉法辛

D. 马普替林     E. 瑞波西汀

22. 属于选择性 5 - 羟色胺再摄取抑制剂的抗抑郁药物是（　　）

23. 属于 5 - 羟色胺与去甲肾上腺素再摄取抑制剂的抗抑郁药物是（　　）

C 型题

24. 男，45 岁。因患严重精神分裂症，用氯丙嗪治疗，两年来药物用量逐渐增加至 600 mg/d，才能较满意地控制症状，但近日出现肌肉震颤、动作迟缓、流涎等症状，对此，应选何药纠正（　　）

    A. 左旋多巴     B. 金刚烷胺     C. 地西泮

    D. 溴隐亭     E. 苯海索

25. 男，24 岁。因精神分裂症长期应用氯丙嗪治疗，1 小时前因吞服一整瓶氯丙嗪而入院。查体：患者昏睡，血压下降达休克水平，并出现心电图的异常。请问，此时除洗胃及其他对症治疗外，应给予的升压药物是（　　）

    A. 肾上腺素     B. 去甲肾上腺素     C. 多巴胺

    D. 阿托品     E. 麻黄碱

26. 男，24 岁，患精神分裂症，一直服用氯丙嗪 50mg/次，3 次/日，原来的激动不安、幻觉妄想已消失，近来有明显手指颤动，请选一组药物代替氯丙嗪（　　）

    A. 氯丙嗪＋左旋多巴　　　　　B. 氯丙嗪＋卡比多巴　　　　　C. 氯氮平＋苯海索

    D. 米帕明＋阿托品　　　　　　E. 氯丙嗪＋阿托品

X 型题

27. 氯丙嗪的禁忌证有（　　）

    A. 昏迷　　　　　　　　　　　B. 癫痫　　　　　　　　　　　C. 严重肝功能损害

    D. 高血压　　　　　　　　　　E. 胃溃疡

28. 氯丙嗪降温特点包括（　　）

    A. 抑制体温调节中枢，使体温调节失灵

    B. 不仅降低发热体温，也降低正常体温

    C. 临床上配合物理降温用于低温麻醉

    D. 对体温的影响与环境温度无关

    E. 作为人工冬眠，使体温、代谢及耗氧量均降低

29. 氯丙嗪可阻断的受体包括（　　）

    A. DA 受体　　　　　　　　　B. β 肾上腺素受体　　　　　　C. M 胆碱受体

    D. α 肾上腺素受体　　　　　　E. 甲状腺素受体

30. 氯丙嗪的锥体外系反应有（　　）

    A. 急性肌张力障碍　　　　　　B. 体位性低血压　　　　　　　C. 静坐不能

    D. 帕金森综合征　　　　　　　E. 迟发性运动障碍

## 二、名词解释

1. 人工冬眠

2. 锥体外系反应

## 三、简答题

1. 简述氯丙嗪对中枢神经系统的作用及作用机制。

2. 简述氯丙嗪的临床用途。

3. 简述氯丙嗪过量或中毒所致血压下降，为什么不能应用肾上腺素治疗？

4. 试述氯丙嗪有哪些主要不良反应？有何处理对策？

5. 试述氯丙嗪长期大量应用为什么会出现锥体外系反应？

6. 试述氯丙嗪阻断脑内 DA 能神经通路的 DA 受体所产生的药理作用或副作用。

# 第十五章　镇痛药

**学习目标**

1. **掌握**　镇痛药的概念；阿片类镇痛药的药理作用、作用机制、体内过程、临床应用与不良反应。

2. **熟悉**　疼痛发生的机制；常用人工合成镇痛药的临床应用、注意事项；阿片受体的分类与功能；阿片受体阻断药的特点。

3. **了解**　可待因、芬太尼、美沙酮、曲马多、喷他佐辛等药物及阿片受体阻断剂纳络酮的作用特点及临床应用。

**思维导图**

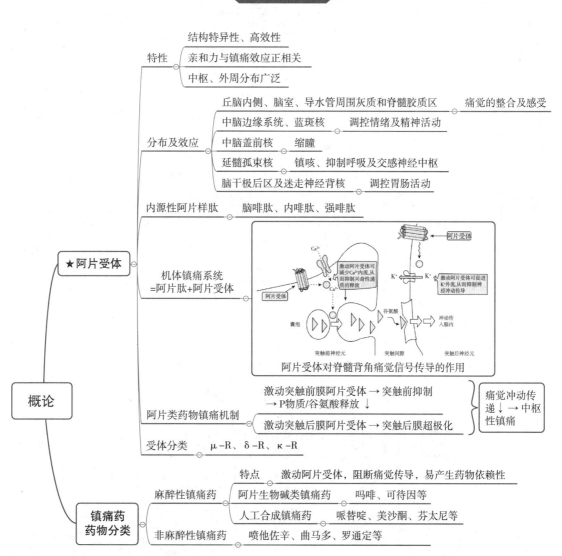

- 概论
  - ★阿片受体
    - 特性
      - 结构特异性、高效性
      - 亲和力与镇痛效应正相关
      - 中枢、外周分布广泛
    - 分布及效应
      - 丘脑内侧、脑室、导水管周围灰质和脊髓胶质区 —— 痛觉的整合及感受
      - 中脑边缘系统、蓝斑核 —— 调控情绪及精神活动
      - 中脑盖前核 —— 缩瞳
      - 延髓孤束核 —— 镇咳、抑制呼吸及交感神经中枢
      - 脑干极后区及迷走神经背核 —— 调控胃肠活动
    - 内源性阿片样肽 —— 脑啡肽、内啡肽、强啡肽
    - 机体镇痛系统 = 阿片肽 + 阿片受体

      激动阿片受体可减少 $Ca^{2+}$ 内流，从而抑制兴奋性递质的释放

      激动阿片受体可促进 $K^+$ 外流从而抑制神经冲动传导

      阿片受体对脊髓背角痛觉信号传导的作用
    - 阿片类药物镇痛机制
      - 激动突触前膜阿片受体 → 突触前抑制 → P物质/谷氨酸释放↓
      - 激动突触后膜阿片受体 → 突触后膜超极化

      } 痛觉冲动传递↓ → 中枢性镇痛
    - 受体分类　μ-R、δ-R、κ-R
  - 镇痛药药物分类
    - 麻醉性镇痛药
      - 特点　激动阿片受体，阻断痛觉传导，易产生药物依赖性
      - 阿片生物碱类镇痛药 —— 吗啡、可待因等
      - 人工合成镇痛药 —— 哌替啶、美沙酮、芬太尼等
    - 非麻醉性镇痛药 —— 喷他佐辛、曲马多、罗通定等

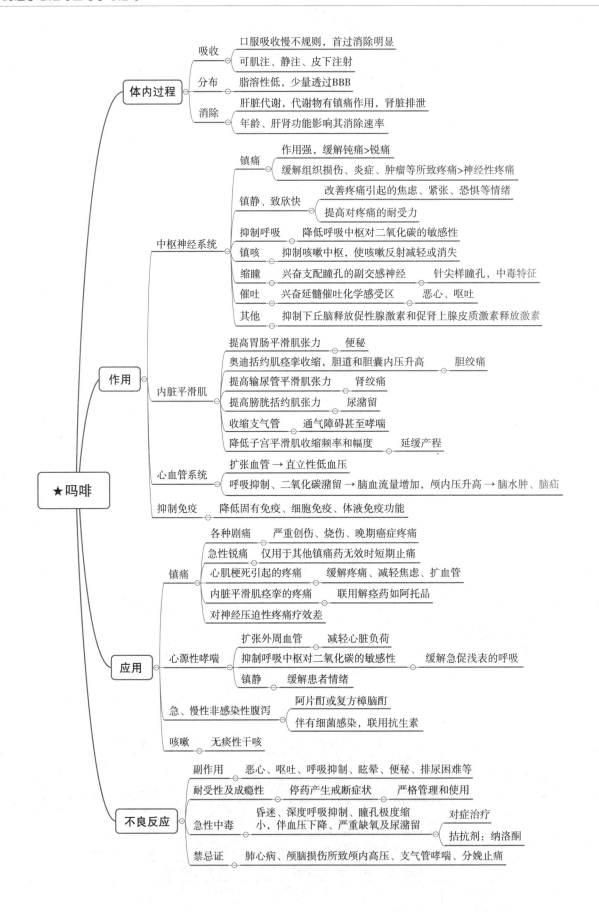

**★吗啡**

**作用**

**体内过程**
- 吸收
  - 口服吸收慢不规则，首过消除明显
  - 可肌注、静注、皮下注射
- 分布
  - 脂溶性低，少量透过BBB
- 消除
  - 肝脏代谢，代谢物有镇痛作用，肾脏排泄
  - 年龄、肝肾功能影响其消除速率

- 中枢神经系统
  - 镇痛
    - 作用强，缓解钝痛>锐痛
    - 缓解组织损伤、炎症、肿瘤等所致疼痛>神经性疼痛
  - 镇静、致欣快
    - 改善疼痛引起的焦虑、紧张、恐惧等情绪
    - 提高对疼痛的耐受力
  - 抑制呼吸　降低呼吸中枢对二氧化碳的敏感性
  - 镇咳　抑制咳嗽中枢，使咳嗽反射减轻或消失
  - 缩瞳　兴奋支配瞳孔的副交感神经　针尖样瞳孔，中毒特征
  - 催吐　兴奋延髓催吐化学感受区　恶心、呕吐
  - 其他　抑制下丘脑释放促性腺激素和促肾上腺皮质激素释放激素

- 内脏平滑肌
  - 提高胃肠平滑肌张力　便秘
  - 奥迪括约肌痉挛收缩，胆道和胆囊内压升高　胆绞痛
  - 提高输尿管平滑肌张力　肾绞痛
  - 提高膀胱括约肌张力　尿潴留
  - 收缩支气管　通气障碍甚至哮喘
  - 降低子宫平滑肌收缩频率和幅度　延缓产程

- 心血管系统
  - 扩张血管 → 直立性低血压
  - 呼吸抑制、二氧化碳潴留 → 脑血流量增加，颅内压升高 → 脑水肿、脑疝

- 抑制免疫　降低固有免疫、细胞免疫、体液免疫功能

**应用**
- 镇痛
  - 各种剧痛　严重创伤、烧伤、晚期癌症疼痛
  - 急性锐痛　仅用于其他镇痛药无效时短期止痛
  - 心肌梗死引起的疼痛　缓解疼痛、减轻焦虑、扩血管
  - 内脏平滑肌痉挛的疼痛　联用解痉药如阿托品
  - 对神经压迫性疼痛疗效差
- 心源性哮喘
  - 扩张外周血管　减轻心脏负荷
  - 抑制呼吸中枢对二氧化碳的敏感性　缓解急促浅表的呼吸
  - 镇静　缓解患者情绪
- 急、慢性非感染性腹泻
  - 阿片酊或复方樟脑酊
  - 伴有细菌感染，联用抗生素
- 咳嗽　无痰性干咳

**不良反应**
- 副作用　恶心、呕吐、呼吸抑制、眩晕、便秘、排尿困难等
- 耐受性及成瘾性　停药产生戒断症状　严格管理和使用
- 急性中毒　昏迷、深度呼吸抑制、瞳孔极度缩小，伴血压下降、严重缺氧及尿潴留
  - 对症治疗
  - 拮抗剂：纳洛酮
- 禁忌证　肺心病、颅脑损伤所致颅内高压、支气管哮喘、分娩止痛

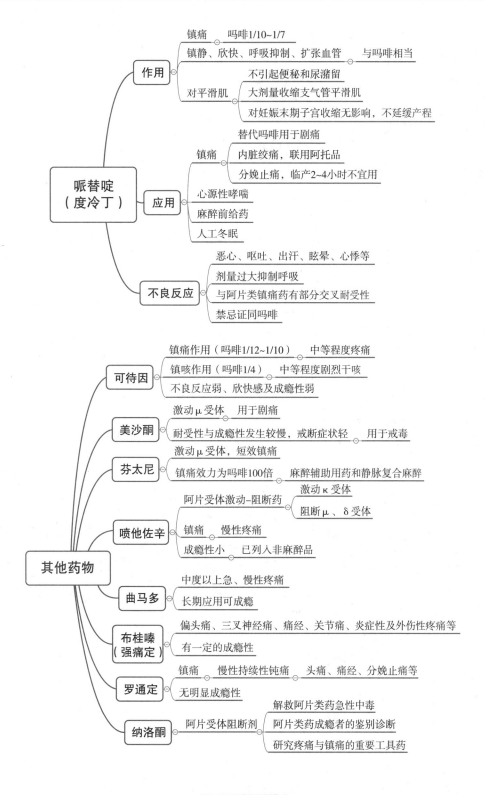

哌替啶（度冷丁）
- 作用
  - 镇痛　吗啡1/10~1/7
  - 镇静、欣快、呼吸抑制、扩张血管　与吗啡相当
  - 对平滑肌
    - 不引起便秘和尿潴留
    - 大剂量收缩支气管平滑肌
    - 对妊娠末期子宫收缩无影响，不延缓产程
- 应用
  - 镇痛
    - 替代吗啡用于剧痛
    - 内脏绞痛，联用阿托品
    - 分娩止痛，临产2~4小时不宜用
  - 心源性哮喘
  - 麻醉前给药
  - 人工冬眠
- 不良反应
  - 恶心、呕吐、出汗、眩晕、心悸等
  - 剂量过大抑制呼吸
  - 与阿片类镇痛药有部分交叉耐受性
  - 禁忌证同吗啡

其他药物
- 可待因
  - 镇痛作用（吗啡1/12~1/10）　中等程度疼痛
  - 镇咳作用（吗啡1/4）　中等程度剧烈干咳
  - 不良反应弱、欣快感及成瘾性弱
- 美沙酮
  - 激动μ受体　用于剧痛
  - 耐受性与成瘾性发生较慢，戒断症状轻　用于戒毒
- 芬太尼
  - 激动μ受体，短效镇痛
  - 镇痛效力为吗啡100倍　麻醉辅助用药和静脉复合麻醉
- 喷他佐辛
  - 阿片受体激动-阻断药
    - 激动κ受体
    - 阻断μ、δ受体
  - 镇痛　慢性疼痛
  - 成瘾性小　已列入非麻醉品
- 曲马多
  - 中度以上急、慢性疼痛
  - 长期应用可成瘾
- 布桂嗪（强痛定）
  - 偏头痛、三叉神经痛、痛经、关节痛、炎症性及外伤性疼痛等
  - 有一定的成瘾性
- 罗通定
  - 镇痛　慢性持续性钝痛　头痛、痛经、分娩止痛等
  - 无明显成瘾性
- 纳洛酮
  - 阿片受体阻断剂
    - 解救阿片类药急性中毒
    - 阿片类药成瘾者的鉴别诊断
    - 研究疼痛与镇痛的重要工具药

**精选习题**

答案解析

一、选择题

A 型题

1. 吗啡可用于（　　）

　　A. 支气管哮喘　　　　　　B. 阿司匹林诱发的哮喘　　　　C. 季节性哮喘

D. 心源性哮喘      E. 以上均不是

2. 骨折引起剧痛应选用 （ ）

     A. 吲哚美辛      B. 哌替啶      C. 纳洛酮

     D. 阿司匹林      E. 保泰松

3. 吗啡禁用于分娩止痛主要是由于 （ ）

     A. 抑制新生儿呼吸作用明显      B. 用药后易产生成瘾性      C. 镇痛效果不佳

     D. 新生儿代谢功能低易蓄积      E. 以上均不是

4. 胆绞痛止痛应选用 （ ）

     A. 哌替啶      B. 吗啡      C. 哌替啶 + 阿托品

     D. 可待因      E. 阿司匹林 + 阿托品

5. 心源性哮喘应选用 （ ）

     A. 肾上腺素      B. 哌替啶      C. 异丙肾上腺素

     D. 麻黄碱      E. 氢化可的松

6. 下列药物中成瘾性最小的是 （ ）

     A. 美沙酮      B. 吗啡      C. 哌替啶

     D. 喷他佐辛      E. 芬太尼

7. 吗啡镇痛作用的部位是 （ ）

     A. 脑室及导水管周围灰质      B. 延髓      C. 纹状体

     D. 大脑边缘系统      E. 脑干网状结构上行激活系统

8. 下列哪项不是吗啡的禁忌证 （ ）

     A. 诊断不明的急腹症      B. 颅脑损伤      C. 严重肝功能损害

     D. 血压正常的心肌梗死      E. 痰多的患者

9. 用于解救阿片类药物急性中毒的药 （ ）

     A. 可待因      B. 纳洛酮      C. 哌替啶

     D. 芬太尼      E. 镇痛新

10. 吗啡对中枢神经系统的作用，正确的是 （ ）

     A. 镇痛、镇静、催眠、呼吸抑制、止吐      B. 镇痛、镇静、镇咳、缩瞳

     C. 镇痛、镇静、镇咳、呼吸兴奋      D. 镇痛、镇静、呼吸抑制、止吐

     E. 镇痛、镇静、呼吸抑制、散瞳

11. 哌替啶镇痛机制是 （ ）

     A. 阻断中枢阿片受体      B. 激动中枢阿片受体      C. 抑制中枢 PG 合成

     D. 抑制外周 PG 合成      E. 以上均不是

12. 吗啡主要用于 （ ）

     A. 分娩止痛      B. 慢性钝痛      C. 肾绞痛

     D. 其他镇痛药无效的急性锐痛      E. 胃肠痉挛所致绞痛

13. 下列哪种情况不宜用哌替啶镇痛 （ ）

     A. 创伤性疼痛      B. 手术后疼痛      C. 慢性钝痛

     D. 内脏绞痛      E. 晚期癌症痛

14. 可以迅速逆转吗啡呼吸抑制作用的药物是 （ ）

     A. 喷他佐辛      B. 纳洛酮      C. 美沙酮

D. 曲马多 　　　　　　　　　E. 布桂嗪

15. 吗啡抑制呼吸的主要原因是（　　）

　　A. 作用于导水管周围灰质 　　　　　　B. 作用于蓝斑核

　　C. 作用于脑干极后区 　　　　　　　　D. 降低呼吸中枢对血液 $CO_2$ 分压的敏感性

　　E. 作用于迷走神经背核

B 型题

［16～19］

A. 吗啡 　　　　　　　　　B. 纳洛酮 　　　　　　　　　C. 美沙酮

D. 喷他佐辛 　　　　　　　　E. 哌替啶

16. 与氯丙嗪、异丙嗪合用组成冬眠合剂（　　）

17. 镇痛作用与吗啡相当，成瘾性产生较慢，可用于吗啡脱瘾治疗（　　）

18. 临床用于阿片类药急性中毒解救（　　）

19. 成瘾性小，在药政管理上已列入非麻醉品（　　）

A. 欣快作用 　　　　　　　　B. 缩瞳作用 　　　　　　　　C. 镇痛作用

D. 镇咳作用 　　　　　　　　E. 胃肠活动改变

［20～24］

20. 吗啡激动脊髓胶质区、丘脑内侧、脑室及导水管周围灰质的阿片受体，引起（　　）

21. 吗啡激动边缘系统及蓝斑核的阿片受体，引起（　　）

22. 吗啡激动中脑盖前核的阿片受体，引起（　　）

23. 吗啡激动延髓孤束核处的阿片受体，引起（　　）

24. 吗啡激动脑干极后区、迷走神经背核的阿片受体，引起（　　）

C 型题

25. 女，46 岁。风湿性心脏病 5 年，强心苷和利尿药维持治疗。昨夜突然感呼吸困难、心悸。查体：端坐呼吸，呼吸浅快，咳大量泡沫样痰。心率 120 次/分，肺布满湿啰音，诊断：急性左心衰。请问，除给予吸氧及强心、利尿、扩血管等治疗外，可加用下述哪种药进行治疗（　　）

　　A. 异丙肾上腺素 　　　　　　B. 麻黄碱 　　　　　　　　C. 阿托品

　　D. 吗啡 　　　　　　　　　　E. 肾上腺素

26. 男，55 年。一小时前因右侧腰背部剧烈疼痛，难以忍受，出冷汗，服颠茄片不见好转，急来院门诊。尿常规检查：可见红细胞。B 型超声波检查：肾结石。患者宜用何药止痛（　　）

　　A. 阿托品 　　　　　　　　　B. 哌替啶 　　　　　　　　C. 阿托品＋哌替啶

　　D. 吗啡 　　　　　　　　　　E. 阿托品＋吲哚美辛

27. 男，58 岁。肝癌晚期，在病房大叫疼痛，浑身大汗淋漓，根据癌痛治疗原则，可首选（　　）

　　A. 可待因 　　　　　　　　　B. 阿司匹林 　　　　　　　C. 哌替啶

　　D. 纳洛酮 　　　　　　　　　E. 吲哚美辛

X 型题

28. 吗啡禁用于（　　）

　　A. 哺乳妇女止痛 　　　　　　B. 支气管哮喘患者 　　　　C. 肺心病患者

　　D. 肝功能严重减退患者 　　　E. 颅脑损伤昏迷患者

29. 吗啡的临床应用有（　　）

　　A. 心肌梗死引起的剧痛 　　　B. 严重创伤痛 　　　　　　C. 心源性哮喘

D. 慢性腹泻      E. 与氯丙嗪、异丙嗪组成人工冬眠合剂

30. 阿片受体拮抗剂有（    ）

    A. 纳洛酮          B. 二氢埃托啡        C. 芬太尼

    D. 美沙酮          E. 纳曲酮

31. 吗啡中枢系统作用包括（    ）

    A. 镇痛            B. 镇静            C. 呼吸兴奋

    D. 催吐            E. 扩瞳

32. 下列关于吗啡急性中毒描述正确的是（    ）

    A. 呼吸抑制         B. 血压下降        C. 瞳孔缩小

    D. 血压升高         E. 瞳孔放大

## 二、名词解释

镇痛药

## 三、简答题

1. 吗啡、阿司匹林、阿托品分别用于什么性质的疼痛？各药的主要不良反应是什么？

2. 吗啡中毒有什么表现？可用什么药解救？

3. 吗啡为什么可以用于治疗心源性哮喘，而禁用于支气管哮喘？

4. 哌替啶与吗啡在作用、应用上有何异同？

# 第十六章 治疗中枢神经系统退行性疾病药

**学习目标**

1. **掌握** 抗帕金森病药物的分类；左旋多巴的药理作用、临床应用和不良反应；治疗阿尔茨海默病药的分类及代表药物。

2. **熟悉** 卡比多巴、司来吉兰、托卡朋、溴隐亭、金刚烷胺、苯海索的药理作用特点和临床应用；抗胆碱酯酶药治疗阿尔茨海默病的原理。

3. **了解** 药物治疗帕金森病的作用机制。

**思维导图**

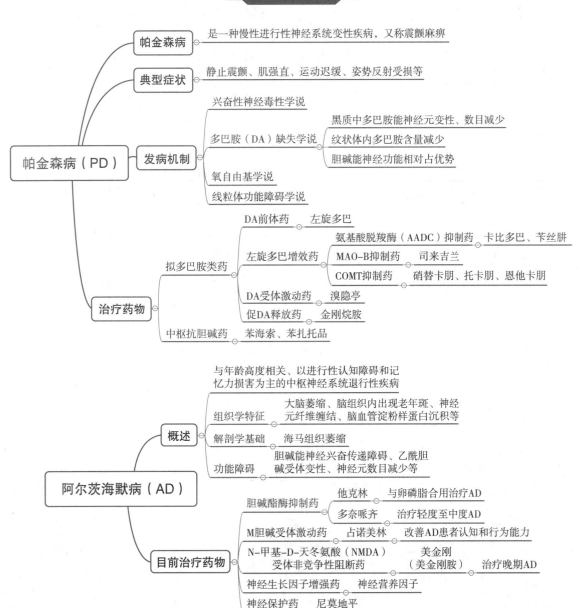

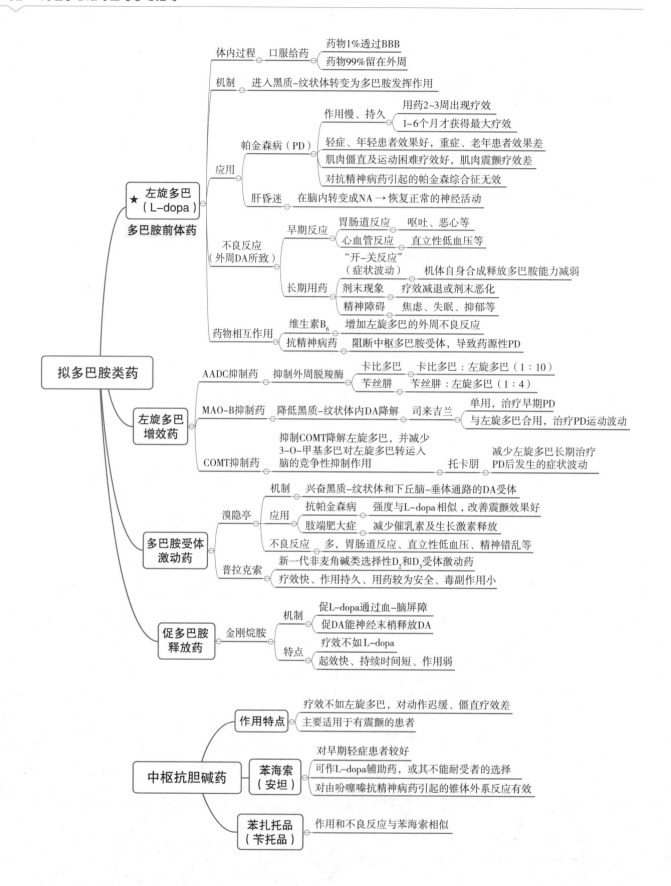

拟多巴胺类药

★ 左旋多巴（L-dopa）多巴胺前体药

体内过程 — 口服给药 — 药物1%透过BBB / 药物99%留在外周

机制 — 进入黑质-纹状体转变为多巴胺发挥作用

应用 —
- 帕金森病（PD） —
  - 作用慢、持久 — 用药2~3周出现疗效 / 1~6个月才获得最大疗效
  - 轻症、年轻患者效果好，重症、老年患者效果差
  - 肌肉僵直及运动困难疗效好，肌肉震颤疗效差
  - 对抗精神病药引起的帕金森综合征无效
- 肝昏迷 — 在脑内转变成NA → 恢复正常的神经活动

不良反应（外周DA所致） —
- 早期反应 —
  - 胃肠道反应 — 呕吐、恶心等
  - 心血管反应 — 直立性低血压等
- 长期用药 —
  - "开-关反应"（症状波动）— 机体自身合成释放多巴胺能力减弱
  - 剂末现象 — 疗效减退或剂末恶化
  - 精神障碍 — 焦虑、失眠、抑郁等

药物相互作用 —
- 维生素$B_6$ — 增加左旋多巴的外周不良反应
- 抗精神病药 — 阻断中枢多巴胺受体，导致药源性PD

左旋多巴增效药 —
- AADC抑制药 — 抑制外周脱羧酶 —
  - 卡比多巴 — 卡比多巴：左旋多巴（1：10）
  - 苄丝肼 — 苄丝肼：左旋多巴（1：4）
- MAO-B抑制药 — 降低黑质-纹状体内DA降解 — 司来吉兰 —
  - 单用，治疗早期PD
  - 与左旋多巴合用，治疗PD运动波动
- COMT抑制药 — 抑制COMT降解左旋多巴，并减少3-O-甲基多巴对左旋多巴转运入脑的竞争性抑制作用 — 托卡朋 — 减少左旋多巴长期治疗PD后发生的症状波动

多巴胺受体激动药 —
- 溴隐亭 —
  - 机制 — 兴奋黑质-纹状体和下丘脑-垂体通路的DA受体
  - 应用 —
    - 抗帕金森病 — 强度与L-dopa相似，改善震颤效果好
    - 肢端肥大症 — 减少催乳素及生长激素释放
  - 不良反应 — 多，胃肠道反应、直立性低血压、精神错乱等
- 普拉克索 —
  - 新一代非麦角碱类选择性$D_2$和$D_3$受体激动药
  - 疗效快、作用持久、用药较为安全、毒副作用小

促多巴胺释放药 —
- 金刚烷胺 —
  - 机制 —
    - 促L-dopa通过血-脑屏障
    - 促DA能神经末梢释放DA
  - 特点 —
    - 疗效不如L-dopa
    - 起效快、持续时间短、作用弱

中枢抗胆碱药 —
- 作用特点 —
  - 疗效不如左旋多巴，对动作迟缓、僵直疗效差
  - 主要适用于有震颤的患者
- 苯海索（安坦）—
  - 对早期轻症患者较好
  - 可作L-dopa辅助药，或其不能耐受者的选择
  - 对由吩噻嗪抗精神病药引起的锥体外系反应有效
- 苯扎托品（苄托品）— 作用和不良反应与苯海索相似

答案解析

一、选择题

A 型题

1. 卡比多巴治疗帕金森病的机制是（　）
    A. 激动中枢多巴胺受体　　　B. 抑制外周多巴脱羧酶活性　　C. 阻断中枢胆碱受体
    D. 抑制多巴胺的再摄取　　　E. 使多巴胺受体增敏

2. 溴隐亭治疗帕金森病的机制是（　）
    A. 直接激动中枢的多巴胺受体　B. 阻断中枢胆碱受体　　　C. 抑制多巴胺的再摄取
    D. 激动中枢胆碱受体　　　E. 补充纹状体多巴胺的不足

3. 卡比多巴与左旋多巴合用的理由是（　）
    A. 提高脑内多巴胺的浓度，增强左旋多巴的疗效
    B. 减慢左旋多巴肾脏排泄，增强左旋多巴的疗效
    C. 卡比多巴直接激动多巴胺受体，增强左旋多巴的疗效
    D. 抑制多巴胺的再摄取，增强左旋多巴的疗效
    E. 卡比多巴阻断胆碱受体，增强左旋多巴的疗效

4. 左旋多巴抗帕金森病的机制是（　）
    A. 抑制多巴胺的再摄取　　　B. 激动中枢胆碱受体　　　C. 阻断中枢胆碱受体
    D. 补充纹状体中多巴胺的不足　E. 直接激动中枢的多巴胺受体

5. 苯海索治疗帕金森病的机制是（　）
    A. 补充纹状体中多巴胺　　　B. 激动多巴胺受体　　　C. 兴奋中枢胆碱受体
    D. 阻断中枢胆碱受体　　　E. 抑制多巴胺脱羧酶性

6. 托卡朋抗帕金森病的机制是（　）
    A. 兴奋中枢 α 受体　　　　　　　　B. 抑制单胺氧化酶 B
    C. 在中枢转变为多巴胺　　　　　　D. 抑制儿茶酚胺氧位甲基转移酶
    E. 激动中枢胆碱受体

7. 苯海索抗帕金森病的特点（　）
    A. 抗震颤疗效好　　　　B. 改善僵直疗效好　　　C. 对动作迟缓疗效好
    D. 对过度流涎无作用　　E. 前列腺肥大者可用

8. 左旋多巴治疗帕金森病初期最常见的不良反应是（　）
    A. 过敏反应　　　　B. 胃肠道反应　　　C. 直立性低血压
    D. 运动障碍　　　　E. 精神障碍

9. 用左旋多巴治疗帕金森病时，应与下列何药合用（　）
    A. 维生素 B$_6$　　　　B. 多巴　　　C. 氯丙嗪
    D. 卡比多巴　　　　E. 多巴胺

10. 下列药物单用治疗帕金森病无效的是（　）
    A. 左旋多巴　　　　B. 金刚烷胺　　　C. 卡比多巴
    D. 苯海索　　　　E. 溴隐亭

11. 多奈哌齐属于（    ）

    A. 抗胆碱药                 B. DA 受体激动药            C. 促 DA 释放药

    D. M 受体激动药         E. 中枢抗胆碱酯酶药

12. 主要用于中、重度 AD 治疗的药物是（    ）

    A. 石杉碱甲                 B. 多奈哌齐                C. 加兰他敏

    D. 美金刚                  E. 卡巴拉汀

B 型题

[13~16]

A. 治疗帕金森病，但癫痫患者禁用

B. 治疗帕金森病，又可治疗肢端肥大症

C. 治疗帕金森病，但前列腺肥大者慎用

D. 治疗帕金森病，但维生素 $B_6$ 可增加其外周副作用

E. 治疗帕金森病，是芳香氨基酸脱羧酶抑制剂

13. 卡比多巴（    ）

14. 金刚烷胺（    ）

15. 溴隐亭（    ）

16. 左旋多巴（    ）

[17~21]

A. 促进 DA 神经元释放 DA，抑制 DA 摄取         B. 在脑内转变为 DA，补充纹状体中 DA 之不足

C. 激动 DA 受体                                 D. 阻断中枢胆碱受体

E. 抑制 MAO-B，减少 DA 降解

17. 苯海索（    ）

18. 金刚烷胺（    ）

19. 溴隐亭（    ）

20. 左旋多巴（    ）

21. 司来吉兰（    ）

C 型题

22. 男，73 岁。3 年前出现右侧肢体活动不灵。右手静止性震颤，被诊断为帕金森病，复方左旋多巴治疗后病情稳定，近半年出现白天药效维持时间缩短，震颤明显。患者有肾功能不全，前列腺肥大病史。对该患者最适当的处理是（    ）

    A. 加用金刚烷胺                 B. 加用苯海索

    C. 加用培高利特                 D. 增加复方左旋多巴剂量或次数

    E. 加用甲磺酸苯扎托品

23. 男，71 岁。进行性右手震颤、动作缓慢 3 年，翻身困难 1 年。查体：面具脸，右手静止性震颤，四肢肌张力增高，行走缓慢。有前列腺增生、轻度肾功能不全和房颤病史。对该患者最恰当的治疗药物是（    ）

    A. 苯海索                    B. 复方左旋多巴            C. 司来吉兰

    D. 金刚烷胺                 E. 溴隐亭

24. 男，60 岁。患者呈典型的"面具脸""慌张步态"及"小字症"表现，诊断为帕金森病。有青光眼和轻度肾功能不全病史。无消化性溃疡史。服用复方左旋多巴时症状改善明显，近 1 年来

疗效减退，单剂疗效仅 3 小时。为改善症状，最适合增加的药物是 （  ）

    A. 溴隐亭                  B. 金刚烷胺              C. 司来吉兰

    D. 苯海索                E. 甲磺酸苯扎托品

25. 男，75 岁。表情呆板，动作缓慢，右手不自主震颤，长期服用左旋多巴，同时患有前列腺肥大。近半年出现病情波动，症状多比服药前加重，下列药物中不宜应用的是 （  ）

    A. 苯海拉明             B. 美多巴                C. 苯海索

    D. 金刚烷胺            E. 溴隐亭

26. 男，56 岁。患帕金森病用 L-dopa 治疗，剂量逐渐增至每日 4g，两个月后症状明显好转，为加强营养自行服用多种维生素，其中有维生素 $B_6$ 每天 50mg，两天后病情明显加重，最可能的原因是 （  ）

    A. 维生素 $B_6$ 加速 L-dopa 从肾脏排出      B. 维生素 $B_6$ 加速 L-dopa 的外周代谢

    C. 维生素 $B_6$ 化学上与 L-dopa 拮抗        D. 维生素 $B_6$ 生理上与 L-dopa 拮抗

    E. 维生素 $B_6$ 减少 L-dopa 中枢脱羧

*X 型题*

27. 抗帕金森病的拟多巴胺类药物有 （  ）

    A. 左旋多巴             B. 卡比多巴              C. 金刚烷胺

    D. 溴隐亭                E. 苯海索

28. 左旋多巴抗帕金森病的作用特点有 （  ）

    A. 对轻症患者疗效好        B. 对年轻患者疗效好        C. 对肌肉僵直者疗效差

    D. 对肌肉震颤者疗效差       E. 起效较慢，但作用持久

29. 下列不可与左旋多巴合用的药物是 （  ）

    A. 维生素 $B_6$             B. 利血平               C. 司来吉兰

    D. 多潘立酮            E. 氯丙嗪

30. 左旋多巴的主要不良反应是 （  ）

    A. 恶心、呕吐            B. 体位性低血压         C. 高血压

    D. 心律失常             E. 焦虑不安等精神症状

31. 左旋多巴与下列哪些药物合用，治疗帕金森病产生协同作用 （  ）

    A. 左旋多巴 + 苯海索      B. 左旋多巴 + 卡比多巴      C. 左旋多巴 + 金刚烷胺

    D. 左旋多巴 + 溴隐亭      E. 左旋多巴 + 多巴胺

二、名词解释

1. 拟多巴胺类药

2. 开关反应

三、简答题

1. 左旋多巴与卡比多巴合用治疗帕金森病是否合理？简述其原因。

2. 简述左旋多巴治疗帕金森病的原理、主要不良反应及防治方法。

3. 为什么不可用左旋多巴治疗由氯丙嗪引起的帕金森综合征？

# 第十七章　解热镇痛抗炎药与抗痛风药

## 学习目标

**1. 掌握**　解热镇痛抗炎药的共同药理作用及作用机制；阿司匹林的药理作用、临床应用与不良反应。

**2. 熟悉**　对乙酰氨基酚、吲哚美辛、布洛芬、吡罗昔康、双氯芬酸的药理作用特点及临床应用；选择性环氧酶-2抑制药美洛昔康、尼美舒利、塞来昔布、帕瑞昔布的药理作用特点及临床应用。

**3. 了解**　抗痛风药的分类，代表药物秋水仙碱、别嘌醇的药理作用与临床应用。

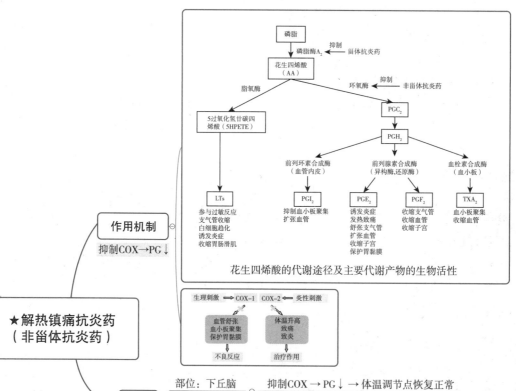

| 阿司匹林与氯丙嗪作用比较 | | |
| --- | --- | --- |
| | 阿司匹林 | 氯丙嗪 |
| 正常体温 | 不影响 | 降/升温均可 |
| 高热体温 | 降至正常 | 降/升温均可 |
| 降温方式 | 增加散热为主 | 减少产热为主 |
| 降温机制 | 抑制下丘脑PG合成与释放 | 抑制下丘脑体温调节中枢，体温调定点失灵 |
| 用途 | 解热 | 人工冬眠/低温麻醉 |

续图

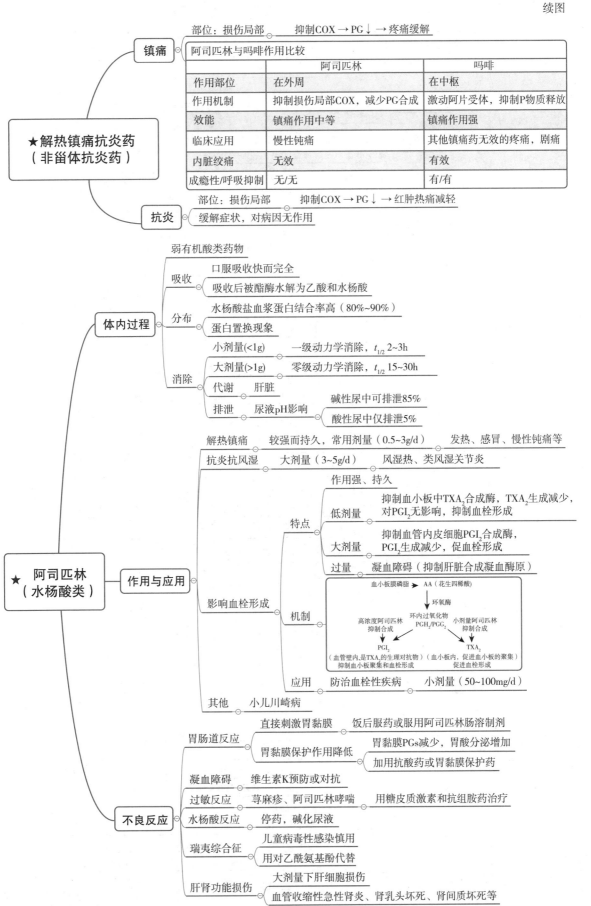

**★解热镇痛抗炎药（非甾体抗炎药）**

镇痛 —— 部位：损伤局部　抑制COX → PG↓ → 疼痛缓解

阿司匹林与吗啡作用比较

| | 阿司匹林 | 吗啡 |
|---|---|---|
| 作用部位 | 在外周 | 在中枢 |
| 作用机制 | 抑制损伤局部COX，减少PG合成 | 激动阿片受体，抑制P物质释放 |
| 效能 | 镇痛作用中等 | 镇痛作用强 |
| 临床应用 | 慢性钝痛 | 其他镇痛药无效的疼痛，剧痛 |
| 内脏绞痛 | 无效 | 有效 |
| 成瘾性/呼吸抑制 | 无/无 | 有/有 |

抗炎 —— 部位：损伤局部　抑制COX → PG↓ → 红肿热痛减轻
　　　　缓解症状，对病因无作用

**★阿司匹林（水杨酸类）**

体内过程
- 弱有机酸类药物
- 吸收
  - 口服吸收快而完全
  - 吸收后被酯酶水解为乙酸和水杨酸
- 分布
  - 水杨酸盐血浆蛋白结合率高（80%~90%）
  - 蛋白置换现象
- 消除
  - 小剂量(<1g) —— 一级动力学消除，$t_{1/2}$ 2~3h
  - 大剂量(>1g) —— 零级动力学消除，$t_{1/2}$ 15~30h
  - 代谢 —— 肝脏
  - 排泄 —— 尿液pH影响
    - 碱性尿中可排泄85%
    - 酸性尿中仅排泄5%

作用与应用
- 解热镇痛 —— 较强而持久，常用剂量（0.5~3g/d） —— 发热、感冒、慢性钝痛等
- 抗炎抗风湿 —— 大剂量（3~5g/d） —— 风湿热、类风湿关节炎
- 影响血栓形成
  - 特点
    - 作用强、持久
    - 低剂量 —— 抑制血小板中TXA₂合成酶，TXA₂生成减少，对PGI₂无影响，抑制血栓形成
    - 大剂量 —— 抑制血管内皮细胞PGI₂合成酶，PGI₂生成减少，促血栓形成
    - 过量 —— 凝血障碍（抑制肝脏合成凝血酶原）
  - 机制
  - 应用 —— 防治血栓性疾病 —— 小剂量（50~100mg/d）
- 其他 —— 小儿川崎病

不良反应
- 胃肠道反应
  - 直接刺激胃黏膜 —— 饭后服药或服用阿司匹林肠溶制剂
  - 胃黏膜保护作用降低 —— 胃黏膜PGs减少，胃酸分泌增加 —— 加用抗酸药或胃黏膜保护药
- 凝血障碍 —— 维生素K预防或对抗
- 过敏反应 —— 荨麻疹、阿司匹林哮喘 —— 用糖皮质激素和抗组胺药治疗
- 水杨酸反应 —— 停药，碱化尿液
- 瑞夷综合征 —— 儿童病毒性感染慎用 —— 用对乙酰氨基酚代替
- 肝肾功能损伤 —— 大剂量下肝细胞损伤 —— 血管收缩性急性肾炎、肾乳头坏死、肾间质坏死等

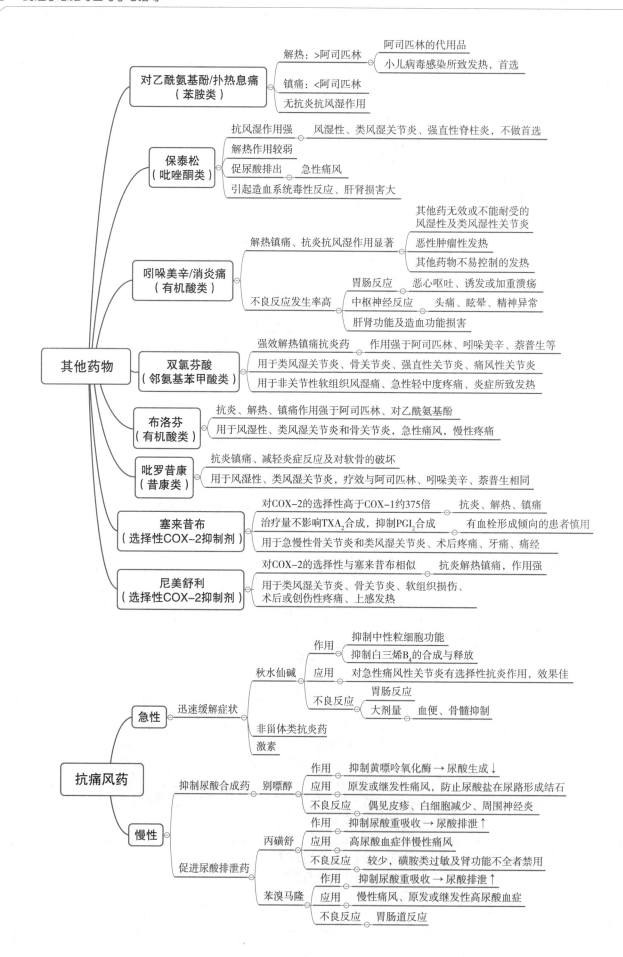

其他药物
- 对乙酰氨基酚/扑热息痛（苯胺类）
  - 解热：>阿司匹林
    - 阿司匹林的代用品
    - 小儿病毒感染所致发热，首选
  - 镇痛：<阿司匹林
  - 无抗炎抗风湿作用
- 保泰松（吡唑酮类）
  - 抗风湿作用强 —— 风湿性、类风湿关节炎、强直性脊柱炎，不做首选
  - 解热作用较弱
  - 促尿酸排出 —— 急性痛风
  - 引起造血系统毒性反应、肝肾损害大
- 吲哚美辛/消炎痛（有机酸类）
  - 解热镇痛、抗炎抗风湿作用显著
    - 其他药无效或不能耐受的风湿性及类风湿性关节炎
    - 恶性肿瘤性发热
    - 其他药物不易控制的发热
  - 不良反应发生率高
    - 胃肠反应 —— 恶心呕吐、诱发或加重溃疡
    - 中枢神经反应 —— 头痛、眩晕、精神异常
    - 肝肾功能及造血功能损害
- 双氯芬酸（邻氨基苯甲酸类）
  - 强效解热镇痛抗炎药 —— 作用强于阿司匹林、吲哚美辛、萘普生等
  - 用于类风湿关节炎、骨关节炎、强直性关节炎、痛风性关节炎
  - 用于非关节性软组织风湿痛、急性轻中度疼痛、炎症所致发热
- 布洛芬（有机酸类）
  - 抗炎、解热、镇痛作用强于阿司匹林、对乙酰氨基酚
  - 用于风湿性、类风湿关节炎和骨关节炎，急性痛风，慢性疼痛
- 吡罗昔康（昔康类）
  - 抗炎镇痛、减轻炎症反应及对软骨的破坏
  - 用于风湿性、类风湿关节炎，疗效与阿司匹林、吲哚美辛、萘普生相同
- 塞来昔布（选择性COX-2抑制剂）
  - 对COX-2的选择性高于COX-1约375倍 —— 抗炎、解热、镇痛
  - 治疗量不影响$TXA_2$合成，抑制$PGI_2$合成 —— 有血栓形成倾向的患者慎用
  - 用于急慢性骨关节炎和类风湿关节炎、术后疼痛、牙痛、痛经
- 尼美舒利（选择性COX-2抑制剂）
  - 对COX-2的选择性与塞来昔布相似 —— 抗炎解热镇痛，作用强
  - 用于类风湿关节炎、骨关节炎、软组织损伤、术后或创伤性疼痛、上感发热

抗痛风药
- 急性 —— 迅速缓解症状
  - 秋水仙碱
    - 作用
      - 抑制中性粒细胞功能
      - 抑制白三烯$B_4$的合成与释放
    - 应用 —— 对急性痛风性关节炎有选择性抗炎作用，效果佳
    - 不良反应
      - 胃肠反应
      - 大剂量 —— 血便、骨髓抑制
  - 非甾体类抗炎药
  - 激素
- 慢性
  - 抑制尿酸合成药
    - 别嘌醇
      - 作用 —— 抑制黄嘌呤氧化酶→尿酸生成↓
      - 应用 —— 原发或继发性痛风，防止尿酸盐在尿路形成结石
      - 不良反应 —— 偶见皮疹、白细胞减少、周围神经炎
  - 促进尿酸排泄药
    - 丙磺舒
      - 作用 —— 抑制尿酸重吸收→尿酸排泄↑
      - 应用 —— 高尿酸血症伴慢性痛风
      - 不良反应 —— 较少，磺胺类过敏及肾功能不全者禁用
    - 苯溴马隆
      - 作用 —— 抑制尿酸重吸收→尿酸排泄↑
      - 应用 —— 慢性痛风、原发或继发性高尿酸血症
      - 不良反应 —— 胃肠道反应

答案解析

## 精选习题

### 一、选择题

A 型题

1. 不是阿司匹林的临床适应证的是 （　　）
   A. 用于头痛、牙痛、痛经　　　　B. 感冒发热　　　　C. 急性风湿性关节炎
   D. 急性痛风　　　　　　　　　　E. 预防心肌梗死

2. 阿司匹林用药后出现凝血障碍可用下列何种维生素预防 （　　）
   A. 维生素 E　　　　　　　　　　B. 维生素 A　　　　C. 维生素 K
   D. 维生素 C　　　　　　　　　　E. 维生素 $B_2$

3. 治疗阿司匹林哮喘最好选用的药物是 （　　）
   A. 肾上腺素　　　　　　　　　　B. 麻黄碱　　　　　C. 舒喘灵
   D. 糖皮质激素　　　　　　　　　E. 异丙肾上腺素

4. 不属于阿司匹林禁忌证的是 （　　）
   A. 支气管哮喘　　　　　　　　　B. 维生素 K 缺乏者　　C. 冠心病
   D. 低凝血酶原血症　　　　　　　E. 十二指肠溃疡

5. 解热镇痛药的解热作用的特点，错误的是 （　　）
   A. 能降低发热患者的体温，可对正常人体温无影响
   B. 能降低发热患者的体温和正常人的体温
   C. 对内热原引起的发热有解热作用
   D. 对直接注射 PG 引起的发热无作用
   E. 抑制中枢前列腺素合成而发挥作用

6. 最适合用于儿童退热的药物是 （　　）
   A. 阿司匹林　　　　　　　　　　B. 对乙酰氨基酚　　　C. 吲哚美辛
   D. 保泰松　　　　　　　　　　　E. 塞来昔布

7. 阿司匹林用于 （　　）
   A. 术后剧痛　　　　　　　　　　B. 胆绞痛　　　　　　C. 关节痛
   D. 胃肠绞痛　　　　　　　　　　E. 胃肠痉挛

8. 阿司匹林可抑制下列何种酶 （　　）
   A. 磷脂酶 $A_2$　　　　　　　　　B. 二氢叶酸合成酶　　C. 过氧化物酶
   D. 环氧酶　　　　　　　　　　　E. 胆碱酯酶

9. 解热镇痛抗炎药的解热作用机制是 （　　）
   A. 抑制下丘脑前列腺素的合成和释放　　　B. 直接抑制体温调节中枢
   C. 刺激下丘脑前列腺素的合成和释放　　　D. 抑制外周前列腺素的合成和释放
   E. 促进外周前列腺素的合成和释放

10. 下列哪种药物几乎无抗炎作用 （　　）
    A. 吡罗昔康　　　　　　　　　　B. 吲哚美辛　　　　　C. 塞来昔布
    D. 阿司匹林　　　　　　　　　　E. 对乙酰氨基酚

11. 小剂量阿司匹林抑制血小板聚集的机制是抑制何种物质生成（    ）

    A. $PGE_1$            B. $PGE_2$            C. $TXA_2$

    D. $PGI_2$            E. 以上均不是

12. 阿司匹林引起的水杨酸反应是（    ）

    A. 副作用                     B. 剂量过大出现的中毒反应

    C. 后遗效应                  D. 高敏反应

    E. 抗原 – 抗体反应为基础的过敏反应

13. 阿司匹林预防血栓性疾病应采用（    ）

    A. 小剂量短期使用       B. 大剂量长期应用       C. 小剂量长期应用

    D. 大剂量突击使用       E. 大剂量短疗程

14. 大剂量阿司匹林加重胃出血的主要原因是（    ）

    A. 直接刺激胃黏膜并抑制 PG 合成       B. 抑制凝血过程

    C. 抑制凝血酶原形成              D. 抑制血小板聚集

    E. 以上均不是

15. 长期大量应用阿司匹林引起血凝障碍是因为其（    ）

    A. 抑制血小板聚集       B. 抑制凝血酶原形成     C. 激活纤溶系统

    D. 使凝血因子灭活       E. 以上都不对

16. 解热镇痛药的镇痛原理，目前认为是（    ）

    A. 激动中枢阿片受体             B. 抑制末梢痛觉感受器

    C. 主要抑制中枢神经系统        D. 抑制前列腺素（PG）的生物合成

    E. 抑制传入神经的冲动传导

17. 解热镇痛药的抗炎作用机制是（    ）

    A. 促进炎症消散       B. 抑制炎症时 PG 的合成     C. 抑制脂氧化酶

    D. 促进 PG 从肾脏排泄      E. 激活环氧化酶

18. 关于阿司匹林的作用与应用，不正确的叙述是（    ）

    A. 降低正常个体与发热患者的体温，用于各种发热

    B. 常与其他解热镇痛药配成复方，用于头痛、牙痛、神经痛等

    C. 抗炎抗风湿作用较强，可使急性风湿热患者 24 ~ 48 小时内退热，关节肿痛缓解

    D. 抑制环氧化酶，减少血小板中 $TXA_2$ 的生成

    E. 治疗缺血性心脏病，降低病死率与再梗死率

19. 可以防止脑血栓形成的药物是（    ）

    A. 水杨酸钠            B. 吲哚美辛           C. 保泰松

    D. 阿司匹林            E. 布洛芬

20. 关于阿司匹林的叙述，下列哪项是正确的（    ）

    A. 碱性尿液中排泄减少     B. 与血浆蛋白结合率低     C. 大剂量按零级动力学消除

    D. 酸性尿液中排泄多       E. 大部分在胃内吸收

B 型题

[21 ~ 24]

    A. 阿司匹林           B. 布洛芬             C. 对乙酰氨基酚

    D. 吲哚美辛           E. 氯丙嗪

21. 可用于抗血栓的常用的解热镇痛抗炎药是（　　）

22. 解热镇痛强，几无抗风湿药作用的药物是（　　）

23. 胃肠道反应较轻的解热镇痛抗炎药是（　　）

24. 可降低正常及发热患者体温的药物是（　　）

［25～27］

A. 尼美舒利　　　　　　　　　B. 保泰松　　　　　　　　　C. 对乙酰氨基酚

D. 吲哚美辛　　　　　　　　　E. 双氯芬酸

25. 对 COX-2 有选择性抑制作用的药物是（　　）

26. 可用于痛风性关节炎的药物是（　　）

27. 对不易控制的发热常有效的药物是（　　）

C 型题

28. 女，39 岁，有哮喘病史。1 天前因发热服用阿司匹林 250mg，用药后 30 分钟哮喘严重发作，大汗，发绀，强迫坐位。以下哪种说法正确（　　）

　　A. 这是由于发热引发了哮喘　　　　　　　B. 这是由于阿司匹林诱发了哮喘

　　C. 这是阿司匹林中毒的表现　　　　　　　D. 可用肾上腺素治疗

　　E. 是以抗原-抗体反应为基础的过敏反应

29. 男，50 岁。吃海鲜后夜间突发左足第一跖趾关节剧烈疼痛 1 天。查体：关节局部红肿，压痛明显。既往无类似发作。化验：血尿酸 602μmol/L。目前最主要的治疗药物是（　　）

　　A. 苯溴马隆　　　　　　　　B. 别嘌醇　　　　　　　　C. 抗生素

　　D. 甲氨蝶呤　　　　　　　　E. 非甾体抗炎药

30. 女，12 岁。三周前患急性扁桃体炎。突然出现窦性心动过速，心搏微弱，心尖区有收缩期吹风样杂音，实验室检查有链球菌感染，确诊为急性风湿热，除用青霉素控制链球菌感染外，应选哪种药治疗（　　）

　　A. 阿司匹林　　　　　　　　B. 布洛芬　　　　　　　　C. 对乙酰氨基酚

　　D. 保泰松　　　　　　　　　E. 吲哚美辛

31. 女，32 岁，因气候突变，感到头痛，鼻塞，体温 37.2 ℃，自认为感冒，便服阿司匹林一片，30 分钟后突感不适，呼吸困难，大汗。产生这些症状的原因是（　　）

　　A. 阿司匹林过量　　　　　　　　　　　　B. 冷空气对呼吸道的刺激

　　C. 阿司匹林增加 $TXA_2$ 生成　　　　　　D. 阿司匹林抑制 $PGI_2$

　　E. 阿司匹林抑制 PG 合成，使白三烯增多

X 型题

32. 治疗急性痛风的药物有（　　）

　　A. 保泰松　　　　　　　　　B. 羟基保泰松　　　　　　C. 甲芬那酸

　　D. 秋水仙碱　　　　　　　　E. 水杨酸钠

33. 治疗慢性痛风的药物有（　　）

　　A. 保泰松　　　　　　　　　B. 别嘌醇　　　　　　　　C. 布洛芬

　　D. 苯溴马隆　　　　　　　　E. 丙磺舒

34. 阿司匹林引起胃出血和诱发胃溃疡的原因是（　　）

　　A. 肝肾损伤　　　　　　　　B. 过敏反应　　　　　　　C. 局部刺激

　　D. 抑制 PG 合成　　　　　　E. 水杨酸反应

35. 小剂量阿司匹林预防血栓生成的机制是 （　　）

　　A. 促进 $PGI_2$ 生成　　　　　　B. $TXA_2$ 合成减少　　　　　　C. 抑制血小板中环氧化酶

　　D. 直接抑制血小板凝聚　　　　E. 促进纤溶酶生成

36. 下列关于非甾体抗炎药解热作用叙述，正确的有 （　　）

　　A. 机制是抑制下丘脑环氧酶，使 PG 合成减少

　　B. 机制是抑制外周环氧酶，使 PG 合成减少

　　C. 可降低发热者和正常者体温

　　D. 只降低发热者体温

　　E. 抑制 $TXA_2$

二、名词解释

1. 阿司匹林哮喘

2. 水杨酸反应

3. 瑞夷综合征

三、简答题

1. 解热镇痛药与镇痛药的镇痛机制、适应证及不良反应有何不同？

2. 试述阿司匹林引起的胃肠道反应的表现、机制和防治。

3. 不同剂量的阿司匹林对血栓形成有什么不同的影响？为什么？

4. 比较阿司匹林与氯丙嗪对体温的影响。

5. 阿司匹林抑制 PG 合成可产生哪些药理作用和不良反应？

6. 简述阿司匹林的解热、镇痛和抗炎抗风湿作用特点、作用机制及临床应用。

# 第十八章 作用于离子通道的药物

⊙ 学习目标

1. **掌握** 钙离子通道阻滞药的药理作用、临床应用与主要不良反应。
2. **熟悉** 钙通道阻滞药的概念、分类及不良反应。
3. **了解** 离子通道的分类、特性及生理意义。

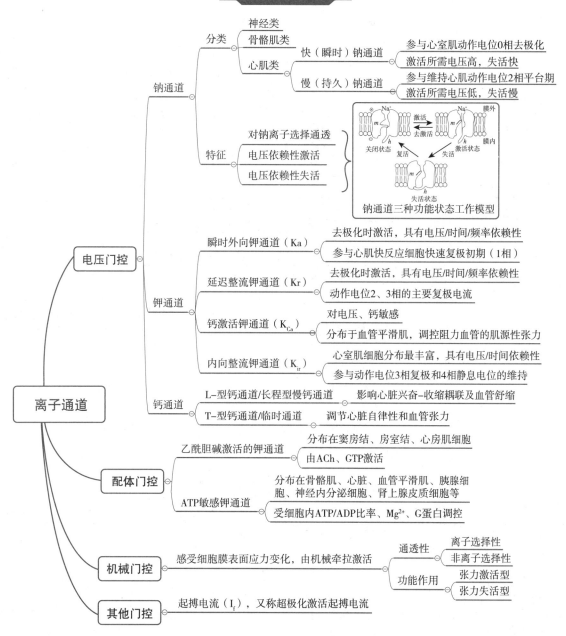

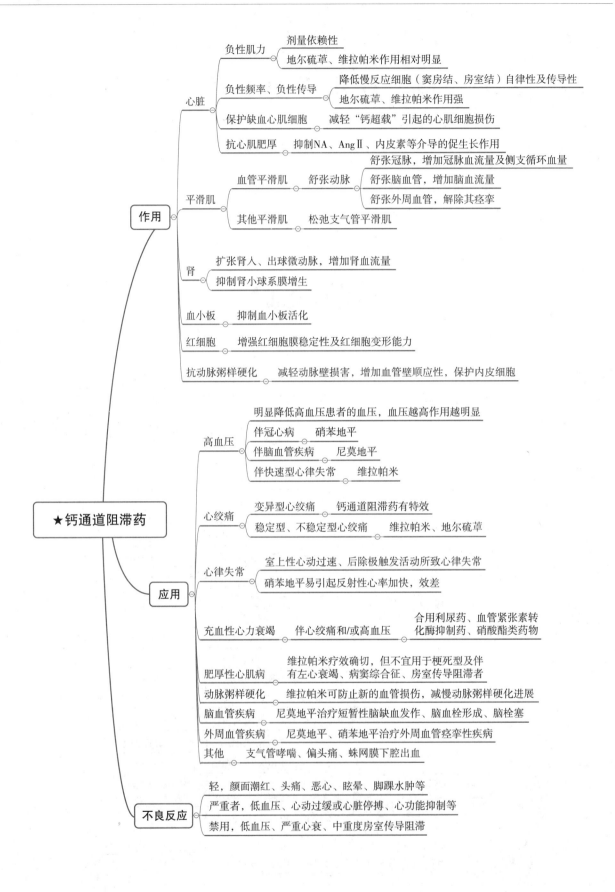

★钙通道阻滞药

**作用**

- 心脏
  - 负性肌力
    - 剂量依赖性
    - 地尔硫䓬、维拉帕米作用相对明显
  - 负性频率、负性传导
    - 降低慢反应细胞（窦房结、房室结）自律性及传导性
    - 地尔硫䓬、维拉帕米作用强
  - 保护缺血心肌细胞 —— 减轻"钙超载"引起的心肌细胞损伤
  - 抗心肌肥厚 —— 抑制NA、AngⅡ、内皮素等介导的促生长作用
- 平滑肌
  - 血管平滑肌
    - 舒张动脉
      - 舒张冠脉，增加冠脉血流量及侧支循环血量
      - 舒张脑血管，增加脑血流量
      - 舒张外周血管，解除其痉挛
  - 其他平滑肌 —— 松弛支气管平滑肌
- 肾
  - 扩张肾入、出球微动脉，增加肾血流量
  - 抑制肾小球系膜增生
- 血小板 —— 抑制血小板活化
- 红细胞 —— 增强红细胞膜稳定性及红细胞变形能力
- 抗动脉粥样硬化 —— 减轻动脉壁损害，增加血管壁顺应性，保护内皮细胞

**应用**

- 高血压
  - 明显降低高血压患者的血压，血压越高作用越明显
  - 伴冠心病 —— 硝苯地平
  - 伴脑血管疾病 —— 尼莫地平
  - 伴快速型心律失常 —— 维拉帕米
- 心绞痛
  - 变异型心绞痛 —— 钙通道阻滞药有特效
  - 稳定型、不稳定型心绞痛 —— 维拉帕米、地尔硫䓬
- 心律失常
  - 室上性心动过速、后除极触发活动所致心律失常
  - 硝苯地平易引起反射性心率加快，效差
- 充血性心力衰竭 —— 伴心绞痛和/或高血压 —— 合用利尿药、血管紧张素转化酶抑制药、硝酸酯类药物
- 肥厚性心肌病 —— 维拉帕米疗效确切，但不宜用于梗死型及伴有左心衰竭、病窦综合征、房室传导阻滞者
- 动脉粥样硬化 —— 维拉帕米可防止新的血管损伤，减慢动脉粥样硬化进展
- 脑血管疾病 —— 尼莫地平治疗短暂性脑缺血发作、脑血栓形成、脑栓塞
- 外周血管疾病 —— 尼莫地平、硝苯地平治疗外周血管痉挛性疾病
- 其他 —— 支气管哮喘、偏头痛、蛛网膜下腔出血

**不良反应**

- 轻，颜面潮红、头痛、恶心、眩晕、脚踝水肿等
- 严重者，低血压、心动过缓或心脏停搏、心功能抑制等
- 禁用，低血压、严重心衰、中重度房室传导阻滞

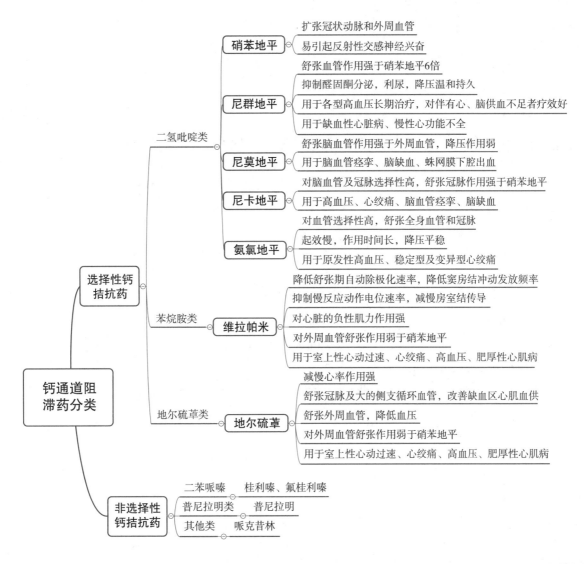

钙通道阻滞药分类

- 选择性钙拮抗药
  - 二氢吡啶类
    - 硝苯地平
      - 扩张冠状动脉和外周血管
      - 易引起反射性交感神经兴奋
    - 尼群地平
      - 舒张血管作用强于硝苯地平6倍
      - 抑制醛固酮分泌，利尿，降压温和持久
      - 用于各型高血压长期治疗，对伴有心、脑供血不足者疗效好
      - 用于缺血性心脏病、慢性心功能不全
    - 尼莫地平
      - 舒张脑血管作用强于外周血管，降压作用弱
      - 用于脑血管痉挛、脑缺血、蛛网膜下腔出血
    - 尼卡地平
      - 对脑血管及冠脉选择性高，舒张冠脉作用强于硝苯地平
      - 用于高血压、心绞痛、脑血管痉挛、脑缺血
    - 氨氯地平
      - 对血管选择性高，舒张全身血管和冠脉
      - 起效慢，作用时间长，降压平稳
      - 用于原发性高血压、稳定型及变异型心绞痛
  - 苯烷胺类
    - 维拉帕米
      - 降低舒张期自动除极化速率，降低窦房结冲动发放频率
      - 抑制慢反应动作电位速率，减慢房室结传导
      - 对心脏的负性肌力作用强
      - 对外周血管舒张作用弱于硝苯地平
      - 用于室上性心动过速、心绞痛、高血压、肥厚性心肌病
  - 地尔硫䓬类
    - 地尔硫䓬
      - 减慢心率作用强
      - 舒张冠脉及大的侧支循环血管，改善缺血区心肌血供
      - 舒张外周血管，降低血压
      - 对外周血管舒张作用弱于硝苯地平
      - 用于室上性心动过速、心绞痛、高血压、肥厚性心肌病
- 非选择性钙拮抗药
  - 二苯哌嗪 桂利嗪、氟桂利嗪
  - 普尼拉明类 普尼拉明
  - 其他类 哌克昔林

**精选习题**

答案解析

## 一、选择题

A 型题

1. 关于硝苯地平的不良反应下列哪一项不正确（ ）

    A. 高铁血红蛋白血症     B. 心悸     C. 头痛

    D. 低血压     E. 面部潮红

2. 钙拮抗药对下列哪种平滑肌作用最强（ ）

    A. 静脉平滑肌     B. 动脉平滑肌     C. 胃肠道平滑肌

    D. 泌尿道平滑肌     E. 子宫平滑肌

3. 有关硝苯地平降压时伴随状况的描述，下列哪项正确（ ）

    A. 心率不变     B. 心输出量下降     C. 血浆肾素活性增高

    D. 尿量增加     E. 肾血流量降低

4. 硝苯地平和维拉帕米作用的相同点是（　　）

 A. 对心肌抑制较弱　　　　　B. 反射性使心率加快　　　　C. 对房室传导抑制较弱

 D. 口服生物利用度低　　　　E. 有保护缺血心肌作用

5. 硝苯地平不宜用于治疗下述哪种疾病（　　）

 A. 雷诺病　　　　　　　　　B. 高血压　　　　　　　　　C. 稳定型心绞痛

 D. 变异型心绞痛　　　　　　E. 阵发性室上性心动过速

6. 舒张外周血管作用最强的药物是（　　）

 A. 维拉帕米　　　　　　　　B. 地尔硫䓬　　　　　　　　C. 硝苯地平

 D. 氟桂利嗪　　　　　　　　E. 加洛帕米

7. 能选择性扩张脑血管的钙通道阻滞药是（　　）

 A. 维拉帕米　　　　　　　　B. 地尔硫䓬　　　　　　　　C. 硝苯地平

 D. 氟桂利嗪　　　　　　　　E. 加洛帕米

8. 可用于充血性心力衰竭的钙拮抗药是（　　）

 A. 尼莫地平　　　　　　　　B. 维拉帕米　　　　　　　　C. 硝苯地平

 D. 氨氯地平　　　　　　　　E. 地尔硫䓬

9. 属于非选择性钙通道阻滞药是（　　）

 A. 硝苯地平　　　　　　　　B. 胺碘酮　　　　　　　　　C. 奎尼丁

 D. 维拉帕米　　　　　　　　E. 氟桂利嗪

10. 对药物最敏感的钙通道亚型是（　　）

 A. L 型　　　　　　　　　　B. T 型　　　　　　　　　　C. N 型

 D. P 型　　　　　　　　　　E. H 型

11. 维拉帕米不用于治疗（　　）

 A. 心绞痛　　　　　　　　　B. 慢性心功能不全　　　　　C. 高血压

 D. 室上性心动过速　　　　　E. 心房纤颤

12. 半衰期最长的二氢吡啶类药物是（　　）

 A. 硝苯地平　　　　　　　　B. 尼莫地平　　　　　　　　C. 氨氯地平

 D. 尼群地平　　　　　　　　E. 尼索地平

13. 治疗室上性心动过速、房扑、房颤最好选用（　　）

 A. 利多卡因　　　　　　　　B. 美西律　　　　　　　　　C. 维拉帕米

 D. 硝酸甘油　　　　　　　　E. 普鲁卡因胺

14. 高血压伴有快速型心律失常者最好选用（　　）

 A. 硝苯地平　　　　　　　　B. 维拉帕米　　　　　　　　C. 地尔硫䓬

 D. 尼莫地平　　　　　　　　E. 尼卡地平

15. 有关钙拮抗药对心肌的作用不正确的是（　　）

 A. 负性肌力作用　　　　　　B. 负性频率作用　　　　　　C. 负性传导作用

 D. 增加心肌耗氧量　　　　　E. 保护缺血心肌

16. 下列有关钙拮抗药作用的错误叙述是（　　）

 A. 抗动脉粥样硬化作用　　　B. 抑制血小板聚集　　　　　C. 降低血液黏稠度

 D. 促进胰岛素分泌　　　　　E. 松弛支气管平滑肌

17. 下列哪一项不是维拉帕米的禁忌证（　　）

    A. 严重心力衰竭　　　　　　B. 病窦综合征　　　　　　C. 不稳定型心绞痛

    D. 重度房室传导阻滞　　　　E. 窦性心动过缓

18. 下列哪一项不是钙拮抗药的适应证（　　）

    A. 高血压　　　　　　　　　B. 心绞痛　　　　　　　　C. 心律失常

    D. 高钙血症　　　　　　　　E. 雷诺病

19. 与维拉帕米相比，硝苯地平特有的心脏作用是（　　）

    A. 抑制窦房结自律性

    B. 整体条件下可能反射性地使心率加快

    C. 减慢房室结传导性

    D. 用于治疗阵发性室上性心动过速

    E. 可防治心绞痛

20. 最易引起反射性心率加快的钙拮抗药是（　　）

    A. 维拉帕米　　　　　　　　B. 硝苯地平　　　　　　　C. 氨氯地平

    D. 地尔硫䓬　　　　　　　　E. 氟桂利嗪

B 型题

[21~22]

A. 电压依赖性钙通道　　　　B. 受体门控性钙通道　　　C. 第二信使活化钙通道

D. 机械活化钙通道　　　　　E. 静息钙通道

21. 目前钙通道阻断药主要作用的途径是（　　）

22. 运动终板上与乙酰胆碱结合的离子通道是（　　）

[23~24]

A. 维拉帕米　　　　　　　　B. 硝苯地平　　　　　　　C. 地尔硫䓬

D. 尼莫地平　　　　　　　　E. 尼索地平

23. 选择性舒张脑血管的药物是（　　）

24. 治疗变异型心绞痛较好的药物是（　　）

C 型题

25. 男，58 岁。因 2 天前突然严重头痛，恶心、呕吐，伴有颈项强直而入院，穿刺检查证明脑压增高，除一般治疗外，为防治脑血管痉挛，宜选用（　　）

    A. 硝苯地平　　　　　　　　B. 维拉帕米　　　　　　　C. 地尔硫䓬

    D. 尼卡地平　　　　　　　　E. 氟桂嗪

26. 男，62 岁。因房颤入院，用地高辛后心室率得到控制，并以 0.5mg/d 地高辛维持。因患者有心绞痛病史，为预防心绞痛而用一种抗心绞痛的药物，用药期间患者出现传导阻滞，最可能是合并应用了哪种药物（　　）

    A. 硝酸甘油　　　　　　　　B. 硝苯地平　　　　　　　C. 维拉帕米

    D. 硝酸异山梨酯　　　　　　E. 美托洛尔

X 型题

27. 维拉帕米具有下列哪些作用（　　）

    A. 阻滞心肌细胞钙通道　　　B. 阻滞心肌细胞钠通道　　C. 负性肌力作用

    D. 负性频率作用　　　　　　E. 负性传导作用

28. 维拉帕米对心脏作用是（　　）

    A. 降低窦房结的自律性　　　　B. 抑制心肌收缩力　　　　C. 减慢房室传导，延长 ERP

    D. 使心电图 P–R 间期延长　　E. 减少或取消后除极引起的触发活动

29. 硝苯地平可用于治疗（　　）

    A. 心绞痛　　　　　　　　　　B. 高血压　　　　　　　　C. 肥厚型心肌病

    D. 心房纤颤　　　　　　　　　E. 阵发性室上性心动过速

30. 硝苯地平的药理作用有（　　）

    A. 选择性阻滞钙通道　　　　　B. 负性频率作用　　　　　C. 负性肌力作用

    D. 舒张血管作用　　　　　　　E. 选择性扩张脑血管作用

31. 钙通道阻滞药能（　　）

    A. 松弛支气管平滑肌　　　　　B. 松弛胃肠道平滑肌　　　C. 增加支气管黏液分泌

    D. 松弛输尿管及子宫平滑肌　　E. 减少组胺释放和白三烯的合成

32. 有选择性扩张脑血管作用的药物是（　　）

    A. 硝苯地平　　　　　　　　　B. 尼莫地平　　　　　　　C. 维拉帕米

    D. 地尔硫䓬　　　　　　　　　E. 氟桂利嗪

## 二、名词解释

钙拮抗药

## 三、简答题

1. 试述钙通道阻滞药的药理作用。

2. 简述钙通道阻滞药的临床应用。

3. 试述钙通道的三种功能状态及钙通道阻滞药对其作用。

# 第十九章 利尿药与脱水药

## 学习目标

1. **掌握** 常用利尿药呋塞米、氢氯噻嗪、螺内酯的药理作用、作用机制、临床应用、不良反应及使用注意事项。

2. **熟悉** 利尿药的分类及各类代表药的作用部位。

3. **了解** 脱水药甘露醇等的作用特点及应用。

### 思维导图

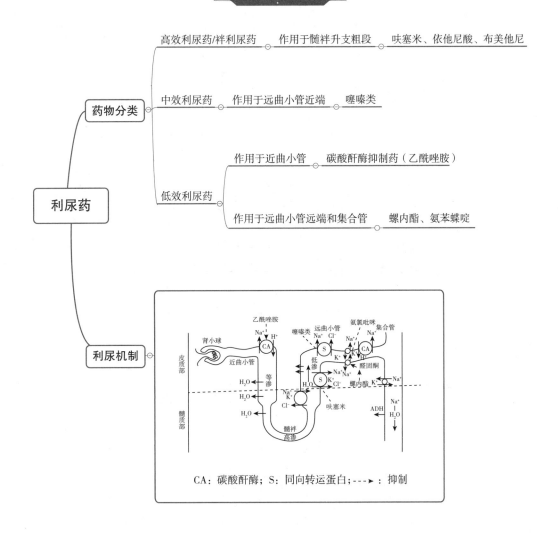

CA：碳酸酐酶；S：同向转运蛋白；--- ▶：抑制

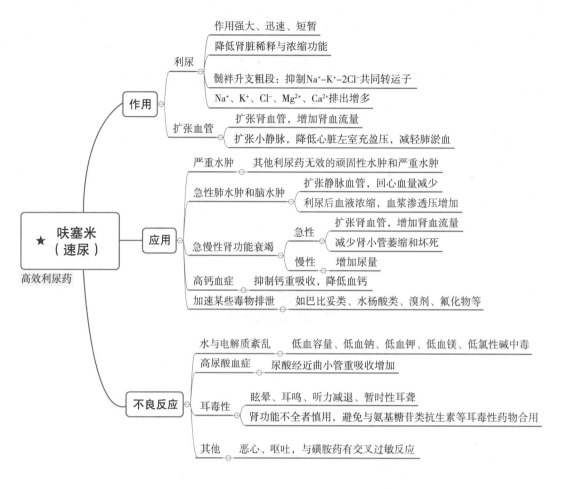

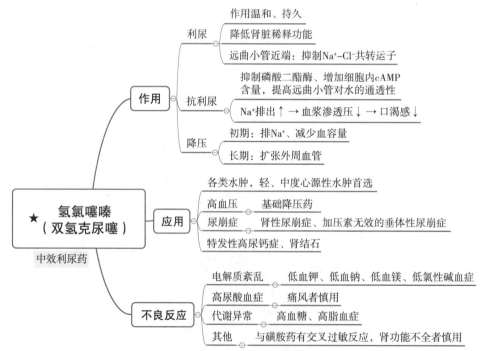

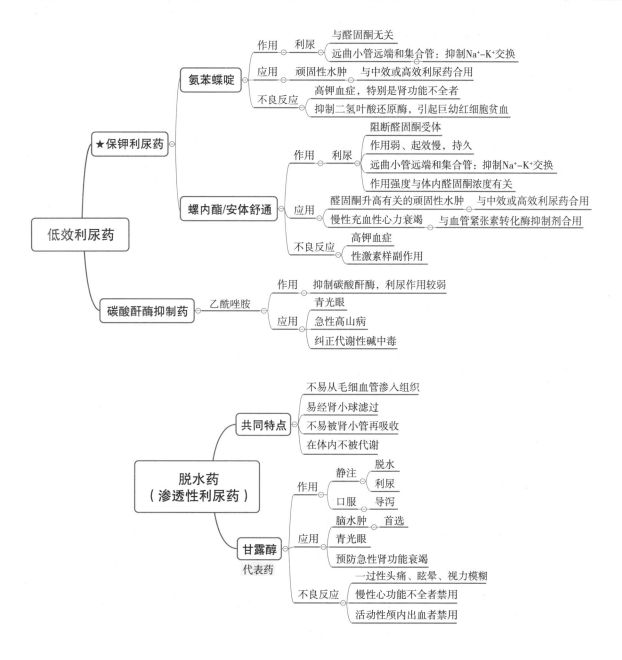

答案解析

## 精选习题

### 一、选择题

A 型题

1. 下列药物中属于高效利尿药的是（ ）

    A. 乙酰唑胺          B. 阿米洛利          C. 呋塞米

    D. 螺内酯          E. 氢氯噻嗪

2. 伴有糖尿病的水肿患者不宜选用哪一种利尿药（ ）

    A. 氢氯噻嗪          B. 氨苯蝶啶          C. 呋塞米

    D. 乙酰唑胺          E. 螺内酯

3. 与肾上腺皮质功能有关的利尿药是（　　）

  A. 氢氯噻嗪       B. 螺内酯       C. 氨苯蝶啶

  D. 呋塞米       E. 乙酰唑胺

4. 易引起低血钾的利尿药是（　　）

  A. 氨苯蝶啶       B. 氢氯噻嗪       C. 右旋糖酐

  D. 甘露醇       E. 螺内酯

5. 噻嗪类利尿药的作用部位是（　　）

  A. 近曲小管近端       B. 髓袢升支粗段       C. 远曲小管近端

  D. 肾小管       E. 集合管

6. 利尿药中适用于治疗急性肺水肿的是（　　）

  A. 呋塞米       B. 螺内酯       C. 乙酰唑胺

  D. 氨苯蝶啶       E. 氢氯噻嗪

7. 下列利尿药不宜与卡那霉素合用的是（　　）

  A. 氨苯蝶啶       B. 螺内脂       C. 呋塞米

  D. 氢氯噻嗪       E. 氯噻酮

8. 不符合噻嗪类利尿药作用的描述是（　　）

  A. 有抗利尿作用       B. 有降压作用       C. 可提高血浆尿酸浓度

  D. 可降低血脂       E. 能使血糖升高

9. 大量使用呋塞米后不会引起（　　）

  A. 低血容量症       B. 低钾血症       C. 高镁血症

  D. 低氯碱血症       E. 低钠血症

10. 主要作用在肾髓袢升支粗段的利尿药是（　　）

  A. 甘露醇       B. 噻嗪类       C. 呋塞米

  D. 乙酰唑胺       E. 螺内脂

11. 抗醛固酮的利尿药是（　　）

  A. 氢氯噻嗪       B. 螺内脂       C. 呋塞米

  D. 氨苯蝶啶       E. 氯噻酮

12. 尿崩症患者，最适合使用的利尿药是（　　）

  A. 呋塞米       B. 螺内酯       C. 氢氯噻嗪

  D. 氨苯蝶啶       E. 甘露醇

13. 治疗脑水肿可首选的药物是（　　）

  A. 呋塞米       B. 氢氯噻嗪       C. 右旋糖酐

  D. 甘露醇       E. 螺内酯

14. 久用后出现性激素样副作用的利尿药是（　　）

  A. 氯噻酮       B. 甘露醇       C. 呋塞米

  D. 氢氯噻嗪       E. 螺内酯

15. 轻中度心源性水肿首选的药物是（　　）

  A. 呋塞米       B. 螺内酯       C. 乙酰唑胺

  D. 氨苯蝶啶       E. 氢氯噻嗪

16. 急性肾功能衰竭少尿时，宜选用（　　）

  A. 呋塞米       B. 螺内酯       C. 乙酰唑胺

D. 氨苯蝶啶　　　　　　　　E. 氢氯噻嗪

17. 作为基础降压药宜选用（　　）

A. 呋塞米　　　　　　　B. 螺内酯　　　　　　　C. 乙酰唑胺

D. 氨苯蝶啶　　　　　　E. 氢氯噻嗪

18. 螺内酯主要用于（　　）

A. 急性肺水肿和脑水肿　　　B. 高血压及尿崩症　　　　C. 心绞痛

D. 醛固酮增多的顽固性水肿　E. 心律失常

19. 呋塞米利尿作用机制主要是（　　）

A. 抑制 $Na^+$，$K^+$ $-2Cl^-$ 转运系统

B. 抑制碳酸酐酶

C. 抑制 $Na^+ - H^+$ 交换

D. 特异性阻滞 $Na^+$ 通道

E. 拮抗醛固酮

20. 属于保钾利尿药的是（　　）

A. 呋塞米　　　　　　　B. 甘露醇　　　　　　　C. 乙酰唑胺

D. 氨苯蝶啶　　　　　　E. 氢氯噻嗪

B 型题

[21～24]

A. 甘露醇　　　　　　　B. 氨苯蝶啶　　　　　　C. 呋塞米

D. 乙酰唑胺　　　　　　E. 氢氯噻嗪

21. 作用于髓袢升支粗段（　　）

22. 作用于远曲小管近端（　　）

23. 作用于远曲小管末端和集合管（　　）

24. 作用于近曲小管（　　）

[25～29]

A. 甘露醇　　　　　　　B. 螺内酯　　　　　　　C. 呋塞米

D. 乙酰唑胺　　　　　　E. 氢氯噻嗪

25. 用于肝硬化水肿早期治疗（　　）

26. 用于急性肺水肿治疗（　　）

27. 用于高山病防治（　　）

28. 用于急性脑水肿治疗（　　）

29. 用于基础降压药治疗（　　）

C 型题

30. 男，45 岁。因上消化道大出血来诊，入院诊断为肝硬化门脉高压，食管胃底静脉破裂出血，立即给予手术治疗，术后持续导尿监测 2 小时，尿量不足 20ml，此时应选用的利尿药为（　　）

A. 乙酰唑胺 + 呋塞米　　　B. 螺内酯 + 呋塞米　　　C. 阿米洛利 + 螺内酯

D. 甘露醇 + 螺内酯　　　　E. 氢氯噻嗪 + 呋塞米

31. 男，35 岁。因患肾结石，尿钙明显增高，血钙及甲状旁腺激素水平正常，选择下列哪种药物治疗较好（　　）

A. 呋塞米　　　　　　　B. 氢氯噻嗪　　　　　　C. 氨苯蝶啶

D. 乙酰唑胺　　　　　　E. 甘露醇

32. 男，9 岁。眼睑水肿伴少尿 3 天，茶色尿 1 天。查体：双下肢明显非凹陷性水肿。病前 3 周曾患皮肤脓肿，疱疮。诊断为急性肾炎，除卧床休息，还应选用下列何药治疗（  ）
    A. 卡托普利　　　　　　　　B. 青霉素　　　　　　　　C. 甘露醇
    D. 呋塞米　　　　　　　　　E. 多巴胺

33. 男，60 岁。风湿性心脏瓣膜病 10 年，喘憋 1 天。查体：BP 120/70mmHg，端坐位，双肺满布湿性啰音，心率 105 次/分。缓解该患者喘憋最适宜的治疗措施是（  ）
    A. 口服氨苯蝶啶　　　　　　B. 静脉滴注小剂量多巴胺　　C. 静脉推注呋塞米
    D. 口服螺内酯　　　　　　　E. 口服氢氯噻嗪

X 型题

34. 可竞争性抑制尿酸排泄的利尿药有（  ）
    A. 呋塞米　　　　　　　　　B. 氢氯噻嗪　　　　　　　C. 氨苯蝶啶
    D. 螺内酯　　　　　　　　　E. 乙酰唑胺

35. 呋塞米可治疗下列哪些疾病（  ）
    A. 急性肺水肿　　　　　　　B. 急性心衰　　　　　　　C. 尿崩症
    D. 特发性高钙尿症　　　　　E. 各型水肿

36. 噻嗪类利尿药的临床应用（  ）
    A. 消除水肿　　　　　　　　B. 降血压　　　　　　　　C. 治疗心衰
    D. 抗心律失常　　　　　　　E. 治疗高血钙

37. 螺内酯的主要不良反应（  ）
    A. 高血钾　　　　　　　　　B. 性激素样的作用　　　　C. 低血钾
    D. 妇女多毛症　　　　　　　E. 高血镁

38. 长期应用会引起低钾血症的药物是（  ）
    A. 氨苯蝶啶　　　　　　　　B. 呋塞米　　　　　　　　C. 氢氯噻嗪
    D. 依他尼酸　　　　　　　　E. 螺内酯

39. 甘露醇的特点是（  ）
    A. 能从肾小球自由滤过　　　　　　　B. 为一种非电解质
    C. 很少被肾小管重吸收　　　　　　　D. 通过代谢变成有活性的物质
    E. 不易透过血管

## 二、名词解释

1. 保钾利尿药
2. 醛固酮拮抗剂
3. 渗透性利尿药

## 三、简答题

1. 简述螺内酯的利尿作用特点。
2. 呋塞米为什么可以治疗急性肺水肿和脑水肿？
3. 试述如何选择利尿药治疗各型水肿。
4. 试述呋塞米和氢氯噻嗪的作用特点及适应证有何不同。
5. 试比较螺内酯、氨苯蝶啶作用的异同点。
6. 试述脱水药的共同特点及其应用。

# 第二十章　抗高血压药

◉ 学习目标

1. **掌握** 抗高血压药物的分类及其代表药。

2. **掌握** 利尿降压药、肾素-血管紧张素系统抑制药、钙通道阻滞药、β受体阻断药、$\alpha_1$受体阻断药的降压特点、作用机制、临床应用及主要不良反应。

3. **熟悉** 中枢性神经抑制药、血管扩张药的降压特点、作用机制、临床应用及主要不良反应。

4. **了解** 高血压的分类及治疗、抗高血压药的合理使用原则。

**思维导图**

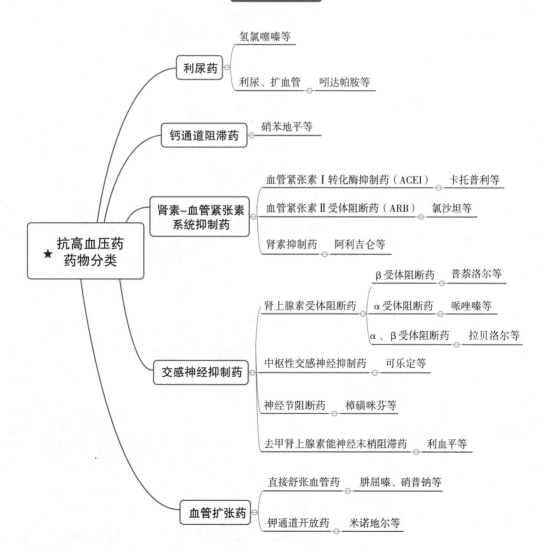

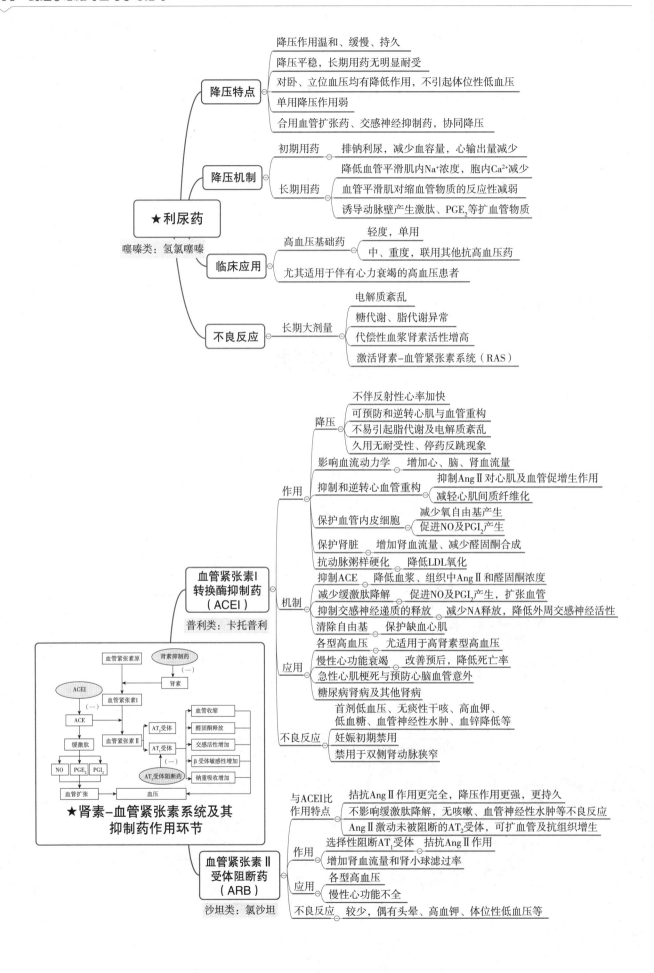

★利尿药
噻嗪类：氢氯噻嗪

降压特点
- 降压作用温和、缓慢、持久
- 降压平稳，长期用药无明显耐受
- 对卧、立位血压均有降低作用，不引起体位性低血压
- 单用降压作用弱
- 合用血管扩张药、交感神经抑制药，协同降压

降压机制
- 初期用药 — 排钠利尿，减少血容量，心输出量减少
- 长期用药
  - 降低血管平滑肌内$Na^+$浓度，胞内$Ca^{2+}$减少
  - 血管平滑肌对缩血管物质的反应性减弱
  - 诱导动脉壁产生激肽、$PGE_2$等扩血管物质

临床应用
- 高血压基础药
  - 轻度，单用
  - 中、重度，联用其他抗高血压药
- 尤其适用于伴有心力衰竭的高血压患者

不良反应
- 长期大剂量
  - 电解质紊乱
  - 糖代谢、脂代谢异常
  - 代偿性血浆肾素活性增高
  - 激活肾素-血管紧张素系统（RAS）

血管紧张素I转换酶抑制药（ACEI）
普利类：卡托普利

作用
- 降压
  - 不伴反射性心率加快
  - 可预防和逆转心肌与血管重构
  - 不易引起脂代谢及电解质紊乱
  - 久用无耐受性、停药反跳现象
- 影响血流动力学 — 增加心、脑、肾血流量
- 抑制和逆转心血管重构
  - 抑制AngⅡ对心肌及血管促增生作用
  - 减轻心肌间质纤维化
- 保护血管内皮细胞
  - 减少氧自由基产生
  - 促进NO及$PGI_2$产生
- 保护肾脏 — 增加肾血流量、减少醛固酮合成
- 抗动脉粥样硬化 — 降低LDL氧化

机制
- 抑制ACE — 降低血浆、组织中AngⅡ和醛固酮浓度
- 减少缓激肽降解 — 促进NO及$PGI_2$产生，扩张血管
- 抑制交感神经递质的释放 — 减少NA释放，降低外周交感神经活性
- 清除自由基 — 保护缺血心肌

应用
- 各型高血压 — 尤适用于高肾素型高血压
- 慢性心功能衰竭 — 改善预后，降低死亡率
- 急性心肌梗死与预防心脑血管意外
- 糖尿病肾病及其他肾病

不良反应
- 首剂低血压、无痰性干咳、高血钾、低血糖、血管神经性水肿、血锌降低等
- 妊娠初期禁用
- 禁用于双侧肾动脉狭窄

★肾素-血管紧张素系统及其抑制药作用环节

血管紧张素Ⅱ受体阻断药（ARB）
沙坦类：氯沙坦

与ACEI比作用特点
- 拮抗AngⅡ作用更完全，降压作用更强，更持久
- 不影响缓激肽降解，无咳嗽、血管神经性水肿等不良反应
- AngⅡ激动未被阻断的AT₂受体，可扩血管及抗组织增生

作用
- 选择性阻断AT₁受体 — 拮抗AngⅡ作用
- 增加肾血流量和肾小球滤过率

应用
- 各型高血压
- 慢性心功能不全

不良反应 — 较少，偶有头晕、高血钾、体位性低血压等

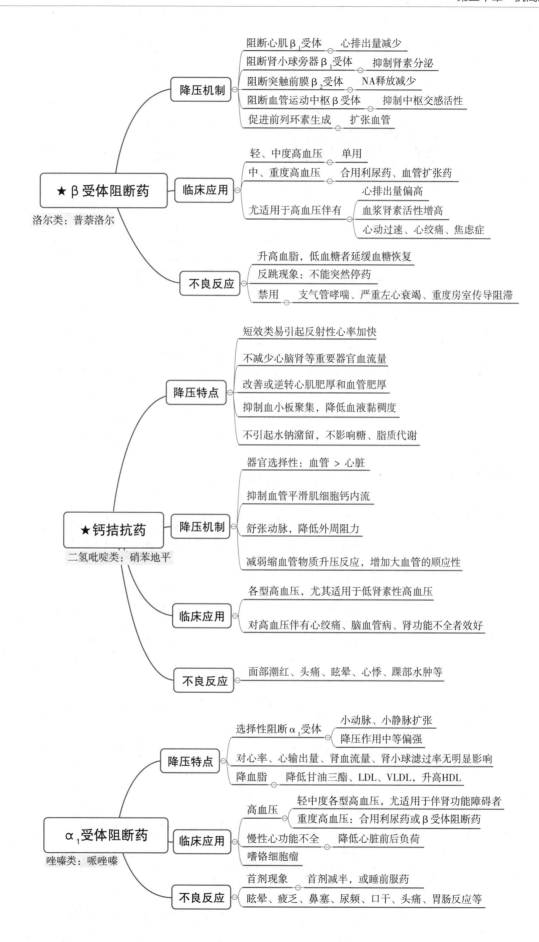

★β受体阻断药
洛尔类：普萘洛尔

降压机制
- 阻断心肌β₁受体 —— 心排出量减少
- 阻断肾小球旁器β₁受体 —— 抑制肾素分泌
- 阻断突触前膜β₂受体 —— NA释放减少
- 阻断血管运动中枢β受体 —— 抑制中枢交感活性
- 促进前列环素生成 —— 扩张血管

临床应用
- 轻、中度高血压 —— 单用
- 中、重度高血压 —— 合用利尿药、血管扩张药
- 尤适用于高血压伴有
  - 心排出量偏高
  - 血浆肾素活性增高
  - 心动过速、心绞痛、焦虑症

不良反应
- 升高血脂，低血糖者延缓血糖恢复
- 反跳现象：不能突然停药
- 禁用 —— 支气管哮喘、严重左心衰竭、重度房室传导阻滞

★钙拮抗药
二氢吡啶类：硝苯地平

降压特点
- 短效类易引起反射性心率加快
- 不减少心脑肾等重要器官血流量
- 改善或逆转心肌肥厚和血管肥厚
- 抑制血小板聚集，降低血液黏稠度
- 不引起水钠潴留，不影响糖、脂质代谢

降压机制
- 器官选择性：血管 ＞ 心脏
- 抑制血管平滑肌细胞钙内流
- 舒张动脉，降低外周阻力
- 减弱缩血管物质升压反应，增加大血管的顺应性

临床应用
- 各型高血压，尤其适用于低肾素性高血压
- 对高血压伴有心绞痛、脑血管病、肾功能不全者效好

不良反应
- 面部潮红、头痛、眩晕、心悸、踝部水肿等

α₁受体阻断药
唑嗪类：哌唑嗪

降压特点
- 选择性阻断α₁受体
  - 小动脉、小静脉扩张
  - 降压作用中等偏强
- 对心率、心输出量、肾血流量、肾小球滤过率无明显影响
- 降血脂 —— 降低甘油三酯、LDL、VLDL，升高HDL

临床应用
- 高血压
  - 轻中度各型高血压，尤适用于伴肾功能障碍者
  - 重度高血压：合用利尿药或β受体阻断药
- 慢性心功能不全 —— 降低心脏前后负荷
- 嗜铬细胞瘤

不良反应
- 首剂现象 —— 首剂减半，或睡前服药
- 眩晕、疲乏、鼻塞、尿频、口干、头痛、胃肠反应等

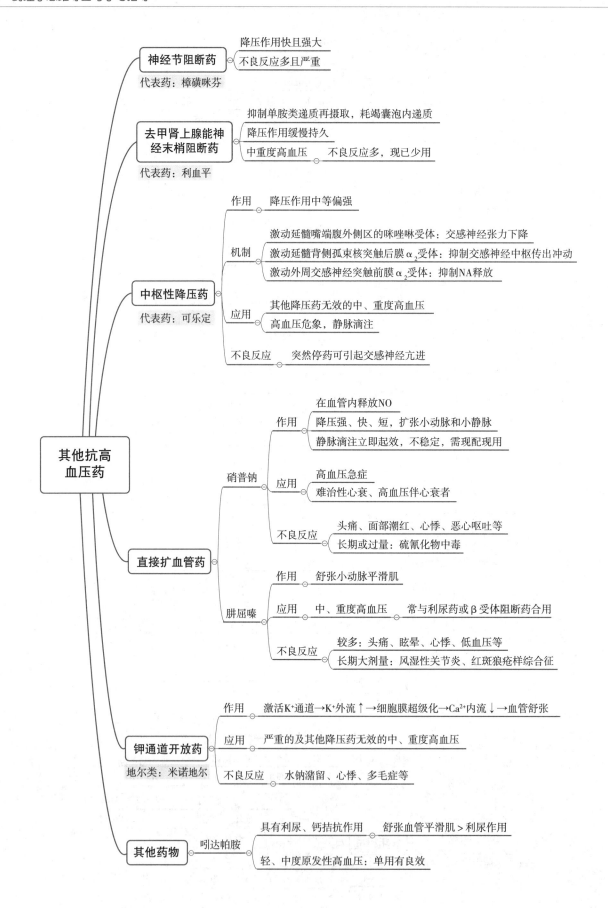

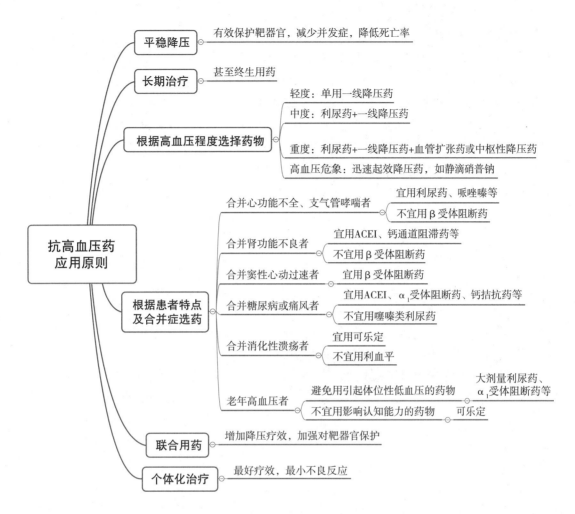

答案解析

## 精选习题

**一、选择题**

A 型题

1. 可防止和逆转高血压患者血管壁增厚的降压药为（　　）
   - A. 卡托普利
   - B. 可乐定
   - C. 双氢克尿噻
   - D. 哌唑嗪
   - E. 利血平

2. 高血压伴发支气管哮喘时不应选用（　　）
   - A. 利尿剂
   - B. β 受体阻断剂
   - C. α 受体阻断剂
   - D. 钙拮抗剂
   - E. ACEI

3. 高血压伴发外周血管痉挛性疾病时不应选用（　　）
   - A. 利尿剂
   - B. β 受体阻断剂
   - C. α 受体阻断剂
   - D. 钙拮抗剂
   - E. ACEI

4. 下列有关硝普钠的叙述，哪点是正确的（　　）
   - A. 降压作用迅速
   - B. 降压作用持久
   - C. 口服吸收
   - D. 稳定性好
   - E. 不可用于高血压危象

5. 氢氯噻嗪降压特点是 （　　）

 A. 降压作用温和、缓慢、持久 B. 能降低正常人血压  C. 保钾利尿

 D. 显著增高血浆肾素活性  E. 单用可治疗重度高血压

6. 关于直接扩张血管的降压药的描述，哪点是错误的 （　　）

 A. 松弛血管平滑肌   B. 可致水钠潴留    C. 降压时反射性兴奋交感神经

 D. 不增强血浆肾素活性  E. 一般不单独使用

7. 既有降压作用，又有抗心绞痛、抗心律失常作用的药物是 （　　）

 A. 利血平     B. 普萘洛尔     C. 硝普钠

 D. 卡托普利    E. 氢氯噻嗪

8. 长期大剂量使用易引起红斑狼疮样综合征的药物是 （　　）

 A. 利血平     B. 肼屈嗪     C. 普萘洛尔

 D. 可乐定     E. 硝普钠

9. 只能静脉滴注给药的抗高血压药是 （　　）

 A. 普萘洛尔    B. 肼屈嗪     C. 硝普钠

 D. 可乐定     E. 氢氯噻嗪

10. 下列何药可使房室传导阻滞患者的症状加重 （　　）

 A. 利血平     B. 普萘洛尔     C. 米诺地尔

 D. 卡托普利    E. 氢氯噻嗪

11. 属于钾通道开放药的是 （　　）

 A. 利血平     B. 普萘洛尔     C. 米诺地尔

 D. 卡托普利    E. 氢氯噻嗪

12. 卡托普利不会产生下列哪种不良反应 （　　）

 A. 皮疹      B. 低血钾     C. 干咳

 D. 低血压     E. 脱发

13. 卡托普利的主要作用机制为 （　　）

 A. 使血管紧张素Ⅱ生成减少      B. 直接扩张血管

 C. 抑制肾素的生成        D. 竞争性对抗血管紧张素

 E. 抑制神经末梢释放去甲肾上腺素

14. 长期使用利尿药的降压机制主要是 （　　）

 A. 增加血浆肾素活性  B. 抑制醛固酮分泌  C. 降低血浆肾素活性

 D. 排 $Na^+$ 利尿，降低血容量 E. 减少小动脉壁细胞内 $Na^+$

15. 哪种药物可推迟或防止糖尿病性肾病的发展 （　　）

 A. 利血平     B. 肼屈嗪     C. 米诺地尔

 D. 卡托普利    E. 氢氯噻嗪

16. 下列哪一降压药兼有增加高密度脂蛋白的作用 （　　）

 A. 普萘洛尔    B. 硝苯地平    C. 哌唑嗪

 D. 卡托普利    E. 氢氯噻嗪

17. 哌唑嗪降低血压而不引起心率加快的原因是 （　　）

 A. 阻断 $\alpha_2$ 受体   B. 阻断 $\alpha_1$ 受体与 $\alpha_2$ 受体  C. 阻断 M 受体

 D. 阻断 $\alpha_1$ 受体与 $\beta$ 受体 E. 阻断 $\alpha_1$ 受体而不阻断 $\alpha_2$ 受体

18. 可乐定的降压机理 （ ）

    A. 激动中枢的 $\alpha_1$ 受体      B. 激动中枢 M 受体      C. 阻断外周的 $\alpha_2$ 受体

    D. 阻断中枢的 $\alpha_2$ 受体      E. 激动中枢的 $I_1$ 咪唑啉受体

19. 长期使用可致血锌降低的药物是 （ ）

    A. 普萘洛尔      B. 硝苯地平      C. 哌唑嗪

    D. 卡托普利      E. 氢氯噻嗪

20. 何药不宜用于伴有痛风的高血压患者 （ ）

    A. 普萘洛尔      B. 氢氯噻嗪      C. 哌唑嗪

    D. 卡托普利      E. 可乐定

21. 关于 $\beta$ 受体阻断药的降压机制，下列叙述哪项不正确 （ ）

    A. 抑制肾素释放      B. 减少心输出量      C. 中枢降压作用

    D. 减少交感递质释放      E. 扩张肌肉血管

22. 伴有窦房结功能低下的患者慎用 （ ）

    A. 硝苯地平      B. 普萘洛尔      C. 可乐定

    D. 卡托普利      E. 硝普钠

B 型题

[23~26]

A. 阻断 $AT_1$ 受体      B. 激动咪唑啉 $I_1$ 受体      C. 阻断 $\alpha$ 受体

D. 阻断 $Ca^{2+}$ 通道      E. 抑制血管紧张素转换酶

23. 氯沙坦的降压作用机制 （ ）

24. 尼群地平的降压作用机制 （ ）

25. 依那普利的降压作用机制 （ ）

26. 莫索尼定的降压作用机制 （ ）

[27~29]

A. 依那普利      B. 美托洛尔      C. 氢氯噻嗪

D. 哌唑嗪      E. 氨氯地平

27. 合并糖尿病的高血压患者，首选的降压药物是 （ ）

28. 合并窦性心动过速的高血压患者，首选的降压药物是 （ ）

29. 合并低钾血症的高血压患者，降压不宜选用的药物是 （ ）

C 型题

30. 男，50 岁，患原发性高血压 2 年，服用氢氯噻嗪后有效控制血压。但最近一次体检发现血压为 160/105mmHg。改用某药替代氢氯噻嗪后两周，患者出现味觉缺失，该药是 （ ）

    A. 可乐定      B. 卡托普利      C. 哌唑嗪

    D. 普萘洛尔      E. 硝苯地平

31. 女，54 岁，患原发性高血压 2 年，服用某种抗高血压药物控制血压，由于血压控制效果好，便擅自停药 2 天，患者突然出现胸痛、心动过速、焦虑紧张等症状，血压 240/140mmHg，该患者服用的抗高血压药物是 （ ）

    A. 硝普钠      B. 硝酸甘油      C. 硝苯地平

    D. 卡托普利      E. 可乐定

32. 男，60 岁，患高血压近 20 年，经检查：心室肌肥厚，血压：165/100mmHg，最好选用哪种降

压药 （　　）

  A. 氢氯噻嗪       B. 可乐定       C. 卡托普利

  D. 普萘洛尔       E. 维拉帕米

33. 男，65 岁，患高血压 18 年，近日有时夜间出现胸闷，并有频发的阵发性室上性心动过速，此时宜选用 （　　）

  A. 维拉帕米       B. 普萘洛尔       C. 硝苯地平

  D. 卡托普利       E. 可乐定

34. 男，54 岁，有胃溃疡病史，近几年因工作紧张患高血压，经检查：血压 160/95mmHg，问：最好选用 （　　）

  A. 氢氯噻嗪       B. 可乐定       C. 卡托普利

  D. 利血平       E. 维拉帕米

X 型题

35. 卡托普利的降压作用与下列哪些机制有关 （　　）

  A. 减少血液循环中的血管紧张素Ⅱ生成     B. 增加内皮依赖性松弛因子生成

  C. 减少局部组织中的血管紧张素Ⅱ生成     D. 增加缓激肽的浓度

  E. 阻断 α 受体

36. 可引起心悸而诱发心绞痛的药物有 （　　）

  A. 肼屈嗪       B. 硝苯地平       C. 维拉帕米

  D. 利血平       E. 卡托普利

37. 下列药物可治疗高血压危象的是 （　　）

  A. 硝普钠       B. 硝酸甘油       C. 拉贝洛尔

  D. 卡托普利       E. 氢氯噻嗪

38. 不减少肾血流量的药物是 （　　）

  A. 胍乙啶       B. 美加明       C. 肼屈嗪

  D. 卡托普利       E. 硝苯地平

39. 普萘洛尔的降压机制包括 （　　）

  A. 阻断血管平滑肌上的 β 受体     B. 阻断心血管运动中枢的 β 受体

  C. 阻断外周突触前膜的 β 受体     D. 阻断心肌上的 $β_1$ 受体

  E. 阻断肾小球旁细胞上的 β 受体

## 二、名词解释

1. 抗高血压药

2. 首剂现象

## 三、简答题

1. 抗高血压药为何常联合用药？举一实例并说明理由。

2. 试述卡托普利的降压机制，与其他降压药相比具有何特点？

3. 试述利尿药的降压作用机制。

4. 抗高血压药分为哪几类？请各举一代表药。

5. 哌唑嗪、普萘洛尔、拉贝洛尔各有何特点？其临床适应证各是什么？

6. 简述降压药的选用原则。

# 第二十一章　抗心绞痛药

### 学习目标

1. **掌握**　硝酸甘油治疗心绞痛的药理作用、作用机制、临床应用和不良反应。
2. **熟悉**　β受体阻断药和钙通道阻滞药抗心绞痛的药理作用、临床应用和不良反应。
3. **了解**　双嘧达莫、曲美他嗪等其他抗心绞痛药的作用特点。

◇ 思维导图 ◇

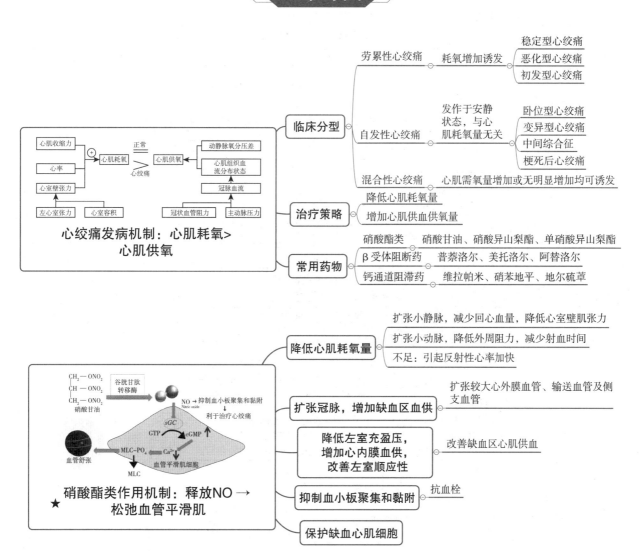

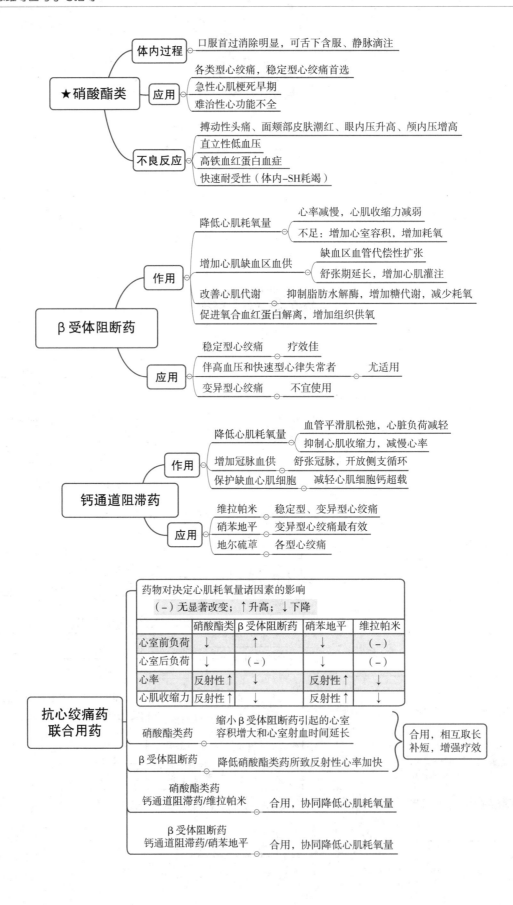

答案解析

## 精选习题

一、选择题

A 型题

1. 硝酸甘油最常用的给药途径是（　　）

 A. 贴皮       B. 静脉注射       C. 口服

 D. 舌下        E. 吸入

2. 伴高血压和哮喘的心绞痛患者，宜用（　　）

 A. 硝酸甘油      B. 普萘洛尔       C. 麻黄碱

 D. 硝苯地平      E. 硝酸异山梨酯

3. 为了克服硝酸甘油的耐受性，下列哪一项措施不合理（　　）

 A. 调整给药次数和剂量    B. 采用最小剂量     C. 给药间歇期须小于 8 小时

 D. 适当加用甲硫氨酸     E. 尽量采用间歇给药

4. 硝酸酯类舒张血管的作用机制是（　　）

 A. 阻断血管平滑肌 $\beta_2$ 受体       B. 兴奋血管平滑肌 $\alpha$ 受体

 C. 间接松弛血管平滑肌        D. 在平滑肌细胞及血管内皮细胞中产生 NO

 E. 兴奋血管平滑肌 M 受体

5. 硝酸异山梨酯与以下哪个药联合应用，可互相取长补短（　　）

 A. 可乐定       B. 普萘洛尔       C. 利尿药

 D. 利多卡因      E. 奎尼丁

6. 对变异型心绞痛疗效最好的药物是（　　）

 A. 硝酸甘油      B. 单硝酸异山梨酯    C. 硝苯地平

 D. 硝酸异山梨酯     E. 心得安

7. 硝酸酯类治疗心绞痛的缺点是（　　）

 A. 心率加快      B. 室壁张力降低     C. 心室舒张末期压力降低

 D. 外周阻力下降     E. 心率减慢

8. 对伴有心律失常的心绞痛的患者最好选用（　　）

 A. 普萘洛尔      B. 硝酸异山梨酯    C. 硝酸甘油

 D. 单硝酸异山梨酯    E. 硝苯地平

9. 硝酸甘油无下列哪一作用（　　）

 A. 扩张静脉      B. 减少回心血量     C. 增加心率

 D. 增加室壁张力     E. 降低前负荷

10. 普萘洛尔、硝酸甘油、硝苯地平治疗心绞痛的共同作用是（　　）

 A. 减慢心率      B. 缩小心室容积     C. 扩张冠脉

 D. 抑制心肌收缩力    E. 降低心肌氧耗量

11. 不具有直接扩张冠状动脉的药物是（　　）

 A. 普萘洛尔      B. 硝酸异山梨酯    C. 硝酸甘油

 D. 维拉帕米      E. 硝苯地平

12. 突然停药可引起"撤药综合征"而加重心绞痛的药物（　　）

    A. 硝酸异山梨酯　　　　　　B. 硝苯地平　　　　　　　C. 硝酸甘油

    D. 普萘洛尔　　　　　　　　E. 美托洛尔

13. 不宜用于变异型心绞痛的药物是（　　）

    A. 硝酸甘油　　　　　　　　B. 普萘洛尔　　　　　　　C. 维拉帕米

    D. 硝苯地平　　　　　　　　E. 地尔硫䓬

14. 普萘洛尔治疗心绞痛的主要药理作用是（　　）

    A. 扩张冠状动脉　　　　　　B. 降低心脏前负荷　　　　C. 扩张静脉

    D. 降低左心室壁张力　　　　E. 阻断 β 受体，减慢心率，抑制心肌收缩力

15. 连续用药极易产生耐受性的抗心绞痛药物是（　　）

    A. 维拉帕米　　　　　　　　B. 硝苯地平　　　　　　　C. 硝酸甘油

    D. 普萘洛尔　　　　　　　　E. 阿替洛尔

B 型题

[16 ~ 19]

    A. 氢氯噻嗪　　　　　　　　B. 奎尼丁　　　　　　　　C. 普萘洛尔

    D. 卡托普利　　　　　　　　E. 硝酸甘油

16. 青光眼患者禁用（　　）

17. 支气管哮喘患者禁用（　　）

18. 痛风患者禁用（　　）

19. 容易出现干咳和血管神经性水肿的药物是（　　）

[20 ~ 21]

    A. 硝苯地平　　　　　　　　B. 维拉帕米　　　　　　　C. 普萘洛尔

    D. 地尔硫䓬　　　　　　　　E. 硝酸甘油

20. 各种类型心绞痛都可选用（　　）

21. 变异型心绞痛宜选用（　　）

C 型题

22. 男，47 岁，于每日清晨醒来时自觉心前区不适，胸骨后阵发性闷痛来医院就诊。查心电图无明显异常。拟考虑用抗心绞痛药治疗，请问下述何种药物不宜选用（　　）

    A. 硝酸甘油　　　　　　　　B. 硝酸异山梨酯　　　　　C. 硝苯地平

    D. 普萘洛尔　　　　　　　　E. 维拉帕米

23. 女，55 岁。由于劳累、过度兴奋而突发心绞痛，请问服用下列哪种药效果好（　　）

    A. 口服硫酸奎尼丁　　　　　B. 舌下含服硝酸甘油　　　C. 注射盐酸利多卡因

    D. 口服盐酸普鲁卡因胺　　　E. 注射苯妥英钠

24. 男，47 岁。主诉胸闷、气短反复发作 3 月，住院期间午休时突发胸骨后压榨性疼痛。心电图显示 ST 段抬高，诊断为变异型心绞痛。应首选的药物是（　　）

    A. 普萘洛尔　　　　　　　　B. 硝酸甘油　　　　　　　C. 硝苯地平

    D. 吗啡　　　　　　　　　　E. 阿司匹林

25. 男，54 岁。诊为稳定型心绞痛，经一个时期的治疗，效果欠佳，拟采用联合用药，请问下述联合用药较为合理的是（　　）

    A. 硝酸甘油＋硝酸异山梨酯　　B. 硝酸甘油＋美托洛尔　　　C. 硝酸甘油＋硝苯地平

D. 维拉帕米＋普萘洛尔　　　　E. 维拉帕米＋地尔硫革

X 型题

26. 下列哪些药物合用是正确的（　　）

A. 硝酸甘油与普萘洛尔治疗稳定型心绞痛

B. 硝苯地平与普萘洛尔治疗不稳定型心绞痛

C. 强心苷与奎尼丁治疗心房纤颤

D. 维拉帕米与地尔硫革治疗变异型心绞痛

E. 普萘洛尔与噻吗洛尔治疗不稳定型心绞痛

27. 加快心率的药物有（　　）

A. 硝苯地平　　　　　　　　B. 维拉帕米　　　　　　　　C. 地尔硫革

D. 硝酸甘油　　　　　　　　E. 普萘洛尔

28. 硝苯地平的适应证是（　　）

A. 稳定型心绞痛　　　　　　B. 高血压　　　　　　　　　C. 胆绞痛

D. 室性心律失常　　　　　　E. 变异型心绞痛

29. 硝酸甘油可引起下列哪些作用（　　）

A. 心率加快　　　　　　　　B. 外周阻力升高　　　　　　C. 室壁张力降低

D. 心室容积增大　　　　　　E. 心室容积缩小

30. 下列关于硝苯地平作用的叙述，正确的是（　　）

A. 舒张冠状动脉而增加心肌供血　　　　　B. 舒张外周阻力血管而降低心脏后负荷

C. 抑制心肌作用强　　　　　　　　　　　D. 对变异型心绞痛疗效好

E. 对心肌细胞有保护作用

## 二、简答题

1. 简述抗心绞痛药的分类及其代表药。

2. 简述硝酸甘油抗心绞痛的作用机制。

3. 简述普萘洛尔抗心绞痛的作用机制。

4. 简述使用硝酸酯类药物产生耐受的机制及防治措施。

5. 试述抗心绞痛药物一般可通过哪些环节发挥其作用。

6. 试述硝酸甘油与普萘洛尔合用治疗心绞痛的目的及依据。

# 第二十二章 抗慢性心功能不全药

◉ 学习目标

1. **掌握** 治疗 CHF 药物的分类，强心苷类对心脏的作用、作用机制、中毒机制、临床应用及不良反应。

2. **熟悉** 肾素-血管紧张素-醛固酮系统抑制药、利尿药、β 受体阻断药治疗 CHF 的基本作用原理与应用；扩血管药治疗 CHF 的机制。

3. **了解** 非苷类正性肌力药的作用及应用。

## 思维导图

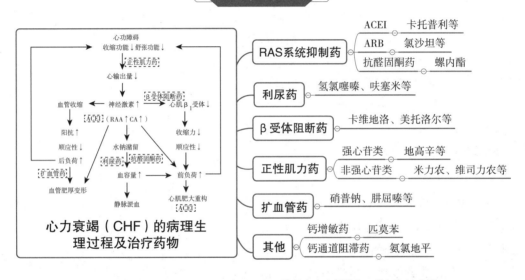

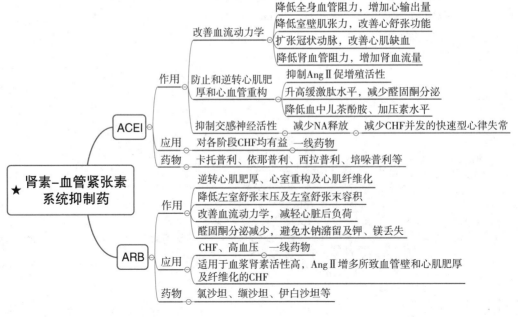

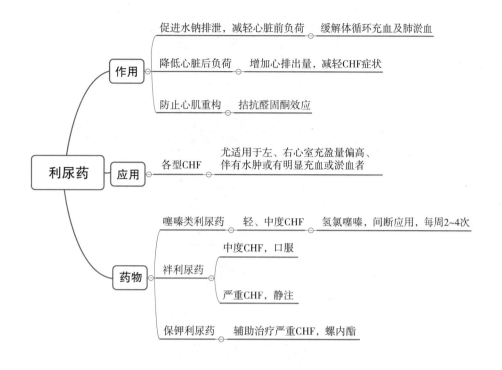

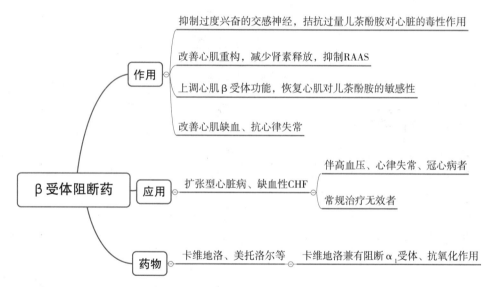

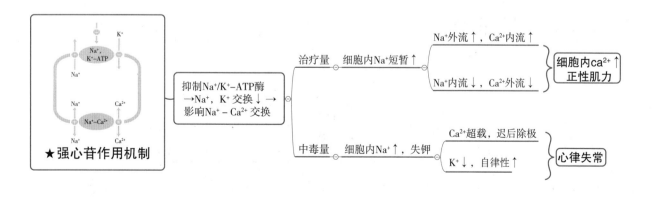

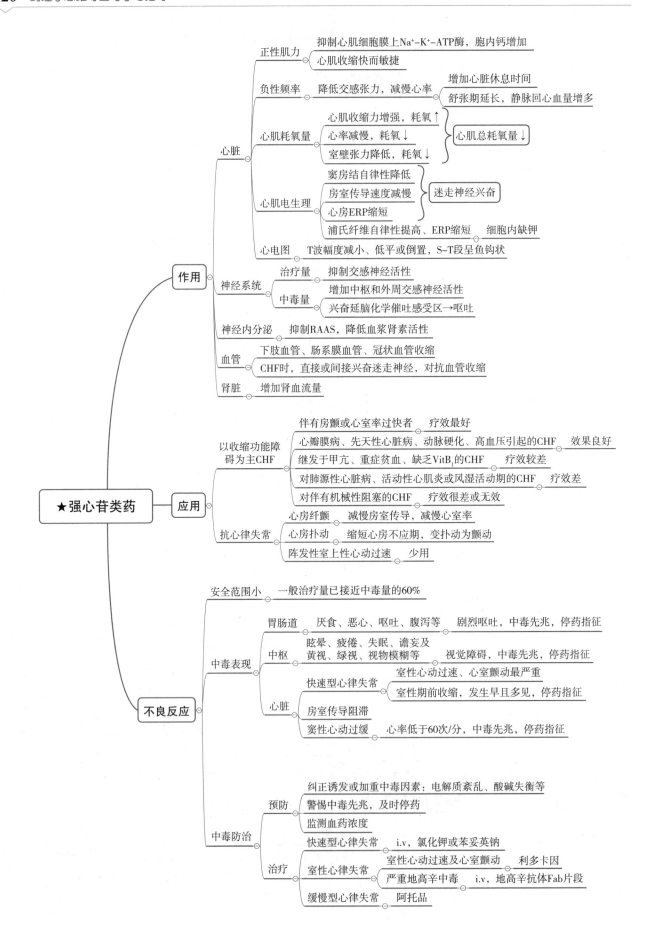

★强心苷类药

**作用**

心脏
- 正性肌力
  - 抑制心肌细胞膜上Na⁺-K⁺-ATP酶，胞内钙增加
  - 心肌收缩快而敏捷
- 负性频率
  - 降低交感张力，减慢心率
    - 增加心脏休息时间
    - 舒张期延长，静脉回心血量增多
- 心肌耗氧量
  - 心肌收缩力增强，耗氧↑
  - 心率减慢，耗氧↓ ｝心肌总耗氧量↓
  - 室壁张力降低，耗氧↓
- 心肌电生理
  - 窦房结自律性降低 ｝
  - 房室传导速度减慢 ｝迷走神经兴奋
  - 心房ERP缩短 ｝
  - 浦氏纤维自律性提高、ERP缩短 —— 细胞内缺钾
- 心电图
  - T波幅度减小、低平或倒置、S-T段呈鱼钩状

神经系统
- 治疗量 —— 抑制交感神经活性
- 中毒量
  - 增加中枢和外周交感神经活性
  - 兴奋延脑化学催吐感受区→呕吐

神经内分泌 —— 抑制RAAS，降低血浆肾素活性

血管
- 下肢血管、肠系膜血管、冠状血管收缩
- CHF时，直接或间接兴奋迷走神经，对抗血管收缩

肾脏 —— 增加肾血流量

**应用**

以收缩功能障碍为主CHF
- 伴有房颤或心室率过快者 —— 疗效最好
- 心瓣膜病、先天性心脏病、动脉硬化、高血压引起的CHF —— 效果良好
- 继发于甲亢、重症贫血、缺乏VitB₁的CHF —— 疗效较差
- 对肺源性心脏病、活动性心肌炎或风湿活动期的CHF —— 疗效差
- 对伴有机械性阻塞的CHF —— 疗效很差或无效

抗心律失常
- 心房纤颤 —— 减慢房室传导，减慢心室率
- 心房扑动 —— 缩短心房不应期，变扑动为颤动
- 阵发性室上性心动过速 —— 少用

**不良反应**

安全范围小 —— 一般治疗量已接近中毒量的60%

中毒表现
- 胃肠道 —— 厌食、恶心、呕吐、腹泻等 —— 剧烈呕吐，中毒先兆，停药指征
- 中枢 —— 眩晕、疲倦、失眠、谵妄及黄视、绿视、视物模糊等 —— 视觉障碍，中毒先兆，停药指征
- 心脏
  - 快速型心律失常
    - 室性心动过速、心室颤动最严重
    - 室性期前收缩，发生早且多见，停药指征
  - 房室传导阻滞
  - 窦性心动过缓 —— 心率低于60次/分，中毒先兆，停药指征

中毒防治
- 预防
  - 纠正诱发或加重中毒因素：电解质紊乱、酸碱失衡等
  - 警惕中毒先兆，及时停药
  - 监测血药浓度
- 治疗
  - 快速型心律失常 —— i.v,氯化钾或苯妥英钠
  - 室性心律失常
    - 室性心动过速及心室颤动 —— 利多卡因
    - 严重地高辛中毒 —— i.v,地高辛抗体Fab片段
  - 缓慢型心律失常 —— 阿托品

答案解析

## 精选习题

一、选择题

A 型题

1. 治疗强心苷中毒引起的窦性心动过缓和轻度房室传导阻滞最好选用（　）

  A. 肾上腺素　　　　　　　B. 麻黄碱　　　　　　　　C. 苯妥英钠

  D. 利多卡因　　　　　　　E. 阿托品

2. 强心苷增强心肌收缩性的作用机制与下列哪种离子变化有关（　）

  A. 心肌细胞内 $K^+$ 增加　　　B. 心肌细胞内 $Na^+$ 增加　　C. 心肌细胞内 $Ca^{2+}$ 增加

  D. 心肌细胞内 $Mg^{2+}$ 增加　　E. 心肌细胞内 $Cl^-$ 增加

3. 强心苷中毒时，下列哪种情况不应给钾盐（　）

  A. 室性早搏　　　　　　　B. 室性心动过速　　　　　C. 室上性心动过速

  D. 房室传导阻滞　　　　　E. 心房纤颤

4. 强心苷治疗慢性心功能不全的原发作用是（　）

  A. 使已扩大的心室容积缩小　　　　　　B. 增加心肌收缩性

  C. 增加心脏工作效率　　　　　　　　　D. 降低室壁肌张力及心肌氧耗量

  E. 减慢心率

5. 下列哪一项不属于强心苷的不良反应（　）

  A. 胃肠道反应　　　　　　B. 室性早搏　　　　　　　C. 色视障碍

  D. 粒细胞减少　　　　　　E. 传导阻滞

6. 使用地高辛引起心脏中毒最早期的症状是（　）

  A. 房性早搏　　　　　　　B. 心房扑动　　　　　　　C. 阵发性室上性心动过速

  D. 室性早搏　　　　　　　E. 三联律

7. 强心苷治疗心房纤颤的机制主要是（　）

  A. 缩短心房有效不应期　　B. 减慢房室传导　　　　　C. 抑制窦房结

  D. 降低浦肯野纤维自律性　E. 以上都不是

8. 目前认为强心苷类中毒的机理是（　）

  A. 过度抑制心肌细胞膜 $Na^+$–$K^+$–ATP 酶而使细胞内失 $K^+$

  B. 过度抑制心肌细胞膜 $Na^+$–$K^+$–ATP 酶而使细胞内失 $Na^+$

  C. 与心肌细胞膜 $Na^+$–$K^+$–ATP 酶结合而激活 $Ca^{2+}$

  D. 使心肌细胞内 $Ca^{2+}$ 浓度增加

  E. 抑制心肌细胞膜内 $H^+$

9. 强心苷类对哪种心衰效果最佳（　）

  A. 严重二尖瓣狭窄引起的心力衰竭　　　B. 缩窄性心包炎引起的心力衰竭

  C. 肺源性心脏病引起的心力衰竭　　　　D. 甲状腺功能亢进引起的心力衰竭

  E. 伴有房颤的心力衰竭

10. 血管扩张药治疗心功能不全的药理学基础是（　）

  A. 改善冠脉循环　　　　　B. 降低血压　　　　　　　C. 降低心脏前后负荷

D. 降低心输出量　　　　　　　E. 以上都不是

11. 伴高血压危象的严重心力衰竭应选用的血管扩张药是 （　　）

    A. 硝普钠　　　　　　　　　　B. 硝苯地平　　　　　　　　C. 硝酸甘油

    D. 肼屈嗪　　　　　　　　　　E. 哌唑嗪

12. 有关强心苷类不良反应的描述，下述不正确的是 （　　）

    A. 最严重的不良反应是心脏毒性反应　　　　　B. 中毒时可引起各种心律失常

    C. 最多见最早出现的是室性期前收缩　　　　　D. 房室传导阻滞也常见

    E. 胃肠道反应少见

13. 利尿药治疗心力衰竭的药理作用不包括 （　　）

    A. 促进水钠排泄　　　　　　　B. 消除或缓解静脉充血　　　C. 降低心脏前后负荷

    D. 激活肾素分泌　　　　　　　E. 缓解肺水肿

14. 风湿性心脏病伴发房颤，用地高辛治疗后，房颤变成正常心律，最可能的作用机制是 （　　）

    A. 缩短心肌不应期　　　　　　B. 缩短心肌收缩速率　　　　C. 降低房室结的传导速度

    D. 降低心房肌最大舒张电位　　E. 降低浦肯野纤维的自律性

15. 强心苷中毒引起的室性心动过速最好选用 （　　）

    A. 阿托品　　　　　　　　　　B. 奎尼丁　　　　　　　　　C. 胺碘酮

    D. 普萘洛尔　　　　　　　　　E. 苯妥英钠

16. 能提高地高辛血药浓度而增强其疗效的抗生素是 （　　）

    A. 青霉素　　　　　　　　　　B. 链霉素　　　　　　　　　C. 红霉素

    D. 氨苄青霉素　　　　　　　　E. 庆大霉素

17. 可用于治疗心力衰竭的 β 受体激动剂是 （　　）

    A. 多巴酚丁胺　　　　　　　　B. 卡维洛尔　　　　　　　　C. 米力农

    D. 地高辛　　　　　　　　　　E. 普萘洛尔

18. ACEI 抗慢性充血性心力衰竭的药理作用错误的是 （　　）

    A. 降低血管紧张素Ⅱ的生成　　B. 降低血管阻力　　　　　　C. 抑制心肌肥厚

    D. 增加缓激肽的降解　　　　　E. 降低室壁肌张力和舒张末期压力

19. 下列不属于地高辛正性肌力药理作用的是 （　　）

    A. 提高室壁张力　　　　　　　B. 提高心肌收缩最高张力　　C. 增加心搏出量

    D. 降低衰竭心脏耗氧　　　　　E. 提高心肌最大缩短速率

20. 有关地高辛的叙述，下列错误的是 （　　）

    A. 口服时肠道吸收较完全　　　　　　　　　　B. 同服广谱抗生素可减少其吸收

    C. 血浆蛋白结合率约25%　　　　　　　　　　D. 主要以原形从肾排泄

    E. 肝肠循环少

B 型题

[21～22]

A. 增强迷走神经活性，降低交感神经张力　　　B. 增加浦肯野纤维自律性

C. 心房有效不应期降低　　　　　　　　　　　D. 浦肯野纤维有效不应期缩短

E. 房室结传导性减慢

21. 强心苷延长心电图 P－R 间期的机制 （　　）

22. 强心苷降低慢性充血性心力衰竭患者心率的作用机制 （　　）

[23~26]

A. 地高辛

B. 美托洛尔

C. 米力农

D. 硝普钠

E. 依那普利

23. 抑制血管紧张素转化酶，可消除心力衰竭症状，降低病死率（ ）

24. 抑制磷酸二酯酶，增加细胞内 cAMP 含量，缓解心力衰竭症状（ ）

25. 降低心脏前、后负荷，对急性心肌梗死及高血压所致心力衰竭效果较好（ ）

26. 其正性肌力作用与 $Na^+ - K^+ - ATP$ 酶的抑制作用有关（ ）

C 型题

27. 男，65 岁。间断活动时喘憋 1 年余，憋醒。既往高血压病 8 年余，糖尿病 4 年余。查体：BP 150/100mmHg，双肺呼吸音清，心率 76 次/分，律齐。患者经药物治疗症状好转，为改善预后需要长期使用的药物是（ ）

A. 利尿剂

B. 钙通道阻滞剂

C. 洋地黄类药物

D. 磷酸二酯酶抑制剂

E. 血管紧张素转换酶抑制剂

28. 男，33 岁。活动时气短、心前区疼痛 1 年。查体：BP 146/80mmHg，双肺呼吸音清，心率 78 次/分，律齐，胸骨左缘第 3、4 肋间可闻及 3/6 级收缩期喷射性杂音。超声心动图示舒张期室间隔与左室后壁厚度之比≥1.5。诊断为肥厚型心肌病。该患者最适宜的治疗药物是（ ）

A. 硝酸甘油

B. 地高辛

C. 美托洛尔

D. 氢氯噻嗪

E. 氨茶碱

29. 女，46 岁。有风湿性心脏病。二尖瓣狭窄，经常自觉气短，来医院诊为慢性心功能不全，并给予地高辛每日维持量治疗，但该患者不久发生强心苷中毒，分析原因可能是（ ）

A. 患者出现低血钾，低血镁

B. 合用呋塞米

C. 合用奎尼丁

D. 合用维拉帕米

E. 以上均可能

30. 女，52 岁，患风湿性心脏病伴发房颤，给予地高辛治疗，其目的是（ ）

A. 缩短心肌不应期

B. 缩短心肌收缩率

C. 降低房室结的传导速度

D. 降低心房肌最大舒张电位

E. 降低浦肯野纤维的自律性

X 型题

31. 强心苷的临床应用为（ ）

A. 慢性心功能不全

B. 心房纤颤

C. 心房扑动

D. 阵发性室上性心动过速

E. 室性心动过速

32. 强心苷中毒可作为停药指征的先兆症状是（ ）

A. 窦性心动过缓

B. 剧烈呕吐

C. 色视障碍

D. 室性早搏、二联律

E. 心电图 S-T 段降低

33. 通过正性肌力作用治疗心力衰竭的药物包括（ ）

A. 地高辛

B. 米力农

C. 肼屈嗪

D. 多巴酚丁胺

E. 哌唑嗪

34. 强心苷的毒性包括（ ）

A. 消化道症状

B. 神经系统症状

C. 色视障碍

D. 快速型心律失常

E. 缓慢型心律失常

35. 强心苷用药后，对衰竭心脏的有利点是（ ）

A. 心排血量增多

B. 回心血量增加

C. 冠状动脉血流量增多

      D. 使心肌有较好的休息      E. 心肌缺氧改善

二、简答题

1. 简述强心苷的药理作用及临床应用。

2. 简述强心苷产生正性肌力作用的机制。

3. 简述血管紧张素 I 转化酶抑制药抗心力衰竭的作用机制。

4. 治疗慢性心功能不全的药物分几类? 每类的主要代表药有哪些?

5. 试述 β 受体阻断药治疗慢性充血性心力衰竭的作用机制及主要特点。

6. 试述强心苷的不良反应与中毒的防治。

# 第二十三章　抗心律失常药

学习目标

1. **掌握**　奎尼丁、利多卡因、胺碘酮、维拉帕米的药理作用、临床应用及主要不良反应。

2. **熟悉**　抗心律失常药的分类及基本作用机制；普鲁卡因胺、苯妥英钠、美西律、妥卡因、氟卡尼、普罗帕酮的作用特点。

3. **了解**　抗心律失常药的基本电生理作用。

## 思维导图

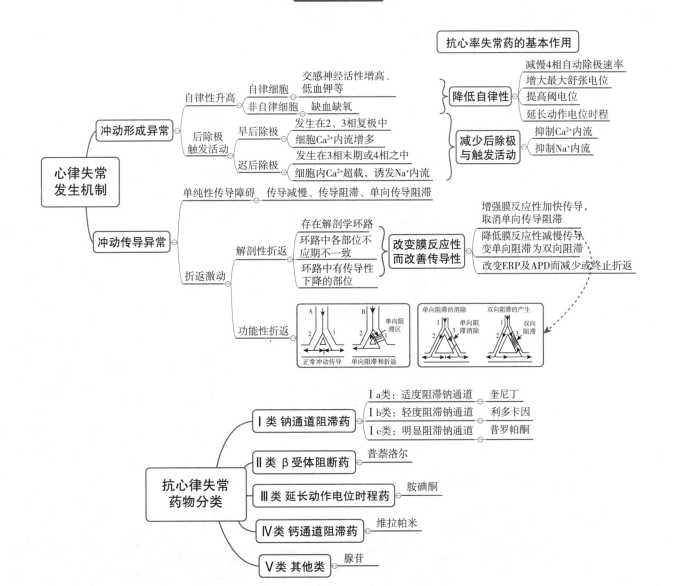

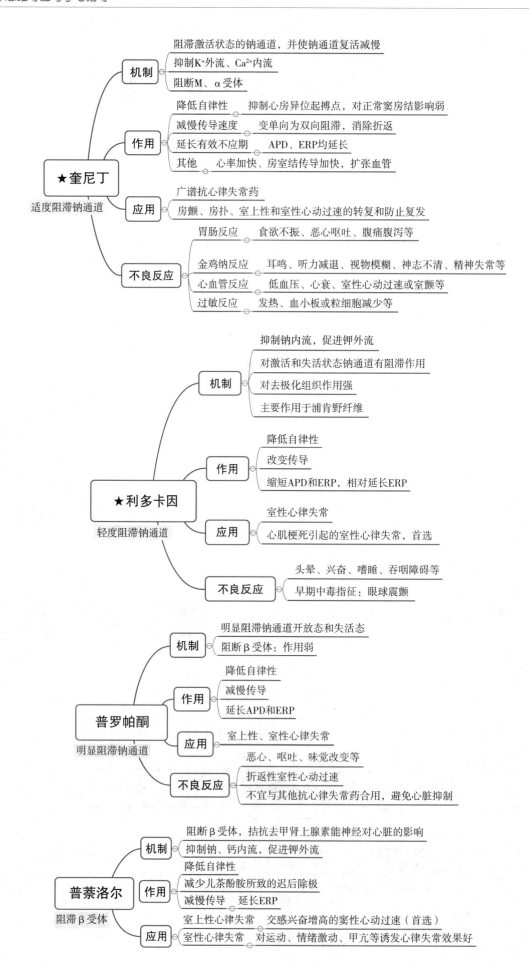

★奎尼丁
适度阻滞钠通道

机制
- 阻滞激活状态的钠通道,并使钠通道复活减慢
- 抑制K⁺外流、Ca²⁺内流
- 阻断M、α受体

作用
- 降低自律性 抑制心房异位起搏点,对正常窦房结影响弱
- 减慢传导速度 变单向为双向阻滞,消除折返
- 延长有效不应期 APD、ERP均延长
- 其他 心率加快、房室结传导加快,扩张血管

应用
- 广谱抗心律失常药
- 房颤、房扑、室上性和室性心动过速的转复和防止复发

不良反应
- 胃肠反应 食欲不振、恶心呕吐、腹痛腹泻等
- 金鸡纳反应 耳鸣、听力减退、视物模糊、神志不清、精神失常等
- 心血管反应 低血压、心衰、室性心动过速或室颤等
- 过敏反应 发热、血小板或粒细胞减少等

★利多卡因
轻度阻滞钠通道

机制
- 抑制钠内流,促进钾外流
- 对激活和失活状态钠通道有阻滞作用
- 对去极化组织作用强
- 主要作用于浦肯野纤维

作用
- 降低自律性
- 改变传导
- 缩短APD和ERP,相对延长ERP

应用
- 室性心律失常
- 心肌梗死引起的室性心律失常,首选

不良反应
- 头晕、兴奋、嗜睡、吞咽障碍等
- 早期中毒指征:眼球震颤

普罗帕酮
明显阻滞钠通道

机制
- 明显阻滞钠通道开放态和失活态
- 阻断β受体:作用弱

作用
- 降低自律性
- 减慢传导
- 延长APD和ERP

应用
- 室上性、室性心律失常

不良反应
- 恶心、呕吐、味觉改变等
- 折返性室性心动过速
- 不宜与其他抗心律失常药合用,避免心脏抑制

普萘洛尔
阻滞β受体

机制
- 阻断β受体,拮抗去甲肾上腺素能神经对心脏的影响
- 抑制钠、钙内流,促进钾外流

作用
- 降低自律性
- 减少儿茶酚胺所致的迟后除极
- 减慢传导 延长ERP

应用
- 室上性心律失常 交感兴奋增高的窦性心动过速(首选)
- 室性心律失常 对运动、情绪激动、甲亢等诱发心律失常效果好

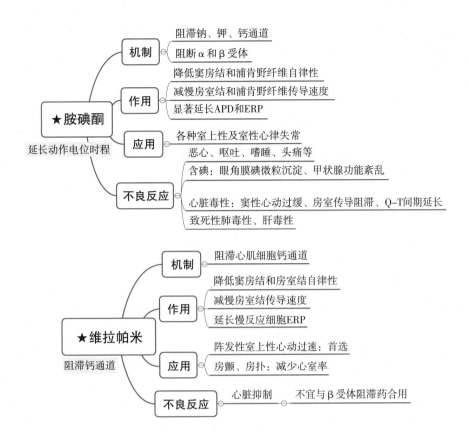

# 精选习题

一、选择题

A 型题

1. 可引起金鸡纳反应（耳鸣、耳聋、头晕、恶心、呕吐等）的抗心律失常药（ ）

　　A. 奎尼丁　　　　　　　　B. 普鲁卡因胺　　　　　　C. 普萘洛尔

　　D. 苯妥英钠　　　　　　　E. 氟卡尼

2. 治疗阵发性室上性心动过速应选用（ ）

　　A. 奎尼丁　　　　　　　　B. 普鲁卡因胺　　　　　　C. 苯妥英钠

　　D. 利多卡因　　　　　　　E. 维拉帕米

3. 维拉帕米禁用于下列哪种患者（ ）

　　A. 心房纤颤　　　　　　　B. 心房扑动　　　　　　　C. 室性心律失常

　　D. 房室传导阻滞　　　　　E. 心肌缺血

4. 早期用于心肌梗死患者可防止室颤发生的药物（ ）

　　A. 利多卡因　　　　　　　B. 维拉帕米　　　　　　　C. 妥卡尼

　　D. 氟卡尼　　　　　　　　E. 奎尼丁

5. 可引起甲状腺功能紊乱的抗心律失常药（ ）

　　A. 利多卡因　　　　　　　B. 普萘洛尔　　　　　　　C. 普鲁卡因胺

　　D. 维拉帕米　　　　　　　E. 胺碘酮

6. 心室纤颤时选用的药物是 （　）

    A. 毒毛花苷 K　　　　　　　　B. 西地兰　　　　　　　　　C. 肾上腺素

    D. 利多卡因　　　　　　　　　E. 以上都不是

7. 奎尼丁减慢传导主要是由于 （　）

    A. 促进钠离子内流　　　　　　B. 促进钾离子外流　　　　　C. 抑制钠离子内流

    D. 抑制钙离子内流　　　　　　E. 抑制钾离子外流

8. 急性心肌梗死引发的室性心动过速首选 （　）

    A. 奎尼丁　　　　　　　　　　B. 维拉帕米　　　　　　　　C. 利多卡因

    D. 普罗帕酮　　　　　　　　　E. 地高辛

9. 治疗窦性心动过速的首选药是 （　）

    A. 奎尼丁　　　　　　　　　　B. 美西律　　　　　　　　　C. 洋地黄

    D. 苯妥英钠　　　　　　　　　E. 普萘洛尔

10. 下列哪种抗心律失常药对洋地黄中毒所引起的快速型心律失常疗效最佳 （　）

    A. 苯妥英钠　　　　　　　　　B. 胺碘酮　　　　　　　　　C. 普鲁卡因胺

    D. 普萘洛尔　　　　　　　　　E. 奎尼丁

11. 哪种是维拉帕米抗心律失常的机制 （　）

    A. 负性肌力作用，负性频率作用，负性传导作用

    B. 负性肌力作用，负性频率作用，延长有效不应期

    C. 降低自律性，减慢传导速度，延长有效不应期

    D. 降低自律性，加快传导速度，延长有效不应期

    E. 降低自律性，减慢传导速度，缩短有效不应期

12. 能阻断 α 受体而扩张血管，降低血压，并能减弱心肌收缩力的抗心律失常药 （　）

    A. 苯妥英钠　　　　　　　　　B. 腺苷　　　　　　　　　　C. 普鲁卡因胺

    D. 普萘洛尔　　　　　　　　　E. 奎尼丁

13. 久用可引起系统性红斑狼疮样综合征的抗心律失常药是 （　）

    A. 奎尼丁　　　　　　　　　　B. 普鲁卡因胺　　　　　　　C. 普萘洛尔

    D. 苯妥英钠　　　　　　　　　E. 氟卡尼

14. 利多卡因不宜用于哪种心律失常 （　）

    A. 室性早搏　　　　　　　　　B. 室上性心动过速　　　　　C. 强心苷所致室性心律失常

    D. 室性纤颤　　　　　　　　　E. 心肌梗死所致室性心律失常

15. 下列哪项不属于奎尼丁的禁忌证 （　）

    A. 严重低血压　　　　　　　　B. 心力衰竭　　　　　　　　C. 严重房室传导阻滞

    D. 心房纤颤　　　　　　　　　E. 地高辛中毒

B 型题

[16～19]

A. 奎尼丁　　　　　　　　　　B. 利多卡因　　　　　　　　C. 苯妥英钠

D. 维拉帕米　　　　　　　　　E. 胺碘酮

16. 属于 Ⅰ 类抗心律失常药且具有抗癫痫作用药物是 （　）

17. 心房颤动的转复和预防最好选用 （　）

18. 急性心肌梗死引起的室性心律失常首选药是 （　）

19. 阵发性室上性心律失常首选药是（　　）

[20～22]

A. 奎尼丁　　　　　　　　　B. 利多卡因　　　　　　　　C. 胺碘酮

D. 维拉帕米　　　　　　　　E. 普萘洛尔

20. 适度阻滞钠通道的药物是（　　）

21. 轻度阻滞钠通道的药物是（　　）

22. 延长动作电位时程的药物是（　　）

C 型题

23. 男，54 岁，有甲亢病史，近日因过劳和精神受刺激，而出现失眠、心慌、胸闷。体检见心率 160 次/分，心电图显示有明显的心肌缺血改变，伴窦性心律不齐。宜选用哪种抗心律失常药（　　）

A. 胺碘酮　　　　　　　　　B. 奎尼丁　　　　　　　　　C. 普鲁卡因胺

D. 普萘洛尔　　　　　　　　E. 利多卡因

24. 男，42 岁。风湿性心脏病二尖瓣狭窄合并房颤半年余。现口服地高辛 0.25mg/d，活动后心悸。心电图示：心室率约 130 次/分。控制心律失常最宜采取的措施是（　　）

A. 加用胺碘酮　　　　　　　B. 地高辛加量至 0.5mg/d　　C. 加用阿托品

D. 加用普罗帕酮　　　　　　E. 加用美托洛尔

25. 男，45 岁，有心肌缺血病史，经治疗后，几年一直健康。近日突然出现心慌、气短，数分钟后能自然缓解，如此，每日可发作数次，发作时常伴有心绞痛的症状。经心电图检查认为阵发性室上性心动过速，此时最好选用（　　）

A. 普鲁卡因胺　　　　　　　B. 硝苯地平　　　　　　　　C. 普罗帕酮

D. 索他洛尔　　　　　　　　E. 维拉帕米

26. 男，60 岁，诊断为房性心律失常，给予胺碘酮治疗。近日，因胃溃疡服用西咪替丁，出现窦性心动过缓，其原因是（　　）

A. 西咪替丁抑制 CYP1A2，升高胺碘酮血浆药物浓度

B. 西咪替丁诱导 CYP3A4，升高胺碘酮血浆药物浓度

C. 西咪替丁抑制 CYP3A4，升高胺碘酮血浆药物浓度

D. 胺碘酮与西咪替丁竞争 CYP2C9，减慢胺碘酮的代谢

E. 胺碘酮与西咪替丁竞争 CYP2D6，减慢胺碘酮的代谢

27. 男，70 岁。急性前壁心肌梗死 7 小时，就诊时突然心悸，无头晕，查体：BP 100/70mmHg，双肺呼吸音清，心率 88 次/分，律不齐。心电图检测示：频发室性期前收缩。控制该患者心律失常最适宜的治疗措施是（　　）

A. 静脉注射胺碘酮　　　　　B. 静脉注射肾上腺素　　　　C. 静脉推注普罗帕酮

D. 皮下注射阿托品　　　　　E. 静脉推注毛花苷 C

X 型题

28. 奎尼丁引起的金鸡纳反应可表现为（　　）

A. 耳鸣　　　　　　　　　　B. 恶心、呕吐　　　　　　　C. 头痛

D. 视、听力减退　　　　　　E. 血压上升

29. 利多卡因可用于（　　）

A. 心房纤颤　　　　　　　　B. 心房扑动　　　　　　　　C. 室性早搏

    D. 室性心动过速            E. 室性纤颤

30. 绝对延长 ERP 的药物有（    ）

    A. 普鲁卡因胺            B. 苯妥英钠            C. 奎尼丁

    D. 利多卡因            E. 胺碘酮

31. 抗心律失常药消除心脏折返激动的可能方式是（    ）

    A. 增强膜反应性            B. 减弱膜反应性            C. 延长 APD、ERP

    D. 缩短 APD、ERP            E. 促使邻近细胞 ERP 的不均一趋向均一

32. 奎尼丁和普鲁卡因胺的共同作用是（    ）

    A. 降低自律性            B. 减慢传导速度            C. 延长有效不应期

    D. 缩短不应期            E. 阻断 α 受体

## 二、名词解释

1. 折返激动

2. 心肌细胞膜反应性

## 三、简答题

1. 简述奎尼丁抗心律失常作用的药理学基础。

2. 简述利多卡因的药理作用及临床应用。

3. 简述抗心律失常药降低心肌细胞自律性的作用机制。

4. 试述抗心律失常药的基本电生理作用。

5. 试述抗心律失常药的分类及各类代表药物。

# 第二十四章 抗动脉粥样硬化药

**学习目标**

1. **掌握** 他汀类、贝特类、胆汁酸螯合剂的药理作用、作用机制、临床应用和主要不良反应。

2. **熟悉** 烟酸类和抗氧化剂的作用和应用。

3. **了解** 多烯脂肪酸类、黏多糖和多糖类的作用和应用。

### 思维导图

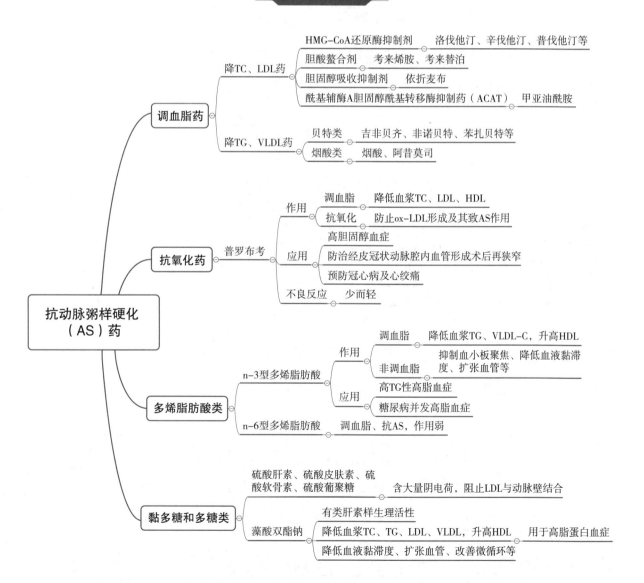

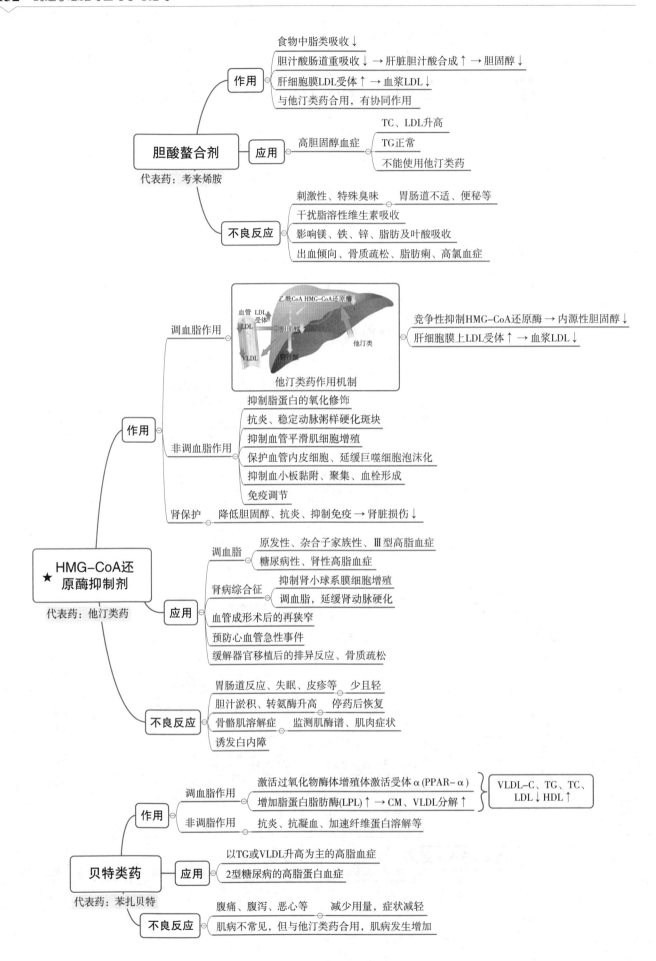

胆酸螯合剂
代表药：考来烯胺

作用
- 食物中脂类吸收↓
- 胆汁酸肠道重吸收↓ → 肝脏胆汁酸合成↑ → 胆固醇↓
- 肝细胞膜LDL受体↑ → 血浆LDL↓
- 与他汀类药合用，有协同作用

应用
- 高胆固醇血症
  - TC、LDL升高
  - TG正常
  - 不能使用他汀类药

不良反应
- 刺激性、特殊臭味 —— 胃肠道不适、便秘等
- 干扰脂溶性维生素吸收
- 影响镁、铁、锌、脂肪及叶酸吸收
- 出血倾向、骨质疏松、脂肪痢、高氯血症

★HMG-CoA还原酶抑制剂
代表药：他汀类药

作用
- 调血脂作用
  - 他汀类药作用机制
  - 竞争性抑制HMG-CoA还原酶 → 内源性胆固醇↓
  - 肝细胞膜上LDL受体↑ → 血浆LDL↓
- 非调血脂作用
  - 抑制脂蛋白的氧化修饰
  - 抗炎、稳定动脉粥样硬化斑块
  - 抑制血管平滑肌细胞增殖
  - 保护血管内皮细胞、延缓巨噬细胞泡沫化
  - 抑制血小板黏附、聚集、血栓形成
  - 免疫调节
- 肾保护 —— 降低胆固醇、抗炎、抑制免疫 → 肾脏损伤↓

应用
- 调血脂
  - 原发性、杂合子家族性、Ⅲ型高脂血症
  - 糖尿病性、肾性高脂血症
- 肾病综合征
  - 抑制肾小球系膜细胞增殖
  - 调血脂，延缓肾动脉硬化
- 血管成形术后的再狭窄
- 预防心血管急性事件
- 缓解器官移植后的排异反应、骨质疏松

不良反应
- 胃肠道反应、失眠、皮疹等 —— 少且轻
- 胆汁淤积、转氨酶升高 —— 停药后恢复
- 骨骼肌溶解症 —— 监测肌酶谱、肌肉症状
- 诱发白内障

贝特类药
代表药：苯扎贝特

作用
- 调血脂作用
  - 激活过氧化物酶体增殖体激活受体α (PPAR-α)
  - 增加脂蛋白脂肪酶(LPL)↑ → CM、VLDL分解↑
  - VLDL-C、TG、TC、LDL↓ HDL↑
- 非调脂作用 —— 抗炎、抗凝血、加速纤维蛋白溶解等

应用
- 以TG或VLDL升高为主的高脂血症
- 2型糖尿病的高脂蛋白血症

不良反应
- 腹痛、腹泻、恶心等 —— 减少用量，症状减轻
- 肌病不常见，但与他汀类药合用，肌病发生增加

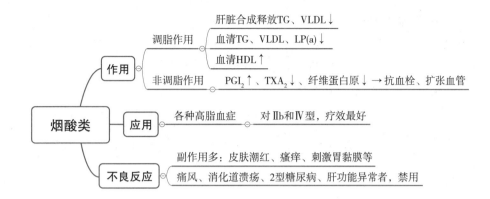

答案解析

## 精选习题

一、选择题

A 型题

1. 调血脂药不包括 （　）

　　A. 消胆胺　　　　　　　　B. 烟酸　　　　　　　　C. 洋地黄

　　D. 美伐他汀　　　　　　　E. 安妥明

2. 属于 HMG－CoA 还原酶抑制剂的调血脂药物是 （　）

　　A. 消胆胺　　　　　　　　B. 烟酸　　　　　　　　C. 普罗布考

　　D. 美伐他汀　　　　　　　E. 安妥明

3. 具有调血脂及抗氧化作用的药物是 （　）

　　A. 美伐他汀　　　　　　　B. 烟酸　　　　　　　　C. 非诺贝特

　　D. 普罗布考　　　　　　　E. 吉非贝齐

4. 属于 n–6 多不饱和脂肪酸的药物是 （　）

　　A. 亚油酸　　　　　　　　B. α－亚麻油酸　　　　　C. 二十碳五烯酸

　　D. 二十二碳六烯酸　　　　E. 藻酸双酯钠

5. 属于 n–3 多不饱和脂肪酸的药物是 （　）

　　A. 二十碳五烯酸　　　　　B. 亚油酸　　　　　　　C. γ－亚麻油酸

　　D. 硫酸类肝素　　　　　　E. 藻酸双酯钠

6. 洛伐他汀的调血脂机制为 （　）

　　A. 抑制磷酸二酯酶

　　B. 抑制 3－羟基－3 甲基戊二酰辅酶 A 还原酶（HMG－CoA）

　　C. 抑制血管紧张素转化酶

　　D. 激活 3－羟基－3 甲基戊二酰辅酶 A 还原酶

　　E. 以上均不是

7. 下列药物中影响胆固醇合成的是 （　）

　　A. 普罗布考　　　　　　　B. 烟酸　　　　　　　　C. 洛伐他汀

　　D. 亚油酸　　　　　　　　E. 考来烯胺

8. 能明显提高 HDL 水平的药物（　）

    A. 考来烯胺　　　　　　　B. 普罗布考　　　　　　　C. 烟酸

    D. 二十碳五烯酸　　　　　E. 二十二碳六烯酸

9. 不具有抑制血小板聚集作用的调血脂药物（　）

    A. 苯扎贝特　　　　　　　B. 硫酸多糖　　　　　　　C. 洛伐他汀

    D. 考来烯酸　　　　　　　E. 烟酸

10. 肥胖型糖尿病患者不宜应用的降脂药物（　）

    A. 藻酸双酯钠　　　　　　B. 氯贝丁酯　　　　　　　C. 考来烯胺

    D. 洛伐他汀　　　　　　　E. 烟酸

11. 升高血中尿酸浓度，禁用于痛风及高尿酸血症患者的药物是（　）

    A. 烟酸　　　　　　　　　B. 普罗布考　　　　　　　C. 氯贝丁酯

    D. 考来烯胺　　　　　　　E. 洛伐他汀

12. 下列药物中影响胆固醇吸收的是（　）

    A. 烟酸　　　　　　　　　B. 考来烯胺　　　　　　　C. 洛伐他汀

    D. 普罗布考　　　　　　　E. 氯贝丁酯

13. 能降 LDL 也降 HDL 的药物是（　）

    A. 烟酸　　　　　　　　　B. 普罗布考　　　　　　　C. 塞伐他汀

    D. 非诺贝特　　　　　　　E. 考来替泊

14. 洛伐他汀的作用（　）

    A. 促进肝中胆固醇合成　　　　　　　　　　　　B. 减少肝细胞 LDL 受体数目

    C. 升高血浆 LDL　　　　　　　　　　　　　　　D. 降低血中 HDL 水平

    E. 升高血中 HDL 水平

15. 通过保护动脉内皮而起抗冠状动脉粥样硬化作用的药物是（　）

    A. 氯贝特　　　　　　　　B. 硫糖铝　　　　　　　　C. 普伐他汀

    D. 硫酸多糖　　　　　　　E. 烟酸

B 型题

[16～19]

A. 考来烯胺　　　　　　　B. 甲亚油酰胺　　　　　　C. 苯扎贝特

D. 烟酸　　　　　　　　　E. 洛伐他汀

16. 激活过氧化物酶增殖激活受体 α 降血脂（　）

17. 降低 cAMP 水平，降低脂肪酶活性（　）

18. 抑制羟甲基戊二酰辅酶 A（HMG – CoA）还原酶（　）

19. 抑制酰基辅酶 A 胆固醇酰基转移酶（ACAT）（　）

[20～21]

A. 考来烯胺 + 洛伐他汀　　B. 考来烯胺 + 烟酸　　　　C. 洛伐他汀 + 苯扎贝特

D. 普罗布考 + 烟酸　　　　E. 非诺贝特 + 烟酸

20. 协同降低血清胆固醇水平（　）

21. 肌病发生率增加（　）

C 型题

22. 男，50 岁。高血压 5 年。规律服用培哚普利、美托洛尔和阿司匹林治疗，无胸痛，查体无异

常。血脂检查提示三酰甘油、极低密度脂蛋白升高，首选的降脂药物是（　）

　　A. 依折麦布　　　　　　　B. 考来烯胺　　　　　　C. 普罗布考

　　D. 非诺贝特　　　　　　　E. 阿伐他汀

23. 女，51岁。糖尿病史2年，伴有高胆固醇血症，宜选用（　）

　　A. 苯扎贝特　　　　　　　B. 普罗布考　　　　　　C. 烟酸

　　D. 普伐他汀　　　　　　　E. 藻酸双酯钠

X型题

24. 具有抗血管内皮细胞损伤作用的抗动脉粥样硬化药有（　）

　　A. 调血脂药　　　　　　　B. 抗血小板药　　　　　C. 抗氧化药

　　D. 硫酸多糖　　　　　　　E. 脂肪酸

25. 普罗布考的药理作用是（　）

　　A. 降低TC　　　　　　　　B. 降低LDL–C　　　　　C. 降低VLDL

　　D. 抗氧化作用　　　　　　E. 降低HDL–C

26. 具有抗血管内皮损伤的硫酸多糖类药物有（　）

　　A. 肝素　　　　　　　　　B. 华法林　　　　　　　C. 硫酸软骨素

　　D. 硫酸葡聚糖　　　　　　E. 硫酸类肝素

27. 考来烯胺降血脂作用是（　）

　　A. 与胆酸络合而中断胆酸的肝肠循环

　　B. 增加胆固醇向胆酸转化

　　C. 影响胆固醇的吸收

　　D. 减少胞内cAMP含量

　　E. 增加胞内cAMP含量

28. 烟酸的降血脂、抗动脉粥样硬化作用的原理是（　）

　　A. 减少细胞内cAMP，从而降低血中甘油三酯量

　　B. 促使胆固醇自肠道排出

　　C. 明显增加HDL的含量

　　D. 抑制肝细胞中微粒体的7–$\alpha$羟化酶的活性

　　E. 促使VLDL清除

二、简答题

1. 抗动脉粥样硬化药可分为几类？简述各类的代表药及其临床应用。

2. HMG–CoA还原酶抑制剂调血脂的作用机制。

# 第二十五章　呼吸系统药

思维导图

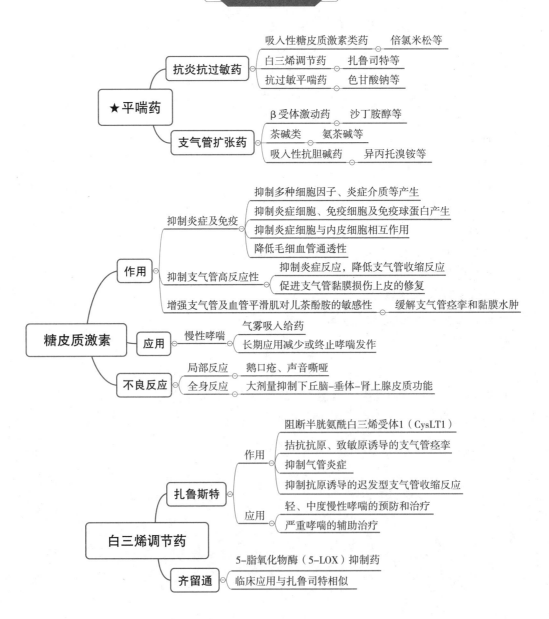

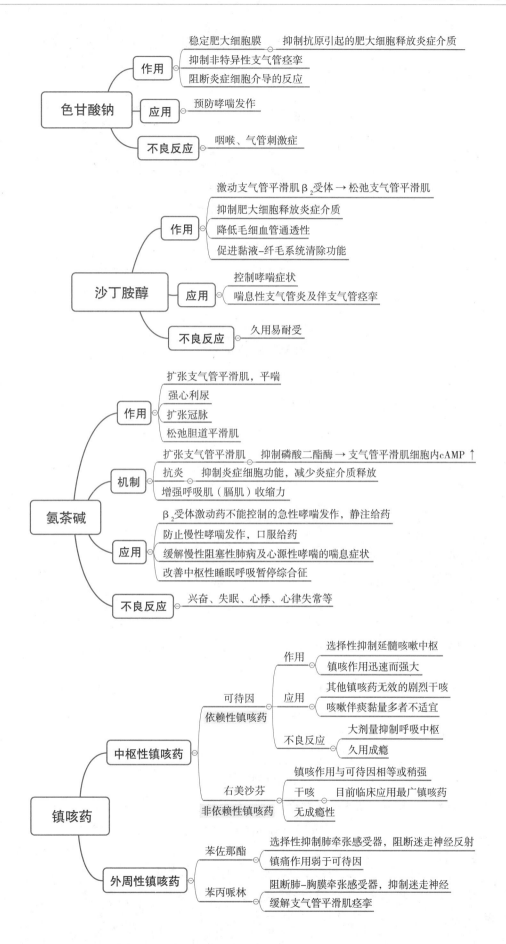

色甘酸钠
- 作用
  - 稳定肥大细胞膜——抑制抗原引起的肥大细胞释放炎症介质
  - 抑制非特异性支气管痉挛
  - 阻断炎症细胞介导的反应
- 应用——预防哮喘发作
- 不良反应——咽喉、气管刺激症

沙丁胺醇
- 作用
  - 激动支气管平滑肌 $\beta_2$ 受体 → 松弛支气管平滑肌
  - 抑制肥大细胞释放炎症介质
  - 降低毛细血管通透性
  - 促进黏液–纤毛系统清除功能
- 应用
  - 控制哮喘症状
  - 喘息性支气管炎及伴支气管痉挛
- 不良反应——久用易耐受

氨茶碱
- 作用
  - 扩张支气管平滑肌，平喘
  - 强心利尿
  - 扩张冠脉
  - 松弛胆道平滑肌
- 机制
  - 扩张支气管平滑肌——抑制磷酸二酯酶 → 支气管平滑肌细胞内 cAMP ↑
  - 抗炎——抑制炎症细胞功能，减少炎症介质释放
  - 增强呼吸肌（膈肌）收缩力
- 应用
  - $\beta_2$ 受体激动药不能控制的急性哮喘发作，静注给药
  - 防止慢性哮喘发作，口服给药
  - 缓解慢性阻塞性肺病及心源性哮喘的喘息症状
  - 改善中枢性睡眠呼吸暂停综合征
- 不良反应——兴奋、失眠、心悸、心律失常等

镇咳药
- 中枢性镇咳药
  - 可待因（依赖性镇咳药）
    - 作用
      - 选择性抑制延髓咳嗽中枢
      - 镇咳作用迅速而强大
    - 应用
      - 其他镇咳药无效的剧烈干咳
      - 咳嗽伴痰黏量多者不适宜
    - 不良反应
      - 大剂量抑制呼吸中枢
      - 久用成瘾
  - 右美沙芬（非依赖性镇咳药）
    - 镇咳作用与可待因相等或稍强
    - 干咳——目前临床应用最广镇咳药
    - 无成瘾性
- 外周性镇咳药
  - 苯佐那酯
    - 选择性抑制肺牵张感受器，阻断迷走神经反射
    - 镇痛作用弱于可待因
  - 苯丙哌林
    - 阻断肺–胸膜牵张感受器，抑制迷走神经
    - 缓解支气管平滑肌痉挛

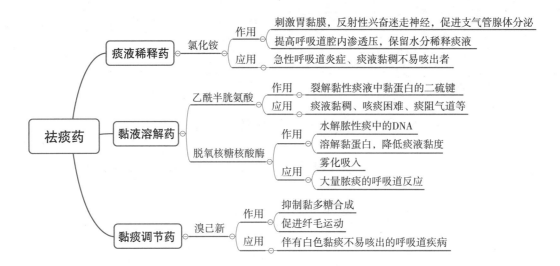

一、选择题

A 型题

1. 治疗支气管哮喘急性发作宜选用（　　）

    A. 扎鲁司特　　　　　　　　B. 沙丁胺醇　　　　　　　　C. 倍氯米松

    D. 色甘酸钠　　　　　　　　E. 异丙托溴铵

2. 关于氨茶碱，下列哪项描述不正确（　　）

    A. 是支气管扩张剂　　　　　　　　　　　　　　B. 可以抑制磷酸二酯酶

    C. 阻断腺苷受体　　　　　　　　　　　　　　　D. 常用的给药途径为肌内注射

    E. 增加内源性儿茶酚胺的释放

3. 色甘酸钠预防哮喘发作的主要机制是（　　）

    A. 直接松弛支气管平滑肌　　B. 阻断 M 受体　　　　　　C. 激动 $\beta_2$ 受体

    D. 阻断腺苷受体　　　　　　E. 稳定肥大细胞膜，抑制过敏介质释放

4. 对支气管炎症过程具有明显抑制作用的平喘药是（　　）

    A. 色甘酸钠　　　　　　　　B. 异丙托溴铵　　　　　　　C. 肾上腺素

    D. 倍氯米松　　　　　　　　E. 沙丁胺醇

5. 可诱发支气管哮喘的药物是（　　）

    A. 阿托品　　　　　　　　　B. 麻黄碱　　　　　　　　　C. 普萘洛尔

    D. 异丙肾上腺素　　　　　　E. 酚妥拉明

6. 某患者哮喘发作，用异丙肾上腺素治疗，检测其不良反应时最常出现的是（　　）

    A. 心动过缓　　　　　　　　B. 心动过速　　　　　　　　C. 嗜睡

    D. 血压升高　　　　　　　　E. 直立性低血压

7. 既可用于治疗心源性哮喘，又可用于治疗支气管哮喘的药物是（　　）

    A. 吗啡　　　　　　　　　　B. 哌替啶　　　　　　　　　C. 纳洛酮

    D. 氨茶碱　　　　　　　　　E. 肾上腺素

8. 糖皮质激素治疗哮喘的主要机制是（　　）

    A. 抗炎抗过敏作用　　　　　　B. 激动 $\beta_2$ 受体　　　　　　C. 阻断 M 受体

    D. 阻断腺苷受体　　　　　　　E. 激活腺苷酸环化酶

9. 刺激胃黏膜，反射性引起呼吸道腺体分泌的药物是（　　）

    A. 氯化铵　　　　　　　　　　B. 乙酰半胱氨酸　　　　　　C. 溴己新

    D. 胰蛋白酶　　　　　　　　　E. 脱氧核糖核酸酶

10. 下列何药能抑制咳嗽中枢并兼有外周镇咳作用（　　）

    A. 苯佐那酯　　　　　　　　　B. 喷托维林　　　　　　　　C. 吗啡

    D. 可待因　　　　　　　　　　E. 色甘酸钠

11. 糖皮质激素雾化吸入常用于治疗（　　）

    A. 哮喘急性发作　　　　　　　B. 夜间哮喘发作　　　　　　C. 预防哮喘发作

    D. 哮喘持续状态或危重发作　　E. 慢性哮喘

12. 沙丁胺醇治疗哮喘的作用机制是（　　）

    A. 激动 $\beta_1$ 受体　　　　　　B. 激动 $\beta_2$ 受体　　　　　　C. 阻断 $\beta_1$ 受体

    D. 阻断 $\beta_2$ 受体　　　　　　E. 阻断 M 受体

13. 预防支气管哮喘发作宜选用（　　）

    A. 肾上腺素　　　　　　　　　B. 茶碱　　　　　　　　　　C. 异丙阿托品

    D. 地塞米松　　　　　　　　　E. 色甘酸钠

14. 可待因主要治疗（　　）

    A. 多黏痰性咳嗽　　　　　　　B. 剧烈的刺激性干咳　　　　C. 肺炎引起的咳嗽

    D. 感冒引起的咳嗽　　　　　　E. 支气管哮喘性咳嗽

15. 氨茶碱的作用不包括（　　）

    A. 松弛支气管平滑肌　　　　　B. 兴奋心肌　　　　　　　　C. 兴奋中枢

    D. 抗炎作用　　　　　　　　　E. 肥大细胞膜稳定作用

B 型题

[16～20]

A. 倍氯米松　　　　　　　　　　B. 氨茶碱　　　　　　　　　　C. 特布他林

D. 孟鲁司特　　　　　　　　　　E. 异丙托溴铵

16. 属于肾上腺素能 $\beta_2$ 受体激动剂的是（　　）

17. 属于磷酸二酯酶抑制剂的是（　　）

18. 属于吸入性糖皮质激素的是（　　）

19. 属于 M 胆碱受体阻断剂的是（　　）

20. 属于白三烯受体阻断剂的是（　　）

[21～24]

A. 喷托维林　　　　　　　　　　B. 苯丙哌林　　　　　　　　　C. 可待因

D. 右美沙芬　　　　　　　　　　E. 羧甲司坦

21. 具有成瘾性的镇咳药（　　）

22. 属于非成瘾性中枢性镇咳药，并具有微弱的阿托品样作用，镇咳作用弱于可待因（　　）

23. 属于中枢性镇咳药，无镇痛作用，无成瘾性（　　）

24. 属于外周性镇咳药，用于各种原因引起的刺激性干咳的药物是（　　）

C 型题

25. 男，28 岁。胸闷气促 3 年，支气管激发试验阳性。剧烈运动后气促加重，应用沙丁胺醇气雾剂吸入后可缓解症状，其主要作用机制是（　　）

    A. 抑制嗜酸粒细胞聚集　　　　　　　　B. 对抗过敏介质的作用

    C. 舒张支气管平滑肌　　　　　　　　　D. 抑制肥大细胞释放过敏介质

    E. 减少支气管黏液分泌

26. 男孩，6 岁。咳嗽伴哮喘 1 天，无发热，既往有反复喘息发作 4～5 次，其外祖父患有支气管哮喘。查体：呼吸急促，可见轻度三凹征，呼气相延长，双肺满布哮鸣音。目前应首选的治疗是（　　）

    A. 吸入沙丁胺醇　　　　　　B. 口服白三烯调节剂　　　　　　C. 口服西替利嗪

    D. 静脉注射地塞米松　　　　E. 静脉滴注青霉素

27. 女，3 岁。过敏体质，既往有哮喘病史，1 小时前因吸入油漆而出现哮喘急性发作，对该患者应选用（　　）

    A. 吸入倍氯米松　　　　　　B. 吸入色甘酸钠　　　　　　C. 吸入沙丁胺醇

    D. 口服麻黄碱　　　　　　　E. 口服氨茶碱

X 型题

28. 关于糖皮质激素的平喘作用，下列哪些是正确的（　　）

    A. 主要用于支气管哮喘的预防

    B. 平喘作用与抗炎和抗过敏作用有关

    C. 减少炎症介质的产生和反应

    D. 收缩小血管，减少渗出

    E. 气雾吸入，避免了全身性不良反应

29. 氨茶碱可用于（　　）

    A. 口服治疗慢性哮喘　　　　　　　　　B. 治疗慢性阻塞性肺病

    C. 静脉注射治疗哮喘急性发作　　　　　D. 治疗心源性哮喘

    E. 伴有冠心病的支气管哮喘

30. 减少过敏介质释放的药物是（　　）

    A. 沙丁胺醇　　　　　　　　B. 异丙托溴铵　　　　　　　C. 扎鲁司特

    D. 丙酸倍氯米松　　　　　　E. 色甘酸钠

31. 祛痰药包括（　　）

    A. 乙酰半胱氨酸　　　　　　B. 氯化铵　　　　　　　　　C. 溴己新

    D. 苯佐那酯　　　　　　　　E. 特布他林

32. 关于镇咳药的作用机制，下列叙述哪些是正确的（　　）

    A. 抑制咳嗽反射弧中的感受器

    B. 抑制炎症介质的释放

    C. 抑制咳嗽反射弧中的传入神经纤维末梢

    D. 对抗过敏介质的作用

    E. 抑制延髓咳嗽中枢

二、名词解释

1. 镇咳药

2. 祛痰药

三、简答题

1. 简述平喘药的分类及其作用机制，并列举各类主要代表药。

2. 简述 $\beta_2$ 受体激动药的主要不良反应。

3. 简述糖皮质激素治疗哮喘全身给药的适应证。

# 第二十六章　消化系统药

**学习目标**

1. **掌握**　抗消化性溃疡药的分类、作用特点、临床应用和不良反应。
2. **熟悉**　止吐药的作用、作用机制和临床应用。
3. **了解**　助消化药、泻药、止泻药、治疗肝胆疾病药的主要作用和应用。

## 思维导图

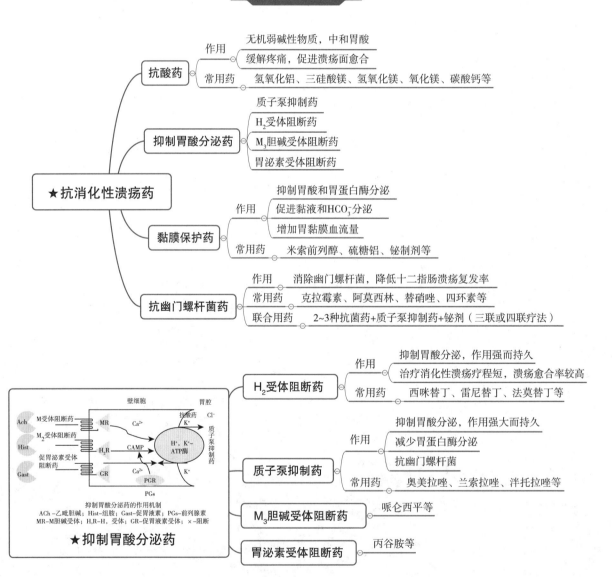

抗酸药
- 作用
  - 无机弱碱性物质，中和胃酸
  - 缓解疼痛，促进溃疡面愈合
- 常用药　氢氧化铝、三硅酸镁、氢氧化镁、氧化镁、碳酸钙等

抑制胃酸分泌药
- 质子泵抑制药
- $H_2$受体阻断药
- $M_3$胆碱受体阻断药
- 胃泌素受体阻断药

★抗消化性溃疡药

黏膜保护药
- 作用
  - 抑制胃酸和胃蛋白酶分泌
  - 促进黏液和$HCO_3^-$分泌
  - 增加胃黏膜血流量
- 常用药　米索前列醇、硫糖铝、铋制剂等

抗幽门螺杆菌药
- 作用　消除幽门螺杆菌，降低十二指肠溃疡复发率
- 常用药　克拉霉素、阿莫西林、替硝唑、四环素等
- 联合用药　2~3种抗菌药+质子泵抑制药+铋剂（三联或四联疗法）

$H_2$受体阻断药
- 作用
  - 抑制胃酸分泌，作用强而持久
  - 治疗消化性溃疡疗程短，溃疡愈合率较高
- 常用药　西咪替丁、雷尼替丁、法莫替丁等

质子泵抑制药
- 作用
  - 抑制胃酸分泌，作用强大而持久
  - 减少胃蛋白酶分泌
  - 抗幽门螺杆菌
- 常用药　奥美拉唑、兰索拉唑、泮托拉唑等

$M_3$胆碱受体阻断药　哌仑西平等

胃泌素受体阻断药　丙谷胺等

**抑制胃酸分泌药的作用机制**

ACh-乙酰胆碱；Hist-组胺；Gast-促胃液素；PGs-前列腺素
MR-M胆碱受体；$H_2R-H_2$受体；GR-促胃液素受体；×-阻断

★抑制胃酸分泌药

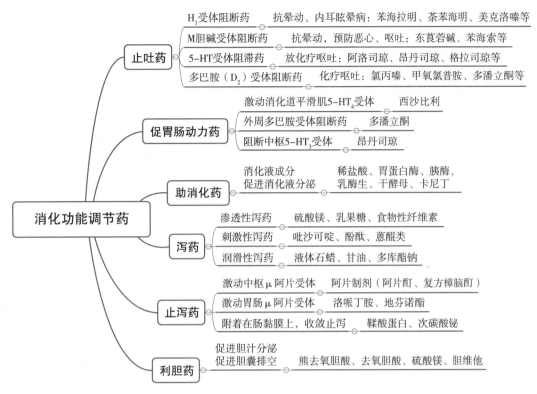

答案解析

精选习题

## 一、选择题

A 型题

1. 既可减少胃液分泌又具有抗幽门螺杆菌作用的药物是（　　）

    A. 多潘立酮　　　　　　　B. 硫酸镁　　　　　　　　C. 米索前列醇

    D. 酚酞　　　　　　　　　E. 奥美拉唑

2. 消化性溃疡应用某些抗菌药的目的是（　　）

    A. 清除肠道寄生菌　　　　B. 抗幽门螺杆菌　　　　　C. 抑制胃酸分泌

    D. 减轻溃疡的症状　　　　E. 保护胃黏膜

3. 硫酸镁不具有下述哪一项作用（　　）

    A. 降低血压　　　　　　　B. 中枢兴奋　　　　　　　C. 骨骼肌松弛

    D. 导泻　　　　　　　　　E. 利胆

4. 能选择性阻断 $M_3$ 受体，抑制胃酸分泌的药物是（　　）

    A. 阿托品　　　　　　　　B. 哌仑西平　　　　　　　C. 丙谷胺

    D. 西咪替丁　　　　　　　E. 奥米拉唑

5. 西咪替丁抑制胃酸分泌的机制是（　　）

    A. 阻断 M 受体　　　　　　B. 阻断 $H_1$ 受体　　　　　C. 阻断 $H_2$ 受体

    D. 保护胃黏膜　　　　　　E. 中和胃酸

6. 下列药物中不属于抗酸药的是（　　）

    A. 三硅酸镁　　　　　　　B. 氧化镁　　　　　　　　C. 氢氧化铝

    D. 硫酸镁　　　　　　　　E. 碳酸氢钙

7. 对非甾体抗炎药引起的消化性溃疡有特效的药物是（　　）

    A. 奥米拉唑　　　　　　　　B. 米索前列醇　　　　　　C. 硫糖铝

    D. 西咪替丁　　　　　　　　E. 哌仑西平

8. 昂丹司琼可选择性阻断哪个受体（　　）

    A. $5-HT_3$ 受体　　　　　　B. DA 受体　　　　　　　C. $H_2$ 受体

    D. M 受体　　　　　　　　　E. N 受体

9. 关于奥美拉唑，下列叙述哪项不正确（　　）

    A. 口服后在胃内转化为有活性的次磺酰衍生物

    B. 抑制基础胃酸与最大胃酸分泌

    C. 其硫原子与 $H^+-K^+-ATP$ 酶上的硫基结合，抑制 $H^+$ 泵功能

    D. 服药 4~6 周，胃溃疡愈合率达 97%

    E. 对 $H_2$ 受体阻断药无效的消化性溃疡疗效差

10. 不能与抗酸药、抑制胃酸分泌药同用的药物是（　　）

    A. 硫糖铝　　　　　　　　　B. 奥美拉唑　　　　　　　C. 西咪替丁

    D. 哌仑西平　　　　　　　　E. 米索前列醇

11. 多潘立酮发挥胃动力作用的机制是（　　）

    A. 激动中枢多巴胺受体　　　　　　　　　　B. 阻断中枢多巴胺受体

    C. 阻断外周多巴胺受体　　　　　　　　　　D. 激动外周多巴胺受体

    E. 阻断外周 M 受体

12. 下列哪个药有止泻作用（　　）

    A. 硫酸镁　　　　　　　　　B. 乳果糖　　　　　　　　C. 酚酞

    D. 地芬诺酯　　　　　　　　E. 液体石蜡

13. 适用于儿童、老人便秘的泻药是（　　）

    A. 硫酸镁　　　　　　　　　B. 大黄　　　　　　　　　C. 番泻叶

    D. 液体石蜡　　　　　　　　E. 甲基纤维素

14. 慢性便秘可选用（　　）

    A. 酚酞　　　　　　　　　　B. 硫酸镁　　　　　　　　C. 乳果糖

    D. 甘油　　　　　　　　　　E. 液体石蜡

15. 防治功能性便秘可选用（　　）

    A. 酚酞　　　　　　　　　　B. 甲基纤维素　　　　　　C. 硫酸镁

    D. 吡沙可啶　　　　　　　　E. 以上都不是

B 型题

[16~20]

A. 奥美拉唑　　　　　　　　　B. 碳酸氢钠　　　　　　　C. 法莫替丁

D. 哌仑西平　　　　　　　　　E. 丙谷胺

16. 阻断 $H^+$ 泵，抑制胃酸分泌的药物是（　　）

17. 阻断 $H_2$ 受体，抑制胃酸分泌的药物是（　　）

18. 阻断 M 受体，抑制胃酸分泌的药物是（　　）

19. 阻断胃泌素受体，抑制胃酸分泌的药物是（　　）

20. 目前抑制胃酸分泌作用最强的药物是（　　）

[21~24]

A. 碳酸氢钠

B. 氢氧化铝

C. 三硅酸镁

D. 西咪替丁

E. 奥美拉唑

21. 溶解度低，作用弱可引起腹泻的药 （ ）

22. 作用较强，可引起便秘的药 （ ）

23. 作用较强、快、短暂可致碱血症 （ ）

24. 对黏膜及溃疡面有保护、收敛作用的药 （ ）

C 型题

25. 男，65 岁。反复反酸、胃灼热、上腹胀 4 年，加重 1 个月。胃镜检查：食管下段见 3 条纵行黏膜破损，相互融合。目前最主要的治疗药物是 （ ）

A. 硫糖铝

B. 西咪替丁

C. 三硅酸镁

D. 奥美拉唑

E. 枸橼酸铋钾

26. 女，56 岁。1 小时前无诱因呕血，一次量约 400 ml，混有食物，便隐血（+）。既往体健，否认胃肠道疾病病史。1 年前因双侧膝关节疼痛开始服用吲哚美辛。除停用吲哚美辛外，应首选的治疗是 （ ）

A. 口服胃黏膜保护剂

B. 静脉应用 $H_2$ 受体拮抗剂

C. 静脉应用质子泵抑制剂

D. 静脉应用氨甲苯酸

E. 肌内注射维生素 $K_1$

27. 男，25 岁。5 年来上腹痛，服药后短时间即缓解。近来因天气转冷，工作劳累又发。上腹灼痛，反酸，疼痛多出现在早上 10 点，下午 4 点左右，有时夜间痛醒，进食后缓解。X 线钡餐检查：十二指肠溃疡。该患者首选何药治疗 （ ）

A. 硫糖铝

B. 雷尼替丁

C. Al(OH)₃ 凝胶

D. 胃舒平

E. 阿托品

X 型题

28. 雷尼替丁具有下列哪些作用特点 （ ）

A. 竞争性拮抗 $H_2$ 受体

B. 选择性阻断 $M_1$ 受体

C. 抑制胃壁细胞 $H^+-K^+-ATP$ 酶功能

D. 抑制胃酸分泌，促进溃疡愈合

E. 作用较西咪替丁强

29. 抗晕动病呕吐可选用 （ ）

A. 东莨菪碱

B. 甲氧氯普胺

C. 氯丙嗪

D. 奥丹西隆

E. 苯海拉明

30. 对化疗、放疗引起的呕吐有效的药物为 （ ）

A. 氯丙嗪

B. 甲氧氯普胺

C. 奥丹西隆

D. 奥美拉唑

E. 地芬诺酯

31. 理想的抗酸药应具备哪些特点 （ ）

A. 作用迅速持久

B. 口服吸收

C. 不产气

D. 不引起腹泻或便秘

E. 对黏膜及溃疡面有保护收敛作用

32. 可与质子泵抑制剂、铋剂联合使用治疗幽门螺杆菌感染的药物是 （ ）

A. 阿司匹林

B. 头孢他啶

C. 甲硝唑

   D. 庆大霉素　　　　　　E. 克拉霉素

二、简答题

1. 试述奥美拉唑的药理作用及临床应用。

2. 简述常用抗消化性溃疡药的分类及其代表药物。

3. 简述常用泻药的分类及作用机制。

# 第二十七章　作用于血液系统的药物

学习目标

**学习目标**

1. 掌握　肝素、香豆素类、维生素K、链激酶、尿激酶、氨甲苯酸的作用机制、临床应用及不良反应。

2. 熟悉　铁剂、叶酸、维生素$B_{12}$、阿司匹林、双嘧达莫和氯吡格雷的药理作用、作用机制、临床应用及主要不良反应。

3. 了解　贫血的原因及治疗药物；了解凝血因子制剂、右旋糖酐、造血细胞生长因子的药理作用和临床应用。

## 思维导图

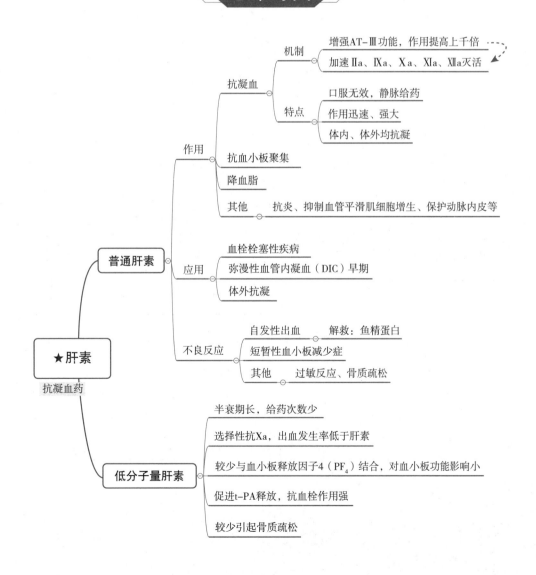

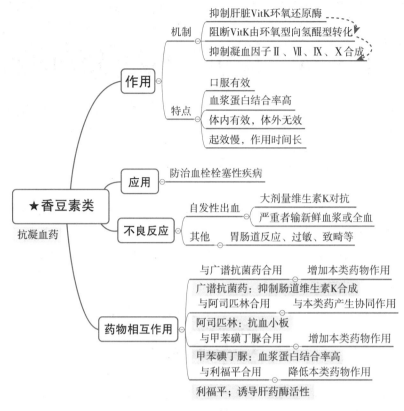

★香豆素类
抗凝血药

作用
- 机制
  - 抑制肝脏VitK环氧还原酶
  - 阻断VitK由环氧型向氢醌型转化
  - 抑制凝血因子Ⅱ、Ⅶ、Ⅸ、Ⅹ合成
- 特点
  - 口服有效
  - 血浆蛋白结合率高
  - 体内有效，体外无效
  - 起效慢，作用时间长

应用
- 防治血栓栓塞性疾病

不良反应
- 自发性出血
  - 大剂量维生素K对抗
  - 严重者输新鲜血浆或全血
- 其他
  - 胃肠道反应、过敏、致畸等

药物相互作用
- 与广谱抗菌药合用　增加本类药物作用
  - 广谱抗菌药：抑制肠道维生素K合成
- 与阿司匹林合用　与本类药产生协同作用
  - 阿司匹林：抗血小板
- 与甲苯磺丁脲合用　增加本类药物作用
  - 甲苯磺丁脲：血浆蛋白结合率高
- 与利福平合用　降低本类药物作用
  - 利福平：诱导肝药酶活性

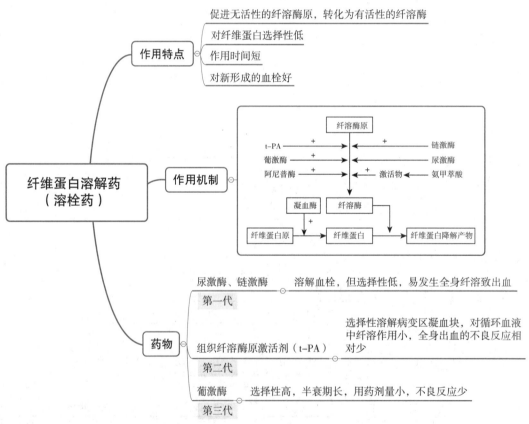

纤维蛋白溶解药（溶栓药）

作用特点
- 促进无活性的纤溶酶原，转化为有活性的纤溶酶
- 对纤维蛋白选择性低
- 作用时间短
- 对新形成的血栓好

作用机制

药物
- 尿激酶、链激酶　溶解血栓，但选择性低，易发生全身纤溶致出血
  - 第一代
- 组织纤溶酶原激活剂（t-PA）　选择性溶解病变区凝血块，对循环血液中纤溶作用小，全身出血的不良反应相对少
  - 第二代
- 葡激酶　选择性高，半衰期长，用药剂量小，不良反应少
  - 第三代

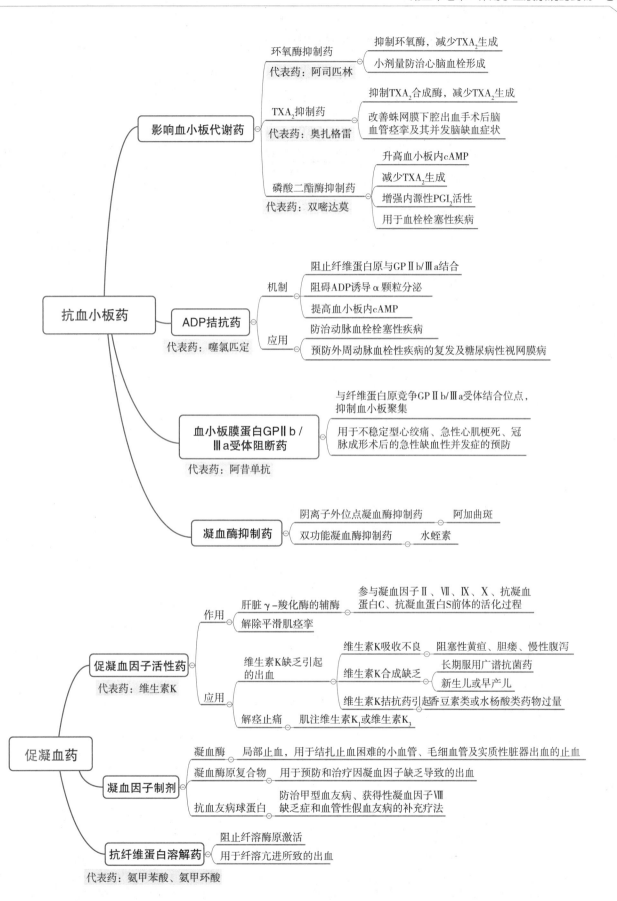

影响血小板代谢药
- 环氧酶抑制药
  代表药：阿司匹林
  - 抑制环氧酶，减少TXA$_2$生成
  - 小剂量防治心脑血栓形成
- TXA$_2$抑制药
  代表药：奥扎格雷
  - 抑制TXA$_2$合成酶，减少TXA$_2$生成
  - 改善蛛网膜下腔出血手术后脑血管痉挛及其并发脑缺血症状
- 磷酸二酯酶抑制药
  代表药：双嘧达莫
  - 升高血小板内cAMP
  - 减少TXA$_2$生成
  - 增强内源性PGI$_2$活性
  - 用于血栓栓塞性疾病

抗血小板药
- ADP拮抗药
  代表药：噻氯匹定
  - 机制
    - 阻止纤维蛋白原与GPⅡb/Ⅲa结合
    - 阻碍ADP诱导α颗粒分泌
    - 提高血小板内cAMP
  - 应用
    - 防治动脉血栓栓塞性疾病
    - 预防外周动脉血栓性疾病的复发及糖尿病性视网膜病
- 血小板膜蛋白GPⅡb/Ⅲa受体阻断药
  代表药：阿昔单抗
  - 与纤维蛋白原竞争GPⅡb/Ⅲa受体结合位点，抑制血小板聚集
  - 用于不稳定型心绞痛、急性心肌梗死、冠脉成形术后的急性缺血性并发症的预防
- 凝血酶抑制药
  - 阴离子外位点凝血酶抑制药 ── 阿加曲班
  - 双功能凝血酶抑制药 ── 水蛭素

促凝血药
- 促凝血因子活性药
  代表药：维生素K
  - 作用
    - 肝脏γ-羧化酶的辅酶 ── 参与凝血因子Ⅱ、Ⅶ、Ⅸ、Ⅹ、抗凝血蛋白C、抗凝血蛋白S前体的活化过程
    - 解除平滑肌痉挛
  - 应用
    - 维生素K缺乏引起的出血
      - 维生素K吸收不良 ── 阻塞性黄疸、胆瘘、慢性腹泻
      - 维生素K合成缺乏 ── 长期服用广谱抗菌药 / 新生儿或早产儿
      - 维生素K拮抗药引起香豆素类或水杨酸类药物过量
    - 解痉止痛 ── 肌注维生素K$_1$或维生素K$_3$
- 凝血因子制剂
  - 凝血酶 ── 局部止血，用于结扎止血困难的小血管、毛细血管及实质性脏器出血的止血
  - 凝血酶原复合物 ── 用于预防和治疗因凝血因子缺乏导致的出血
  - 抗血友病球蛋白 ── 防治甲型血友病、获得性凝血因子Ⅷ缺乏症和血管性假血友病的补充疗法
- 抗纤维蛋白溶解药
  代表药：氨甲苯酸、氨甲环酸
  - 阻止纤溶酶原激活
  - 用于纤溶亢进所致的出血

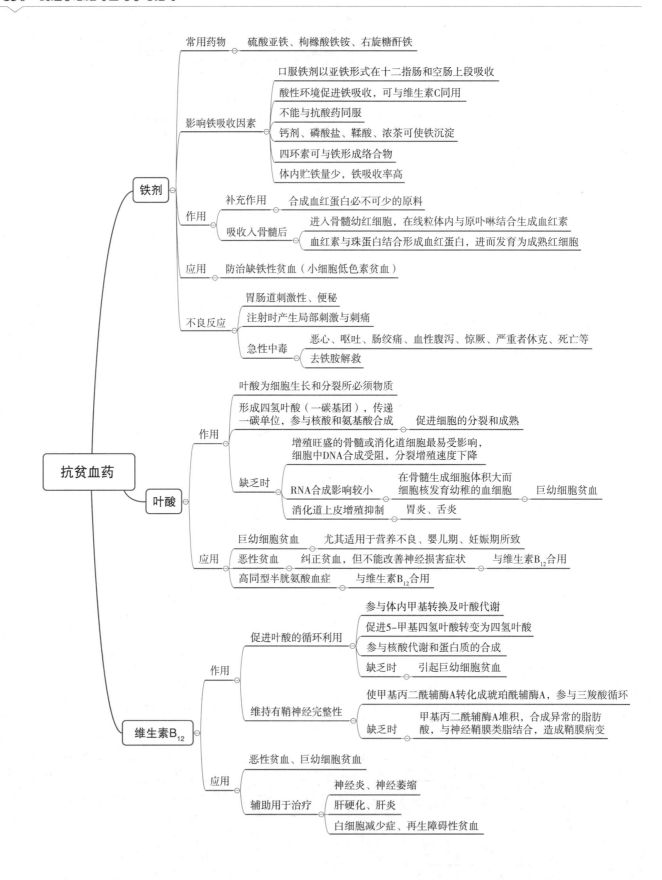

常用药物 —— 硫酸亚铁、枸橼酸铁铵、右旋糖酐铁

影响铁吸收因素
- 口服铁剂以亚铁形式在十二指肠和空肠上段吸收
- 酸性环境促进铁吸收，可与维生素C同用
- 不能与抗酸药同服
- 钙剂、磷酸盐、鞣酸、浓茶可使铁沉淀
- 四环素可与铁形成络合物
- 体内贮铁量少，铁吸收率高

铁剂

作用
- 补充作用 —— 合成血红蛋白必不可少的原料
- 吸收入骨髓后
  - 进入骨髓幼红细胞，在线粒体内与原卟啉结合生成血红素
  - 血红素与珠蛋白结合形成血红蛋白，进而发育为成熟红细胞

应用 —— 防治缺铁性贫血（小细胞低色素贫血）

不良反应
- 胃肠道刺激性、便秘
- 注射时产生局部刺激与刺痛
- 急性中毒
  - 恶心、呕吐、肠绞痛、血性腹泻、惊厥、严重者休克、死亡等
  - 去铁胺解救

抗贫血药

叶酸

作用
- 叶酸为细胞生长和分裂所必须物质
- 形成四氢叶酸（一碳基团），传递一碳单位，参与核酸和氨基酸合成 —— 促进细胞的分裂和成熟
- 缺乏时
  - 增殖旺盛的骨髓或消化道细胞最易受影响，细胞中DNA合成受阻，分裂增殖速度下降
  - RNA合成影响较小 —— 在骨髓生成细胞体积大而细胞核发育幼稚的血细胞 —— 巨幼细胞贫血
  - 消化道上皮增殖抑制 —— 胃炎、舌炎

应用
- 巨幼细胞贫血 —— 尤其适用于营养不良、婴儿期、妊娠期所致
- 恶性贫血 —— 纠正贫血，但不能改善神经损害症状 —— 与维生素B12合用
- 高同型半胱氨酸血症 —— 与维生素B12合用

维生素B12

作用
- 促进叶酸的循环利用
  - 参与体内甲基转换及叶酸代谢
  - 促进5-甲基四氢叶酸转变为四氢叶酸
  - 参与核酸代谢和蛋白质的合成
  - 缺乏时 —— 引起巨幼细胞贫血
- 维持有鞘神经完整性
  - 使甲基丙二酰辅酶A转化成琥珀酰辅酶A，参与三羧酸循环
  - 缺乏时 —— 甲基丙二酰辅酶A堆积，合成异常的脂肪酸，与神经鞘膜类脂结合，造成鞘膜病变

应用
- 恶性贫血、巨幼细胞贫血
- 辅助用于治疗
  - 神经炎、神经萎缩
  - 肝硬化、肝炎
  - 白细胞减少症、再生障碍性贫血

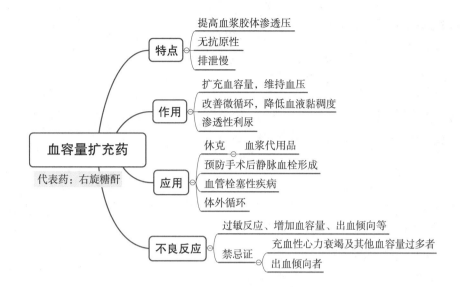

答案解析

## 精选习题

**一、选择题**

A 型题

1. 体内、体外均有抗凝作用的药是（　）

    A. 双香豆素　　　　　　B. 华法林　　　　　　C. 阿司匹林

    D. 维生素 K　　　　　　E. 肝素

2. 肝素的抗凝作用机制是（　）

    A. 络合钙离子

    B. 抑制血小板聚集

    C. 加速凝血因子 $IIa$、$IXa$、$Xa$、$XIa$、$XIIa$ 的灭活

    D. 激活纤溶酶

    E. 影响凝血因子 $II$、$VII$、$IX$ 和 $X$ 的活化

3. 纠正恶性贫血的神经症状必须用（　）

    A. 红细胞生成素　　　　B. 甲酰四氢叶酸　　　　C. 叶酸

    D. 维生素 $B_{12}$　　　　　E. 硫酸亚铁

4. 巨幼细胞贫血患者合并神经症状时必须应用（　）

    A. 维生素 $B_{12}$　　　　　B. 叶酸　　　　　　　C. 甲酰四氢叶酸钙

    D. 红细胞生成素　　　　E. 硫酸亚铁

5. 甲氨蝶呤引起贫血宜选用（　）

    A. 硫酸亚铁　　　　　　B. 叶酸　　　　　　　C. 甲酰四氢叶酸钙

    D. 维生素 $B_{12}$　　　　　E. 二氢叶酸

6. 链激酶引起的出血宜选用（　）

    A. 维生素 K　　　　　　B. 氨甲苯酸　　　　　C. 去甲肾上腺素

    D. 维生素 C　　　　　　E. 维生素 $B_{12}$

7. 急性动脉栓塞时，首选的抗凝剂是（  ）

    A. 肝素                B. 双香豆素             C. 华法林

    D. 枸橼酸钠          E. 链激酶

8. 下列哪项不是肝素的禁忌证（  ）

    A. 肝功能不全         B. 肾功能不全         C. 严重高血压

    D. 消化性溃疡         E. 急性心肌梗死

9. 下列哪项不是肝素的作用特点（  ）

    A. 口服和注射均有效               B. 体内、体外均有抗凝作用

    C. 作用迅速                    D. 促进 AT－Ⅲ对某些凝血因子的灭活

    E. 能延长凝血酶原时间

10. 右旋糖酐的的主要临床用途是（  ）

    A. 急性肾功能衰竭       B. 低血容量性休克      C. 弥散性血管内凝血

    D. 脑血栓形成           E. 心肌梗死

11. 防治静脉血栓的口服药物是（  ）

    A. 华法林            B. 尿激酶           C. 链激酶

    D. 低分子量肝素      E. 氨甲苯酸

12. 肝素体内抗凝时最常用的给药途径为（  ）

    A. 口服               B. 肌内注射         C. 皮下注射

    D. 静脉注射         E. 舌下含服

13. 促进铁的吸收因素有（  ）

    A. 磷酸盐           B. 碳酸盐          C. 四环素

    D. 维生素 C        E. 抗酸药

14. 关于香豆素类的作用特点，叙述错误的是（  ）

    A. 起效缓慢，但作用持久            B. 剂量必须按凝血酶原时间个体化

    C. 口服有效                  D. 体内外均有抗凝作用

    E. 对已合成的凝血因子Ⅱ、Ⅶ、Ⅸ和Ⅹ无对抗作用

15. 关于华法林下列叙述不正确的是（  ）

    A. 和甲苯磺丁脲合用作用增强        B. 和阿司匹林合用作用增强

    C. 和广谱抗生素合用作用增强        D. 和西咪替丁合用作用增强

    E. 和巴比妥类合用作用增强

16. 下列有关叶酸的说法，错误的是（  ）

    A. 主要在十二指肠和空肠上段吸收      B. 吸收需要内因子的协助

    C. 参与嘌呤的从头合成             D. 促进氨基酸之间的转换

    E. 妊娠妇女需要量增加

17. 下列哪一项不是维生素 K 的适应证（  ）

    A. 阻塞性黄疸所致出血      B. 胆瘘所致出血      C. 长期使用广谱抗生素

    D. 新生儿出血           E. 水蛭素应用过量

18. 影响维生素 $B_{12}$ 吸收的主要因素是（  ）

    A. 浓茶               B. 内因子缺乏        C. 碳酸氢盐

    D. 四环素合用         E. 胰酶

19. 梗阻性黄疸引起的出血宜选用 (　　)

    A. 氨甲苯酸　　　　　　　　B. 去甲肾上腺素　　　　　C. 维生素 K

    D. 链激酶　　　　　　　　　E. 纤维蛋白原

20. 长期应用广谱抗生素，为预防出血应补充 (　　)

    A. 铁剂　　　　　　　　　　B. 叶酸　　　　　　　　　C. 维生素 $B_{12}$

    D. 维生素 K　　　　　　　　E. 维生素 C

B 型题

[21~25]

A. 阿司匹林　　　　　　　　B. 鱼精蛋白　　　　　　　C. 尿激酶

D. 维生素 $B_{12}$　　　　　　　E. 维生素 K

21. 用于恶性贫血的药物是 (　　)

22. 用于肝素过量引起的出血的药物是 (　　)

23. 用于香豆素类引起自发性出血的解救的药物是 (　　)

24. 直接激活纤溶酶原转变为纤溶酶，起到溶血栓作用的药物是 (　　)

25. 可抗血小板聚集和抗血栓形成的药物是 (　　)

[26~30]

A. 维生素 K　　　　　　　　B. 肝素　　　　　　　　　C. 叶酸

D. 垂体后叶素　　　　　　　E. 链激酶

26. 体外循环应选用 (　　)

27. 新生儿出血应选用 (　　)

28. 急性肺栓塞应选用 (　　)

29. 巨幼细胞贫血应选用 (　　)

30. 弥散性血管内凝血应选用 (　　)

C 型题

31. 男，1岁5个月。面色苍黄2个月。原可独走，现站立不稳。出生后母乳喂养，未添加辅食。查体：表情呆滞，四肢抖动，舌苔薄，呈地图状。血常规：Hb 88g/L，RBC $2.1 \times 10^{12}$/L。诊断为营养性巨幼细胞贫血。最适当的治疗是 (　　)

    A. 低苯丙氨酸饮食　　　　　B. 肌内注射维生素 D　　　C. 口服铁剂

    D. 康复治疗　　　　　　　　E. 肌内注射维生素 $B_{12}$

32. 男，65岁。心房颤动及高血压病史5年，糖尿病2年，1年前曾发作，言语不利伴肢体活动障碍，该患者长期抗栓治疗的药物应是 (　　)

    A. 低分子量肝素　　　　　　B. 华法林　　　　　　　　C. 潘生丁

    D. 氯吡格雷　　　　　　　　E. 阿司匹林

33. 男，55岁。因突发心前区压榨样疼痛入院，经心电图诊断为急性心肌梗死，给予强心、利尿、扩血管及其他相关治疗，并每3小时静脉注射肝素钠1000U，用药过程中发现患者出现口腔、皮肤黏膜多处出血点，此时应采取的措施是 (　　)

    A. 减少肝素用量　　　　　　　　　　　B. 加大肝素用量

    C. 停用肝素，注射维生素 K　　　　　　D. 停用肝素，注射鱼精蛋白

    E. 停用肝素，注射氨甲苯酸

34. 男，64 岁。患脑梗死多年，长期口服华法林 6mg/d，近日由于接触过开放性肺结核患者，为预防感染，口服异烟肼 300mg/d，结果出现口腔、皮肤黏膜多处出血点，其原因是（　　）

    A. 异烟肼引起出血

    B. 结核杆菌感染

    C. 异烟肼抑制肝药酶，华法林代谢减弱

    D. 异烟肼损伤肝脏引起凝血障碍

    E. 异烟肼造成维生素 $B_6$ 缺乏而致

X 型题

35. 下列哪些情况禁用肝素（　　）

    A. 心肌梗死 　　　　B. 出血素质 　　　　C. 严重高血压

    D. 消化性溃疡 　　　E. 妊娠

36. 过量或长期应用可引起出血的药物有（　　）

    A. 肝素 　　　　　　B. 华法林 　　　　　C. 低、小分子右旋糖酐

    D. 链激酶 　　　　　E. 氨甲环酸

37. 能抑制血小板功能的药物有（　　）

    A. 阿司匹林 　　　　B. 双嘧达莫 　　　　C. 前列环素

    D. 噻氯匹啶 　　　　E. 华法林

38. 致维生素 K 缺乏的因素有（　　）

    A. 新生儿 　　　　　B. 长期使用香豆素类药物 　　C. 长期服用广谱抗生素

    D. 长期慢性腹泻 　　E. 梗阻性黄疸

39. 右旋糖酐的药理作用有（　　）

    A. 扩充血容量 　　　B. 防止血栓形成 　　C. 改善微循环

    D. 渗透性利尿 　　　E. 收缩血管

40. 严重肝功能障碍的患者使用下列哪些药物无效（　　）

    A. 肝素 　　　　　　B. 双香豆素 　　　　C. 维生素 K

    D. 叶酸 　　　　　　E. 维生素 $B_{12}$

二、简答题

1. 试述肝素的临床应用及其不良反应。

2. 试述肝素抗凝作用机制。

3. 简述低分子量肝素与肝素相比具有的特点。

4. 试述肝素与华法林异同点。

5. 简述口服铁剂应注意问题。

6. 试比较叶酸与维生素 $B_{12}$ 的作用及用途。

# 第二十八章　子宫平滑肌兴奋药和抑制药

**学习目标**

1. 掌握　缩宫素及麦角新碱的作用、作用机制、临床应用与主要不良反应。
2. 熟悉　麦角胺和麦角毒的作用和临床应用。
3. 了解　其他子宫平滑肌兴奋药和抑制药的特点。

**思维导图**

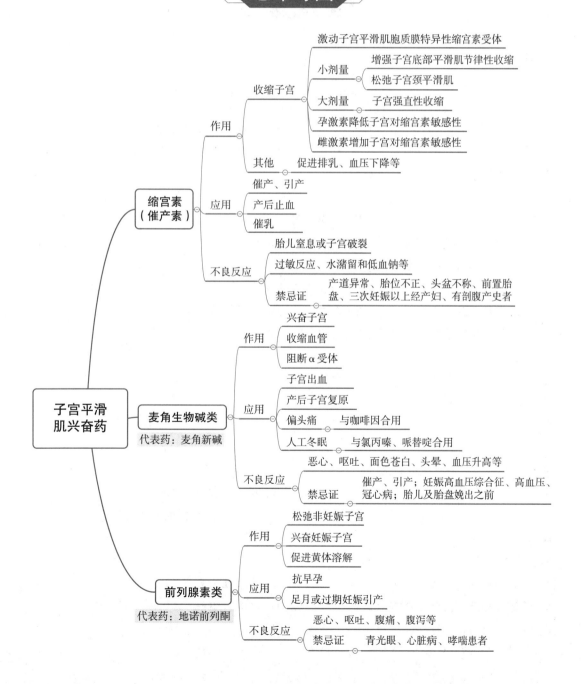

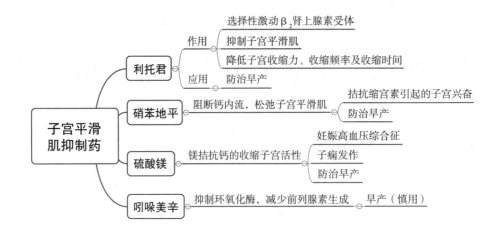

答案解析

## 一、选择题

A 型题

1. 缩宫素对子宫平滑肌的作用特点是（    ）

    A. 小剂量使子宫底部产生节律性收缩    B. 雌激素降低子宫平滑肌对其敏感性

    C. 孕激素提高子宫平滑肌对其敏感性    D. 小剂量即可引起强直收缩

    E. 小剂量使子宫颈产生节律性收缩

2. 无产道异常而宫缩乏力的催产可用（    ）

    A. 肌内注射麦角新碱    B. 肌内注射垂体后叶素    C. 静脉滴注小剂量缩宫素

    D. 静脉滴注大剂量缩宫素    E. 口服小剂量缩宫素

3. 大剂量缩宫素禁用于催产是因为（    ）

    A. 子宫底部肌肉节律性收缩    B. 子宫强直性收缩    C. 子宫无收缩

    D. 患者血压升高    E. 患者冠状动脉血管收缩

4. 女，28 岁。妊娠足月后，自然分娩，产后 3 小时突然阴道大出血，宜选用（    ）

    A. 静脉滴注小剂量缩宫素    B. 肌内注射垂体后叶素    C. 口服麦角新碱

    D. 静脉滴注大剂量缩宫素    E. 口服麦角胺

5. 麦角新碱可用于（    ）

    A. 催产    B. 引产    C. 抗早孕

    D. 偏头痛    E. 产后子宫出血

6. 缩宫素兴奋子宫平滑肌机制是（    ）

    A. 直接兴奋子宫平滑肌    B. 激动子宫平滑肌的 β 受体

    C. 阻断子宫平滑肌的 β 受体    D. 作用于子宫平滑肌细胞上的缩宫素受体

    E. 以上都不是

7. 缩宫素的主要不良反应（    ）

    A. 妊娠高血压    B. 过敏性休克

    C. 过量引起子宫持续性强直收缩    D. 恶心、呕吐

    E. 腹痛、腹泻

8. 麦角胺治疗偏头痛的机制是（ ）

    A. 中枢镇痛                 B. 抑制致痛物质产生         C. 直接收缩血管

    D. 局部麻醉作用           E. 降低血压

9. 关于缩宫素的药代动力学下列叙述错误的是（ ）

    A. 口服有效                 B. 肌内注射有效             C. 鼻黏膜给药有效

    D. 静脉滴注有效           E. 口腔黏膜吸收有效

10. 麦角新碱治疗产后出血机制（ ）

    A. 促进凝血因子生成       B. 收缩血管               C. 收缩子宫平滑肌

    D. 增强血小板的作用       E. 促进子宫内膜脱落

B 型题

[11~12]

    A. 缩宫素                  B. 利托君                C. 异烟肼

    D. 硝苯地平               E. 麦角生物碱

11. 可用于防治早产的药物是（ ）

12. 禁作催产引产用（ ）

[13~15]

    A. 麦角新碱               B. 垂体后叶素            C. 缩宫素

    D. 麦角胺                 E. 前列腺素 $E_2$

13. 治疗偏头痛可用（ ）

14. 肺结核咯血可用（ ）

15. 较大剂量用于产后止血，但作用不持久的药物是（ ）

X 型题

16. 口服避孕药的禁忌证包括（ ）

    A. 有血栓病史             B. 甲状腺功能减退         C. 重度肝肾功能不全

    D. 不明原因阴道出血       E. 激素依赖型肿瘤

## 二、简答题

1. 简述缩宫素对子宫平滑肌的作用特点及临床应用。

2. 简述麦角生物碱的药理作用和临床应用。

3. 简述缩宫素催产时的注意事项。

# 第二十九章　肾上腺皮质激素类药

### 学习目标

1. **掌握**　糖皮质激素类药物的药理作用、临床应用、不良反应、应用注意事项及禁忌证。
2. **熟悉**　糖皮质激素类药物的抗炎作用机制和给药方法。
3. **了解**　糖皮质激素类药物的构效关系，盐皮质激素类药物的药理作用，促皮质素及皮质激素抑制药的临床应用。

## 思维导图

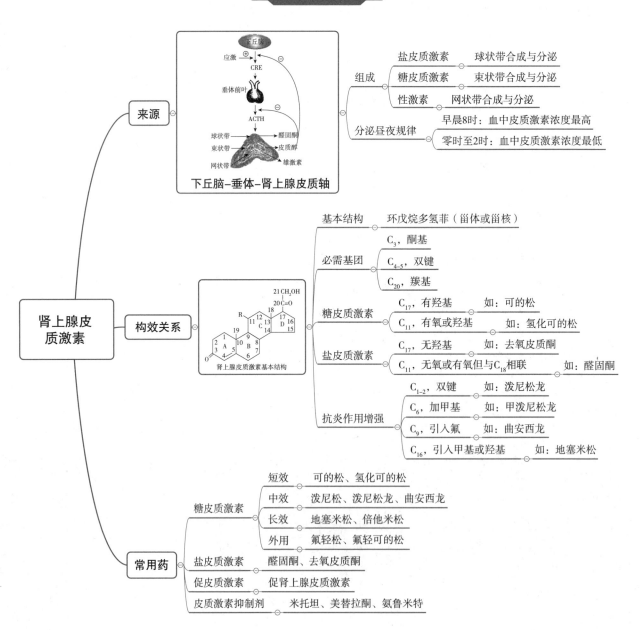

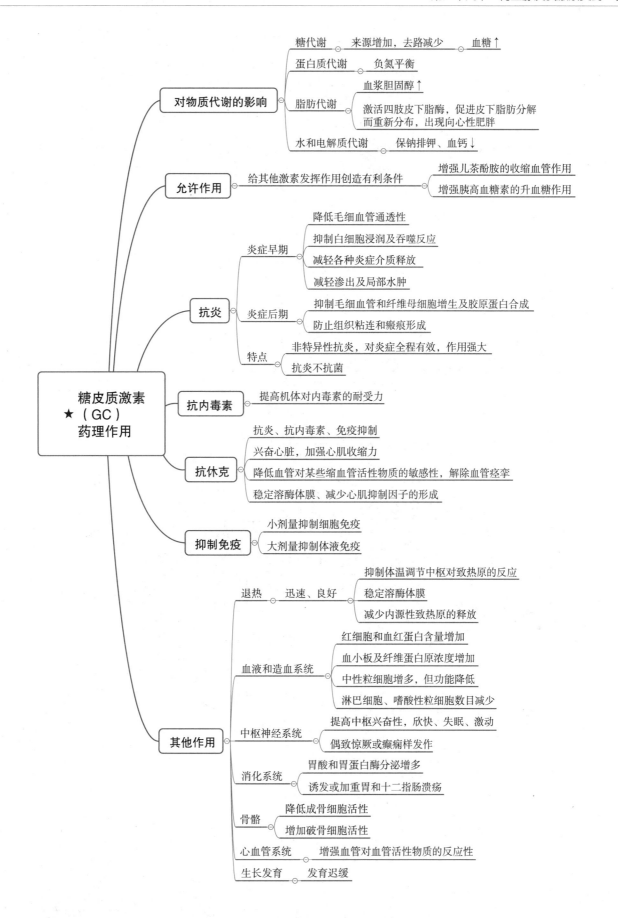

糖皮质激素 ★（GC）药理作用

- 对物质代谢的影响
  - 糖代谢 —— 来源增加，去路减少 —— 血糖↑
  - 蛋白质代谢 —— 负氮平衡
  - 脂肪代谢
    - 血浆胆固醇↑
    - 激活四肢皮下脂酶，促进皮下脂肪分解而重新分布，出现向心性肥胖
  - 水和电解质代谢 —— 保钠排钾、血钙↓
- 允许作用 —— 给其他激素发挥作用创造有利条件
  - 增强儿茶酚胺的收缩血管作用
  - 增强胰高血糖素的升血糖作用
- 抗炎
  - 炎症早期
    - 降低毛细血管通透性
    - 抑制白细胞浸润及吞噬反应
    - 减轻各种炎症介质释放
    - 减轻渗出及局部水肿
  - 炎症后期
    - 抑制毛细血管和纤维母细胞增生及胶原蛋白合成
    - 防止组织粘连和瘢痕形成
  - 特点
    - 非特异性抗炎，对炎症全程有效，作用强大
    - 抗炎不抗菌
- 抗内毒素 —— 提高机体对内毒素的耐受力
- 抗休克
  - 抗炎、抗内毒素、免疫抑制
  - 兴奋心脏，加强心肌收缩力
  - 降低血管对某些缩血管活性物质的敏感性，解除血管痉挛
  - 稳定溶酶体膜、减少心肌抑制因子的形成
- 抑制免疫
  - 小剂量抑制细胞免疫
  - 大剂量抑制体液免疫
- 其他作用
  - 退热 —— 迅速、良好
    - 抑制体温调节中枢对致热原的反应
    - 稳定溶酶体膜
    - 减少内源性致热原的释放
  - 血液和造血系统
    - 红细胞和血红蛋白含量增加
    - 血小板及纤维蛋白原浓度增加
    - 中性粒细胞增多，但功能降低
    - 淋巴细胞、嗜酸性粒细胞数目减少
  - 中枢神经系统
    - 提高中枢兴奋性，欣快、失眠、激动
    - 偶致惊厥或癫痫样发作
  - 消化系统
    - 胃酸和胃蛋白酶分泌增多
    - 诱发或加重胃和十二指肠溃疡
  - 骨骼
    - 降低成骨细胞活性
    - 增加破骨细胞活性
  - 心血管系统 —— 增强血管对血管活性物质的反应性
  - 生长发育 —— 发育迟缓

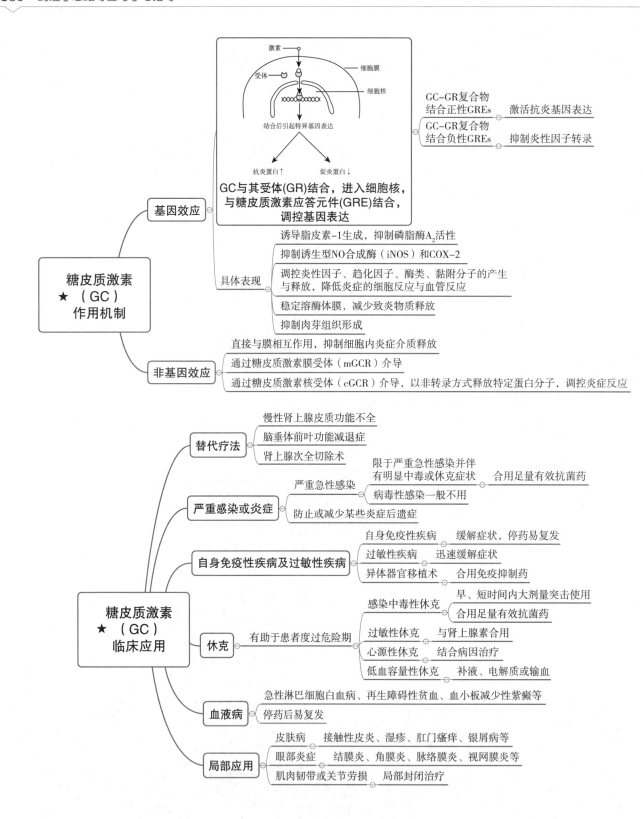

糖皮质激素 ★（GC）作用机制
- 基因效应
  - GC与其受体(GR)结合，进入细胞核，与糖皮质激素应答元件(GRE)结合，调控基因表达
    - GC-GR复合物结合正性GREs —— 激活抗炎基因表达
    - GC-GR复合物结合负性GREs —— 抑制炎性因子转录
  - 具体表现
    - 诱导脂皮素-1生成，抑制磷脂酶$A_2$活性
    - 抑制诱生型NO合成酶（iNOS）和COX-2
    - 调控炎性因子、趋化因子、酶类、黏附分子的产生与释放，降低炎症的细胞反应与血管反应
    - 稳定溶酶体膜，减少致炎物质释放
    - 抑制肉芽组织形成
- 非基因效应
  - 直接与膜相互作用，抑制细胞内炎症介质释放
  - 通过糖皮质激素膜受体（mGCR）介导
  - 通过糖皮质激素核受体（cGCR）介导，以非转录方式释放特定蛋白分子，调控炎症反应

糖皮质激素 ★（GC）临床应用
- 替代疗法
  - 慢性肾上腺皮质功能不全
  - 脑垂体前叶功能减退症
  - 肾上腺次全切除术
- 严重感染或炎症
  - 严重急性感染
    - 限于严重急性感染并伴有明显中毒或休克症状 —— 合用足量有效抗菌药
    - 病毒性感染一般不用
  - 防止或减少某些炎症后遗症
- 自身免疫性疾病及过敏性疾病
  - 自身免疫性疾病 —— 缓解症状，停药易复发
  - 过敏性疾病 —— 迅速缓解症状
  - 异体器官移植术 —— 合用免疫抑制药
- 休克（有助于患者度过危险期）
  - 感染中毒性休克
    - 早、短时间内大剂量突击使用
    - 合用足量有效抗菌药
  - 过敏性休克 —— 与肾上腺素合用
  - 心源性休克 —— 结合病因治疗
  - 低血容量性休克 —— 补液、电解质或输血
- 血液病
  - 急性淋巴细胞白血病、再生障碍性贫血、血小板减少性紫癜等
  - 停药后易复发
- 局部应用
  - 皮肤病 —— 接触性皮炎、湿疹、肛门瘙痒、银屑病等
  - 眼部炎症 —— 结膜炎、角膜炎、脉络膜炎、视网膜炎等
  - 肌肉韧带或关节劳损 —— 局部封闭治疗

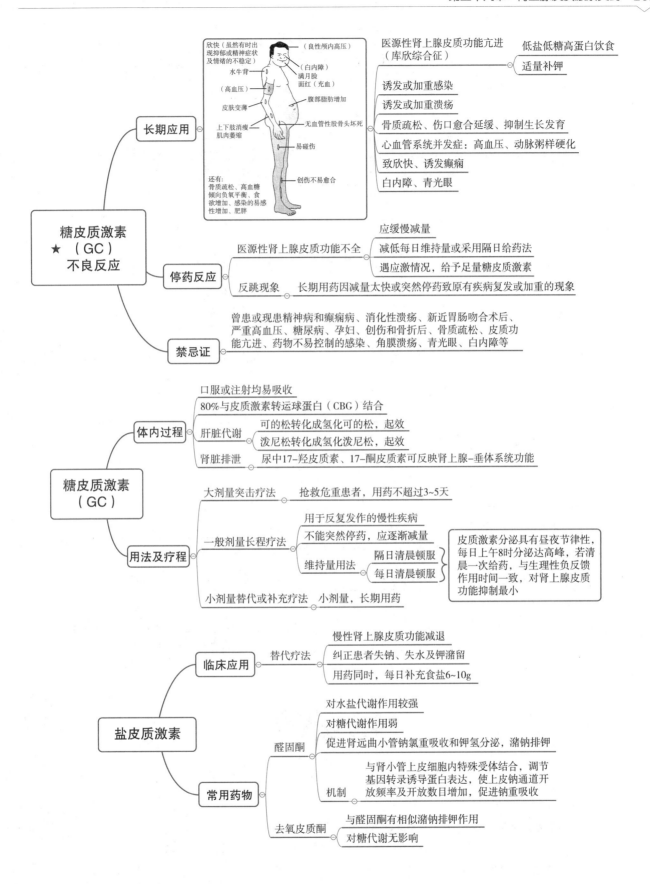

糖皮质激素
★（GC）
不良反应
- 长期应用
  - 欣快（虽然有时出现抑郁或精神症状及情绪的不稳定）
  - （良性颅内高压）
  - （白内障）
  - 满月脸
  - 面红（充血）
  - 水牛背
  - （高血压）
  - 腹部脂肪增加
  - 皮肤变薄
  - 上下肢消瘦 肌肉萎缩
  - 无血管性股骨头坏死
  - 易碰伤
  - 还有：骨质疏松、高血糖 倾向负氧平衡、食 欲增加、感染的易感 性增加、肥胖
  - 创伤不易愈合
  - 医源性肾上腺皮质功能亢进（库欣综合征）
    - 低盐低糖高蛋白饮食
    - 适量补钾
  - 诱发或加重感染
  - 诱发或加重溃疡
  - 骨质疏松、伤口愈合延缓、抑制生长发育
  - 心血管系统并发症：高血压、动脉粥样硬化
  - 致欣快、诱发癫痫
  - 白内障、青光眼
- 停药反应
  - 医源性肾上腺皮质功能不全
    - 应缓慢减量
    - 减低每日维持量或采用隔日给药法
    - 遇应激情况，给予足量糖皮质激素
  - 反跳现象　长期用药因减量太快或突然停药致原有疾病复发或加重的现象
- 禁忌证
  - 曾患或现患精神病和癫痫病、消化性溃疡、新近胃肠吻合术后、严重高血压、糖尿病、孕妇、创伤和骨折后、骨质疏松、皮质功能亢进、药物不易控制的感染、角膜溃疡、青光眼、白内障等

糖皮质激素（GC）
- 体内过程
  - 口服或注射均易吸收
  - 80%与皮质激素转运球蛋白（CBG）结合
  - 肝脏代谢
    - 可的松转化成氢化可的松，起效
    - 泼尼松转化成氢化泼尼松，起效
  - 肾脏排泄　尿中17-羟皮质素、17-酮皮质素可反映肾上腺-垂体系统功能
- 用法及疗程
  - 大剂量突击疗法　抢救危重患者，用药不超过3~5天
  - 一般剂量长程疗法
    - 用于反复发作的慢性疾病
    - 不能突然停药，应逐渐减量
    - 维持量用法
      - 隔日清晨顿服
      - 每日清晨顿服
    - 皮质激素分泌具有昼夜节律性，每日上午8时分泌达高峰，若清晨一次给药，与生理性负反馈作用时间一致，对肾上腺皮质功能抑制最小
  - 小剂量替代或补充疗法　小剂量，长期用药

盐皮质激素
- 临床应用
  - 替代疗法
    - 慢性肾上腺皮质功能减退
    - 纠正患者失钠、失水及钾潴留
    - 用药同时，每日补充食盐6~10g
- 常用药物
  - 醛固酮
    - 对水盐代谢作用较强
    - 对糖代谢作用弱
    - 促进肾远曲小管钠氯重吸收和钾氢分泌，潴钠排钾
    - 机制　与肾小管上皮细胞内特殊受体结合，调节基因转录诱导蛋白表达，使上皮钠通道开放频率及开放数目增加，促进钠重吸收
  - 去氧皮质酮
    - 与醛固酮有相似潴钠排钾作用
    - 对糖代谢无影响

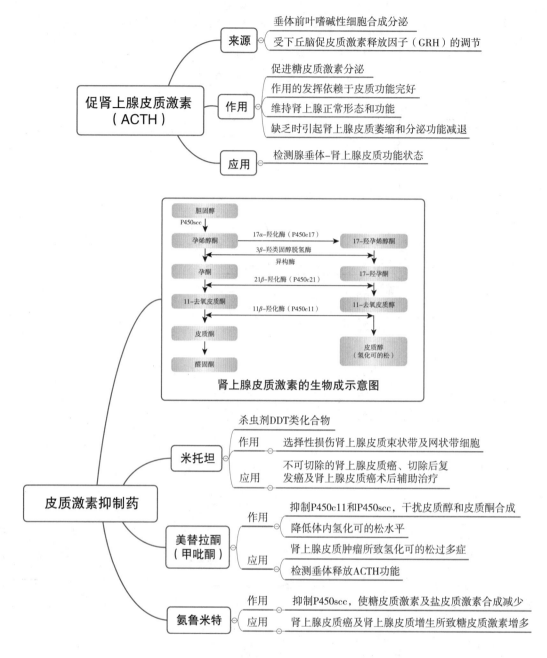

肾上腺皮质激素的生物成示意图

精选习题

答案解析

一、选择题

A 型题

1. 根据糖皮质激素昼夜分泌的规律长期疗法宜采用 （ ）

    A. 两日总量，隔日早晨 1 次给药　　　　B. 一日分早、中、晚 3 次给药

    C. 两日总量，隔日晚 1 次给药　　　　　D. 一日量，晚上 1 次给药

    E. 一日量，分早、晚 2 次给药

2. 糖皮质激素抗毒作用的机制是 （ ）

    A. 提高机体对内毒素的耐受力　　　　　B. 中和细菌内毒素

C. 中和细菌外毒素　　　　　　　　D. 稳定溶酶体膜

E. 直接对抗毒素对机体的损害

3. 关于糖皮质激素的抗休克作用，错误的是（　　）

A. 扩张痉挛的血管　　　　　　　　B. 减少心肌抑制因子形成

C. 中和降解细菌内毒素　　　　　　D. 提高机体对内毒素的耐受力

E. 是抗炎、抗毒、抗免疫的结果

4. 关于糖皮质激素对血液系统影响的描述，错误的是（　　）

A. 升高红细胞　　　　B. 降低中性白细胞　　　　C. 升高血小板

D. 降低淋巴细胞　　　　E. 升高纤维蛋白原

5. 对于长期使用糖皮质激素的描述，错误的是（　　）

A. 病情稳定后，应逐渐减少糖皮质激素用量

B. 停药前用 ACTH

C. 突然停药易诱发糖尿病、高血压

D. 突然停药易出现病情反跳

E. 突然停药易引起肾上腺皮质功能不全

6. 糖皮质激素不适于下列哪种疾病的治疗（　　）

A. 中毒性菌痢　　　　B. 流行性脑膜炎　　　　C. 猩红热

D. 病毒性感染　　　　E. 败血症

7. 长期应用糖皮质激素可引起（　　）

A. 高血钙　　　　B. 低血钠　　　　C. 高血钾

D. 高血磷　　　　E. 高血糖

8. 糖皮质激素隔日疗法的目的是（　　）

A. 节约糖皮质激素的用量　　　　B. 减少对肾上腺皮质的抑制

C. 提高疗效　　　　　　　　　　D. 减少多次用药的麻烦

E. 避免引起肾上腺皮质功能亢进

9. 糖皮质激素诱发和加重感染的主要原因是（　　）

A. 患者对激素不敏感

B. 激素用量不足

C. 激素能直接促进病原微生物繁殖

D. 激素抑制免疫反应，降低机体抵抗力

E. 使用激素时未能配合应用足量有效的抗菌药物

10. 关于糖皮质激素抗炎作用的描述，错误的是（　　）

A. 对各种原因引起的炎症均有效

B. 抗炎的同时，机体的抵抗力下降

C. 对炎症的各个阶段均有效

D. 抗炎不抗菌

E. 抗炎的同时不影响组织修复

11. 糖皮质激素和抗生素合用治疗严重感染的目的是（　　）

A. 增强抗生素的抗菌作用

B. 增强机体防御能力

C. 拮抗抗生素的某些副作用

D. 用激素缓解症状，度过危险期，用抗生素控制感染

E. 增强机体应激性

12. 糖皮质激素隔日疗法的根据在于（　　）

    A. 口服吸收缓慢而完全

    B. 体内代谢灭活缓慢，有效血药浓度持久

    C. 体内激素分泌有昼夜节律

    D. 与靶细胞受体结合牢固，作用持久

    E. 存在肝肠循环，有效血药浓度持久

13. 糖皮质激素的用途不包括（　　）

    A. 各种休克　　　　　　　B. 严重的细菌感染　　　　C. 骨质疏松

    D. 严重的自身免疫性疾病　E. 重要脏器的炎症

14. 下列哪项不是糖皮质激素的禁忌证（　　）

    A. 肾病综合征　　　　　　B. 活动性溃疡　　　　　　C. 重症高血压

    D. 妊娠初期　　　　　　　E. 严重精神病

15. 中毒性菌痢合用糖皮质激素的目的是（　　）

    A. 减轻腹泻　　　　　　　B. 减轻腹痛　　　　　　　C. 提高机体对内毒素的耐受性

    D. 中和内毒素　　　　　　E. 提高抗生素的抗菌作用

16. 糖皮质激素用于炎症后期的主要目的是（　　）

    A. 抑制花生四烯酸释放，使 PG 合成减少

    B. 具有强大抗炎作用，促进炎症消退

    C. 使炎症部位血管收缩，通透性下降

    D. 抑制肉芽组织生长，防治粘连和瘢痕

    E. 稳定溶酶体膜，减少蛋白水解酶的释放

17. 糖皮质激素对血液和造血系统的作用是（　　）

    A. 刺激骨髓造血功能　　　B. 使红细胞减少　　　　　C. 使中性粒细胞减少

    D. 使血小板减少　　　　　E. 淋巴细胞增加

18. 长期用糖皮质激素患者的饮食，应采用的是（　　）

    A. 高蛋白　　　　　　　　B. 低糖　　　　　　　　　C. 低钠

    D. 补钙补钾　　　　　　　E. 以上均是

B 型题

[19～21]

A. 水钠潴留作用　　　　　　B. 抑制成纤维细胞增生　　　C. 促进胃酸分泌

D. 兴奋中枢神经　　　　　　E. 抑制免疫功能，只抗炎不抗菌

19. 皮质激素禁用于精神病是因为（　　）

20. 皮质激素禁用于高血压及心力衰竭是因为（　　）

21. 皮质激素禁用于溃疡病是因为（　　）

[22～24]

A. 地塞米松　　　　　　　　B. 泼尼松　　　　　　　　　C. 氢化可的松

D. 促皮质激素　　　　　　　E. 泼尼松龙

22. 短效的糖皮质激素 （　）

23. 长效的糖皮质激素 （　）

24. 经体内转化后方有活性的糖皮质激素 （　）

C 型题

25. 女，15 岁。双下肢及颜面水肿 2 周，查尿蛋白 5.2g/d，尿红细胞 0～2/HP，血清蛋白 28g/L，血肌酐 90μmol/L，抗核抗体阴性，考虑为肾病综合征。应首选的治疗措施是 （　）

    A. 低分子量肝素抗凝     B. 静脉滴注血清白蛋白     C. 口服 ACEI 药物

    D. 泼尼松联合环磷酰胺     E. 泼尼松足量足疗程

26. 男，5 岁。突发高热、呕吐、惊厥，数小时后出现面色苍白、四肢厥冷、脉搏细速、血压下降至休克水平。经实验室检查诊断为暴发型流脑所致感染中毒性休克，应采取的抗休克药物为 （　）

    A. 肾上腺素     B. 右旋糖酐     C. 阿托品

    D. 酚妥拉明     E. 糖皮质激素

27. 男，45 岁，外伤失血性休克，在输入大量血液一周后，全身皮下散在紫癜，血小板低于 $100 \times 10^9$/L。治疗用药应是 （　）

    A. 氨甲苯酸     B. 肾上腺素     C. 阿司匹林

    D. 地塞米松     E. 麻黄素

28. 女，45 岁。有轻度甲状腺功能亢进病史 2 年，并患有支气管哮喘，合用下列药物半年，出现皮肤变薄、多毛、糖尿。应系哪一种药物的不良反应 （　）

    A. 卡比马唑     B. 泼尼松龙     C. 沙丁胺醇

    D. 甲硫氧嘧啶     E. 氨茶碱

29. 男，40 岁。因急性中毒性感染伴休克，拟采用糖皮质激素合用抗生素进行治疗。治疗过程中糖皮质激素应采用 （　）

    A. 大剂量突击静脉给药     B. 大剂量肌内给药

    C. 小剂量多次给药     D. 一次负荷量，然后给予维持量

    E. 较长时间大剂量给药

X 型题

30. 糖皮质激素解热作用的机制是 （　）

    A. 抑制中性粒细胞释放致热因子     B. 抑制机体的产热过程

    C. 抑制体温中枢对致热因子的敏感性     D. 扩张血管，促进散热过程

    E. 使 NO 合成减少

31. 应用糖皮质激素后突然停药，产生反跳现象的原因是 （　）

    A. 产生了依赖性     B. 病情未完全控制     C. ACTH 分泌减少

    D. 肾上腺皮质功能不全     E. 肾上腺皮质萎缩

32. 糖皮质激素的不良反应有 （　）

    A. 低血钾     B. 高血压     C. 骨质疏松

    D. 高血糖     E. 荨麻疹

33. 糖皮质激素对中枢神经系统的作用有 （　）

    A. 欣快     B. 呼吸抑制     C. 失眠

    D. 激动     E. 诱发精神失常

34. 糖皮质激素大剂量突击疗法的适应证是 （　　）

  A. 中毒性肺炎　　　　　　B. 中心性视网膜炎　　　　　C. 恶性淋巴瘤

  D. 淋巴细胞性白血病　　　E. 败血症

35. 糖皮质激素小剂量替代疗法的适应证是 （　　）

  A. 结缔组织病　　　　　　B. 肾病综合征　　　　　　　C. 呆小病

  D. 阿狄森病　　　　　　　E. 垂体前叶功能减退症

## 二、名词解释

1. 库欣综合征

2. 医源性肾上腺皮质功能不全

3. 停药症状

4. 反跳现象

## 三、简答题

1. 简述糖皮质激素的抗休克机制。

2. 简述糖皮质激素对炎症早期和后期的影响。

3. 为什么长期应用糖皮质激素后不宜骤然停用？

4. 试述糖皮质激素的不良反应及禁忌证。

5. 试述糖皮质激素类药物的作用及用途。

6. 试述糖皮质激素类药物治疗感染性疾病的意义及应用注意事项。

# 第三十章　胰岛素及口服降血糖药

## 学习目标

1. **掌握**　胰岛素及口服降血糖药磺酰脲类、双胍类的作用、作用机制、临床应用与主要不良反应。

2. **熟悉**　口服降血糖药 α-葡萄糖苷酶抑制药、胰岛素增敏药、非磺酰脲类促胰岛素分泌药的作用、作用机制、临床应用和主要不良反应。

3. **了解**　其他新型降血糖药的分类、代表药物。

## 思维导图

**制剂**

胰岛素制剂分类及特点

| | 制剂名称 | pH | 给药途径 | 作用时间（h） | 给药时间与次数 |
|---|---|---|---|---|---|
| 短效类 | 正规胰岛素 | 2.5～3.5 | 静脉 | 立即起效，持续2小时 | 急救、餐前15～30分钟 |
| | | | 皮下 | 1/3～1/2小时起效，持续6～12小时 | 3～4次/日 |
| 中效类 | 低精蛋白锌胰岛素 | 7.1～7.4 | 皮下 | 2～4小时起效，持续18～24小时 | 早或晚餐前30～60分钟，1～2次/日 |
| | 珠蛋白锌胰岛素 | 7.1～7.4 | 皮下 | 2～4小时起效，持续12～18小时 | 早或晚餐前30～60分钟，1～2次/日 |
| 长效类 | 鱼精蛋白锌胰岛素 | 7.1～7.4 | 皮下 | 3～6小时起效，持续24～36小时 | 早或晚餐前30～60分钟，1次/日 |

**★胰岛素**

IRS-1：胰岛素受体底物-1
Tys：酪氨酸蛋白激酶
α、β：亚单位
P：磷酸残基

**作用机制**

代谢作用
- 糖代谢　血糖来源减少，去路增加，降低血糖
- 脂肪代谢
  - 促进合成，抑制分解
  - 减少游离脂肪酸和酮体生成
  - 增加脂肪酸和葡萄糖转运
- 蛋白质代谢　促进核酸及蛋白质的合成，抑制分解

钾离子转运　激活$Na^+$-$K^+$-ATP酶，促进钾进入细胞

加快心率，加强心肌收缩力，减少肾血流量

**应用**

糖尿病
- 1型糖尿病：终生用药
- 2型糖尿病：经饮食控制或口服降血糖药治疗未能控制者
- 糖尿病并发症：酮症酸中毒、高渗性昏迷、乳酸性酸中毒
- 糖尿病合并症：重度感染、消耗性疾病、高热等

细胞内缺钾　葡萄糖、胰岛素、氯化钾三者合用，促钾内流

其他　能量合剂：胰岛素、ATP、CoA　辅助治疗急慢性肝炎、肝硬化、肾炎、心力衰竭等

**不良反应**

- 低血糖　最常见、严重　轻者：饮用糖水；重者：注射50%葡萄糖
- 过敏反应　较常见，反应轻而短暂
- 胰岛素抵抗
  - 急性型　急症应激状态时，血中抗胰岛素物质增多所致
  - 慢性型　受体前异常、受体水平变化、受体后异常等所致
- 局部反应　注射部位红肿、硬结、脂肪萎缩

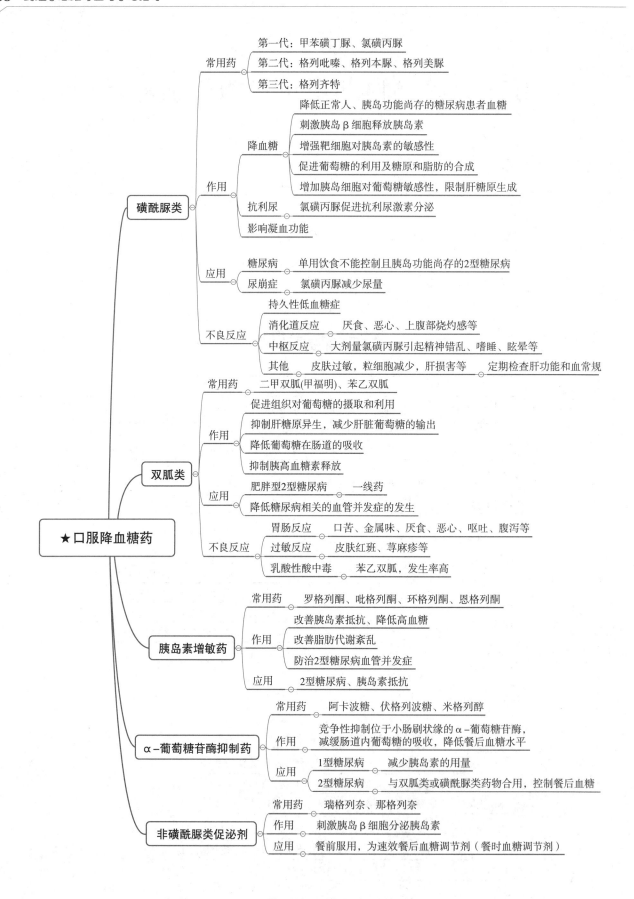

胰高血糖素样肽-1(GLP-1)受体激动药 —— 以依赖血糖增高的方式控制血糖水平 —— 双胍类或磺酰脲类药控制不佳的2型糖尿病

代表药：依克那肽、艾塞那肽

二肽激酶4(DPP-4)抑制剂 —— 升高血清GLP-1水平 —— 2型糖尿病 / 不适用于GLP-1分泌障碍者

代表药：西格列汀、沙格列汀、维格列汀

胰淀粉样多肽类似物 —— 延缓葡萄糖吸收，抑制胰高血糖素分泌 —— 胰岛素治疗的辅助治疗

代表药：普兰林肽

**新型降血糖药**

脂肪酸代谢干扰剂 —— 减少脂肪酸氧化，增加葡萄糖的利用 —— 1、2型糖尿病

代表药：依托莫司

醛糖还原酶抑制剂 —— 改善机体聚醇代谢通路异常 —— 预防并改善糖尿病并发的末梢神经障碍、振动感觉异常等症状

代表药：依帕司他

钠-葡萄糖共转运蛋白-2（SGLT-2）抑制剂 —— 抑制肾脏对葡萄糖的重吸收 —— 2型糖尿病，单用或联用

代表药：达格列净、恩格列净

答案解析

## 精选习题

一、选择题

A 型题

1. 可以静脉注射的胰岛素制剂是（　　）

　　A. 正规胰岛素　　　　　　B. 低精蛋白锌胰岛素　　　　C. 珠蛋白锌胰岛素

　　D. 精蛋白锌胰岛素　　　　E. 以上都不是

2. 胰岛素不适用于（　　）

　　A. 糖尿病酮症酸中毒

　　B. 妊娠糖尿病

　　C. 需要做手术的糖尿病

　　D. 非胰岛素依赖型糖尿病经口服降血糖药治疗无效者

　　E. 低血钾症

3. 降血糖作用显效快、维持时间短，适用于糖尿病急救的是（　　）

　　A. 甲苯磺丁脲　　　　　　B. 胰岛素　　　　　　　　　C. 二甲双胍

　　D. 精蛋白锌胰岛素　　　　E. 罗格列酮

4. 应用胰岛素时需注意下列哪项（　　）

　　A. 早期出现的饥饿、心慌、出汗、头痛、震颤

　　B. 注射部位红肿、硬结

　　C. 耐受性

　　D. 经常更换注射部位

　　E. 以上都是

5. 纠正脂质代谢紊乱，改善胰岛素抵抗的药物是（　　）

　　A. 氯磺丙脲　　　　　　　B. 阿卡波糖　　　　　　　　C. 罗格列酮

    D. 二甲双胍      E. 胰岛素

6. 用于治疗胰岛功能尚存的糖尿病患者，可以用（ ）

    A. 甲苯磺丁脲      B. 罗格列酮      C. 二甲双弧

    D. 阿卡波糖      E. 胰岛素

7. 抑制 α-葡萄糖苷酶的药物是（ ）

    A. 胰岛素      B. 阿卡波糖      C. 氯磺丙脲

    D. 二甲双胍      E. 罗格列酮

8. 主要用于餐后高血糖的糖尿病患者（ ）

    A. 甲苯磺丁脲      B. 罗格列酮      C. 二甲双胍

    D. 阿卡波糖      E. 胰岛素

9. 关于胰岛素及口服降血糖药的叙述，正确的是（ ）

    A. 格列本脲作用的主要机制为刺激胰岛细胞释放胰岛素

    B. 胰岛素仅用于胰岛功能完全丧失的患者

    C. 胰岛素仅用于口服降糖药无效的患者

    D. 双胍类药物对正常人血糖具有降低作用

    E. 双胍类主要降低患者的餐后血糖

10. 可用于治疗尿崩症的降血糖药物是（ ）

    A. 甲苯磺丁脲      B. 氯磺丙脲      C. 格列苯脲

    D. 二甲双胍      E. 胰岛素

11. 胰岛素的药理作用不包括（ ）

    A. 降低血糖      B. 抑制脂肪分解      C. 促进蛋白质合成

    D. 促进糖原异生      E. 促进 $K^+$ 进入细胞内

12. 下列可增强磺酰脲类的降血糖作用的药物是（ ）

    A. 异丙肾上腺素      B. 双香豆素      C. 糖皮质激素

    D. 噻嗪类利尿药      E. 口服避孕药

13. 双胍类药物治疗糖尿病的机制是（ ）

    A. 增强胰岛素的作用

    B. 促进组织摄取葡萄糖

    C. 刺激内源性胰岛素的分泌

    D. 阻滞 ATP 敏感的钾通道

    E. 增加靶细胞膜上胰岛素受体的数目

14. 糖尿病患者合并重度感染宜用大剂量胰岛素，其理由是（ ）

    A. 血中抗胰岛素物质增多

    B. 血中大量游离脂肪妨碍葡萄糖的摄取利用

    C. 产生胰岛素受体抗体

    D. 胰岛素受体数目减少

    E. 靶细胞膜上葡萄糖转运系统失常

15. 1 型糖尿病患者应选用（ ）

    A. 胰岛素      B. 格列齐特      C. 氯磺丙脲

    D. 二甲双胍      E. 甲苯磺丁脲

B 型题

[16~20]

A. 格列本脲 　　　　　　　　B. 瑞格列奈 　　　　　　　　C. 二甲双胍

D. 胰岛素 　　　　　　　　　E. 吡格列酮

16. 能减少肝糖输出，主要用于 2 型糖尿病伴肥胖的药物是（　　）

17. 糖尿病伴有严重感染首选的药物是（　　）

18. 刺激胰岛 β 细胞释放胰岛素的药物是（　　）

19. 能促进 K$^+$ 进入细胞内，具有降低血钾作用的药物是（　　）

20. 属于过氧化物酶增殖体活化因子受体 γ 激动剂的是（　　）

C 型题

21. 女，47 岁，有 10 年糖尿病史。近一年来并发肺结核，并经常患有肺炎或支气管炎，长期局部肌内注射下列药物，造成注射部位脂肪萎缩。系由哪一种药物引起（　　）

    A. 青霉素 　　　　　　　　　B. 庆大霉素 　　　　　　　　C. 链霉素

    D. 胰岛素 　　　　　　　　　E. 头孢唑林

22. 男，53 岁。有糖尿病史 13 年，近日并发肺炎。查体：呼吸 35 次/分，心率 105 次/分，血压 160/90mmHg。呼出气体有丙酮味，意识模糊，尿酮呈强阳性，血糖 500mg/dl。应选用的药物是（　　）

    A. 三碘甲状腺原氨酸 　　　　B. 格列齐特 　　　　　　　　C. 正规胰岛素

    D. 阿卡波糖 　　　　　　　　E. 二甲双胍

23. 男，20 岁。患 1 型糖尿病 5 年，经胰岛素治疗血糖控制正常，今早突然晕倒，其最可能的是下列哪项（　　）

    A. 糖尿病酮症酸中毒 　　　　B. 糖尿病非酮症性高渗性昏迷　C. 乳酸性酸中毒

    D. 低血糖 　　　　　　　　　E. 夜间进食量少

24. 男，40 岁。患糖尿病半年，给予二甲双胍治疗 2 个月后，空腹血糖降至 6.2mmol/L，餐后 2 小时血糖 9~10mmol/L，拟采用药物联合治疗。首选的治疗药物是（　　）

    A. 罗格列酮 　　　　　　　　B. 格列本脲 　　　　　　　　C. 胰岛素

    D. 二甲双胍 　　　　　　　　E. 阿卡波糖

25. 男，68 岁。有糖尿病史多年，长期服用磺酰脲类降糖药，近日因血糖明显升高，口服降糖药控制不理想改用胰岛素，本次注射正规胰岛素后突然出现出汗、心悸、震颤，继而出现昏迷，请问此时应对该患者采取何种抢救措施（　　）

    A. 加用一次胰岛素 　　　　　B. 口服糖水 　　　　　　　　C. 静脉注射 50% 葡萄糖

    D. 静脉注射糖皮质激素 　　　E. 心内注射肾上腺素

X 型题

26. 口服降血糖的药物有（　　）

    A. 精蛋白锌胰岛素 　　　　　B. 格列本脲 　　　　　　　　C. 格列齐特

    D. 苯乙福明 　　　　　　　　E. 阿卡波糖

27. 磺酰脲类降血糖的机制有（　　）

    A. 触发胞吐作用，刺激胰岛素释放

    B. 抑制胰高血糖素的分泌

    C. 降低食物吸收及糖原异生

D. 延缓葡萄糖的吸收

E. 提高靶细胞膜上胰岛素受体的数目和亲和力

28. 双胍类药物的特点有 （　　）

A. 作用时间短

B. 不与蛋白结合，不被代谢，尿中排出

C. 促进组织摄取葡萄糖

D. 抑制胰高血糖素的分泌

E. 主要用于轻症糖尿病患者

29. 对胰岛素可产生急性耐受性的情况有 （　　）

A. 产生抗胰岛素受体抗体

B. 胰岛素受体数目减少

C. 糖尿病患者并发重感染

D. 糖尿病患者并发创伤

E. 糖尿病患者大手术

30. 对胰岛素产生慢性耐受的原因可能有 （　　）

A. 血中抗胰岛素物质增多

B. 肝、肾灭活加快

C. 产生抗胰岛素受体抗体

D. 靶细胞膜上胰岛素受体数目减少

E. 靶细胞膜上葡萄糖转运系统失常

## 二、名词解释

胰岛素抵抗性

## 三、简答题

1. 简述胰岛素的临床适应证。

2. 简述胰岛素增敏剂的药理作用和用途。

3. 试述磺酰脲类口服降血糖药的药理作用及作用机制。

4. 试述胰岛素的不良反应与治疗措施。

# 第三十一章 甲状腺激素与抗甲状腺药

**学习目标**

1. **掌握** 硫脲类抗甲状腺药的药理作用、作用机制及临床应用。

2. **熟悉** 甲状腺激素的生物合成、贮存、释放；甲状腺激素的药理作用及临床应用；硫脲类抗甲状腺药的不良反应，其他抗甲状腺药的特点。

3. **了解** 抗甲状腺药的分类。

## 思维导图

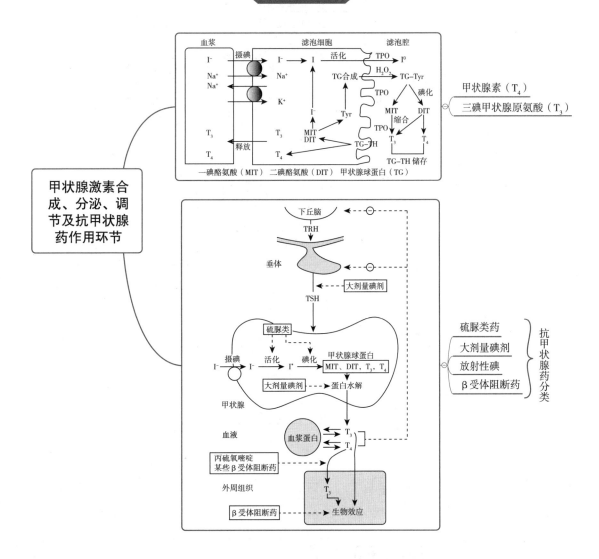

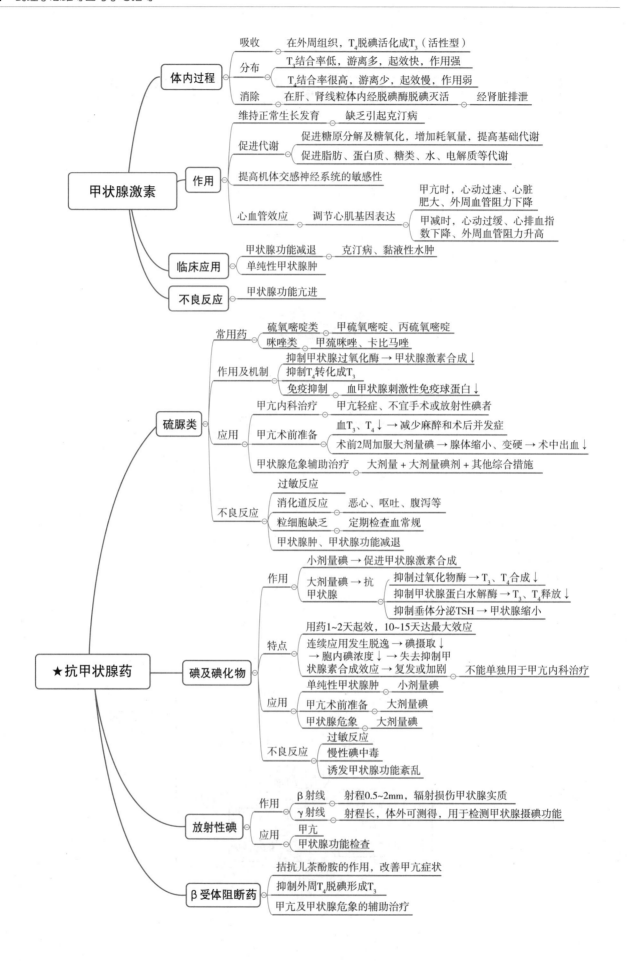

甲状腺激素

- 体内过程
  - 吸收 —— 在外周组织，T₄脱碘活化成T₃（活性型）
  - 分布
    - T₃结合率低，游离多，起效快，作用强
    - T₄结合率很高，游离少，起效慢，作用弱
  - 消除 —— 在肝、肾线粒体内经脱碘酶脱碘灭活 —— 经肾脏排泄
- 作用
  - 维持正常生长发育 —— 缺乏引起克汀病
  - 促进代谢
    - 促进糖原分解及糖氧化，增加耗氧量，提高基础代谢
    - 促进脂肪、蛋白质、糖类、水、电解质等代谢
  - 提高机体交感神经系统的敏感性
  - 心血管效应 —— 调节心肌基因表达
    - 甲亢时，心动过速、心脏肥大、外周血管阻力下降
    - 甲减时，心动过缓、心排血指数下降、外周血管阻力升高
- 临床应用
  - 甲状腺功能减退 —— 克汀病、黏液性水肿
  - 单纯性甲状腺肿
- 不良反应 —— 甲状腺功能亢进

★抗甲状腺药

- 硫脲类
  - 常用药
    - 硫氧嘧啶类 —— 甲硫氧嘧啶、丙硫氧嘧啶
    - 咪唑类 —— 甲巯咪唑、卡比马唑
  - 作用及机制
    - 抑制甲状腺过氧化酶 → 甲状腺激素合成↓
    - 抑制T₄转化成T₃
    - 免疫抑制 —— 血甲状腺刺激性免疫球蛋白↓
  - 应用
    - 甲亢内科治疗 —— 甲亢轻症、不宜手术或放射性碘者
    - 甲亢术前准备
      - 血T₃、T₄↓ → 减少麻醉和术后并发症
      - 术前2周加服大剂量碘 → 腺体缩小、变硬 → 术中出血↓
    - 甲状腺危象辅助治疗 —— 大剂量 + 大剂量碘剂 + 其他综合措施
  - 不良反应
    - 过敏反应
    - 消化道反应 —— 恶心、呕吐、腹泻等
    - 粒细胞缺乏 —— 定期检查血常规
    - 甲状腺肿、甲状腺功能减退
- 碘及碘化物
  - 作用
    - 小剂量碘 → 促进甲状腺激素合成
    - 大剂量碘 → 抗甲状腺
      - 抑制过氧化物酶 → T₃、T₄合成↓
      - 抑制甲状腺蛋白水解酶 → T₃、T₄释放↓
      - 抑制垂体分泌TSH → 甲状腺缩小
  - 特点
    - 用药1~2天起效，10~15天达最大效应
    - 连续应用发生脱逸 → 碘摄取↓ → 胞内碘浓度↓ → 失去抑制甲状腺素合成效应 → 复发或加剧 —— 不能单独用于甲亢内科治疗
  - 应用
    - 单纯性甲状腺肿 —— 小剂量碘
    - 甲亢术前准备 —— 大剂量碘
    - 甲状腺危象 —— 大剂量碘
  - 不良反应
    - 过敏反应
    - 慢性碘中毒
    - 诱发甲状腺功能紊乱
- 放射性碘
  - 作用
    - β射线 —— 射程0.5~2mm，辐射损伤甲状腺实质
    - γ射线 —— 射程长，体外可测得，用于检测甲状腺摄碘功能
  - 应用
    - 甲亢
    - 甲状腺功能检查
- β受体阻断药
  - 拮抗儿茶酚胺的作用，改善甲亢症状
  - 抑制外周T₄脱碘形成T₃
  - 甲亢及甲状腺危象的辅助治疗

答案解析

## 精选习题

一、选择题

A 型题

1. 硫脲类的抗甲状腺作用主要是由于（ ）

    A. 抑制垂体前叶促甲状腺素的分泌

    B. 抑制甲状腺对碘的摄取

    C. 抑制碘离子的氧化与碘化酪氨酸的缩合

    D. 抑制甲状腺球蛋白的水解

    E. 加速甲状腺素的破坏

2. 小剂量碘主要用于（ ）

    A. 呆小病               B. 黏液性水肿              C. 甲状腺功能检查

    D. 甲亢术前准备          E. 单纯性甲状腺肿

3. 能抑制外周组织的 $T_4$ 转变成 $T_3$ 的抗甲状腺药是（ ）

    A. 甲硫氧嘧啶          B. 丙硫氧嘧啶          C. 他巴唑

    D. 卡比马唑            E. 大剂量碘剂

4. 普萘洛尔治疗甲亢主要的机制是（ ）

    A. 抑制甲状腺激素的灭活         B. 抑制甲状腺激素的释放

    C. 阻断 β 受体，改善甲亢的症状     D. 直接破坏甲状腺组织

    E. 加快甲状腺激素的灭活

5. 治疗呆小病的主要药物是（ ）

    A. 他巴唑              B. 卡比马唑           C. 丙硫氧嘧啶

    D. 甲状腺素           E. 大剂量碘剂

6. 甲亢手术前准备宜选用（ ）

    A. 大剂量碘剂单用      B. 大剂量碘剂与硫脲类合用    C. 硫脲类单用

    D. 小剂量碘剂与硫脲类合用     E. 小剂量碘剂单用

7. 丙硫氧嘧啶治疗甲亢的严重不良反应是（ ）

    A. 瘙痒                B. 药疹                C. 粒细胞缺乏

    D. 关节痛             E. 咽痛、喉水肿

8. 碘化物不能单独用于甲亢内科治疗的原因是（ ）

    A. 使甲状腺组织退化          B. 使腺体增大、肥大

    C. 使甲状腺功能减退          D. 使甲状腺功能亢进

    E. 长期应用失去抑制激素合成的效应

9. 甲状腺功能亢进术前给予复方碘溶液的目的是（ ）

    A. 增强患者对手术的耐受性

    B. 使甲状腺腺体变大，便于手术操作

    C. 使甲状腺腺体变小，血管网减少，变韧，利于手术

    D. 抑制呼吸道腺体分泌

    E. 降低血压

10. 单纯甲状腺肿选用 （　　）

    A. 甲状腺激素　　　　　　　B. 甲硫氧嘧啶　　　　　　　C. 丙硫氧嘧啶

    D. 甲巯咪唑　　　　　　　　E. $^{131}$I

11. 丙硫氧嘧啶治疗甲亢患者，基础代谢率恢复正常的时间一般是 （　　）

    A. 1 周　　　　　　　　　　B. 1~3 个月　　　　　　　　C. 6 个月

    D. 9 个月　　　　　　　　　E. 1 年

12. 下列对放射性碘应用的描述，哪一项不正确 （　　）

    A. 广泛用于检查甲状腺功能　　　　　　B. 易致甲状腺功能低下

    C. 不宜手术的甲亢治疗　　　　　　　　D. 手术后复发应用硫脲类药物无效者

    E. 用于治疗甲状腺功能低下

13. 下列哪种疾病禁用甲状腺激素 （　　）

    A. 克汀病　　　　　　　　　B. 呆小病　　　　　　　　　C. 甲状腺危象

    D. 黏液性水肿　　　　　　　E. 单纯性甲状腺肿

14. 宜选用大剂量碘治疗的疾病是 （　　）

    A. 弥漫性甲状腺肿　　　　　B. 结节性甲状腺肿　　　　　C. 黏液性水肿

    D. 轻症甲亢内科治疗　　　　E. 甲状腺危象

15. 甲亢患者手术前服用丙硫氧嘧啶，出现甲状腺腺体肿大的处理措施是 （　　）

    A. 停服硫脲类药物　　　　　B. 减量加服甲状腺素　　　　C. 停药改用甲巯咪唑

    D. 加服大剂量碘剂　　　　　E. 加用放射性碘

B 型题

[16~20]

A. 促进甲状腺素合成　　　　　B. 抑制甲状腺素释放　　　　　C. 损伤甲状腺实质细胞

D. 拮抗儿茶酚胺的效应　　　　E. 抑制甲状腺素合成

16. 硫脲类药物 （　　）

17. 大剂量碘剂 （　　）

18. 放射性碘剂 （　　）

19. 小剂量碘剂 （　　）

20. β 受体阻断药 （　　）

C 型题

21. 女，47 岁。甲状腺切除术后半年，患者出现乏力、怕冷、体重增加食欲不振，$T_3$ 水平明显下降。应选用的治疗药物是 （　　）

    A. 甲状腺素　　　　　　　　B. 普萘洛尔　　　　　　　　C. 糖皮质激素

    D. 丙硫氧嘧啶　　　　　　　E. 复方碘溶液

22. 女，48 岁。甲状腺肿大 3 年。性情急躁、怕热、多汗、心悸，食欲强但消瘦。有哮喘病史。拟行手术治疗，其术前药物准备措施应首选的是 （　　）

    A. 单用复方碘剂

    B. 单用硫脲类药物

    C. 先用硫脲类药物，后加用复方碘剂

    D. 单用普萘洛尔

E. 应用普萘洛尔 + 硫脲类药物

23. 女，35岁。有甲状腺功能亢进病史，经内科治疗好转，近日来因感冒又出现心慌、胸闷不安，睡眠差，心电图显示窦性心动过速。请问对该患者应选用的抗心律失常药为（　　）

　　A. 利多卡因　　　　　　　B. 苯妥英钠　　　　　　　C. 普萘洛尔

　　D. 维拉帕米　　　　　　　E. 普罗帕酮

24. 女，29岁。乏力伴心悸、多汗、手颤、易饿3个月，脾气暴躁，体重下降6.0kg。查体：甲状腺Ⅱ度肿大、质软，心率110次/分，律齐。该患者适宜的治疗药物是（　　）

　　A. 胰岛素　　　　　　　　B. 泼尼松　　　　　　　　C. 口服降血糖药

　　D. $^{131}$I治疗　　　　　　　E. 抗甲状腺药物

X型题

25. 硫脲类药物的临床应用包括（　　）

　　A. 轻症甲亢　　　　　　　B. 儿童甲亢　　　　　　　C. 青少年甲亢

　　D. 甲亢术后复发　　　　　E. 克汀病

26. 大剂量碘的临床应用有（　　）

　　A. 甲亢的术前准备　　　　B. 甲亢的内科治疗　　　　C. 单纯性甲状腺肿

　　D. 甲状腺危象　　　　　　E. 黏液性水肿

27. 放射性碘的临床应用有（　　）

　　A. 甲状腺危象的治疗　　　B. 甲亢的治疗　　　　　　C. 甲亢术前准备

　　D. 呆小病　　　　　　　　E. 甲状腺功能检查

28. 大剂量碘在术前应用的目的是（　　）

　　A. 利于手术进行，减少出血

　　B. 防止术后发生甲状腺危象

　　C. 使甲状腺功能恢复

　　D. 促进垂体分泌TSH

　　E. 使甲状腺组织退化、腺体缩小

29. 硫脲类药物的作用特点有（　　）

　　A. 对已合成的甲状腺激素无作用

　　B. 起效慢，1~3个月基础代谢率才恢复正常

　　C. 可使血清甲状腺激素水平显著下降

　　D. 可使甲状腺组织退化，血管减少，腺体缩小

　　E. 可使腺体增生、增大、充血

二、简答题

1. 试述甲状腺功能亢进术前应用硫脲类药物和碘剂的目的。

2. 试述治疗甲状腺功能亢进的药物有哪几类，其作用机制是什么？举例说明。

3. 试述甲状腺危象的药物治疗及其理论依据。

# 第三十二章 性激素类药、避孕药及影响性功能的药物

学习目标

1. **掌握** 雌激素类、孕激素类和雄激素类药物的临床应用及不良反应。

2. **熟悉** 常用避孕药（主要抑制排卵）的药理作用及不良反应，雌激素、孕激素和雄激素类的药理作用。

3. **了解** 避孕药分类、同化激素的作用、性激素的分泌与调节及其他类型避孕药的特点。

## 思维导图

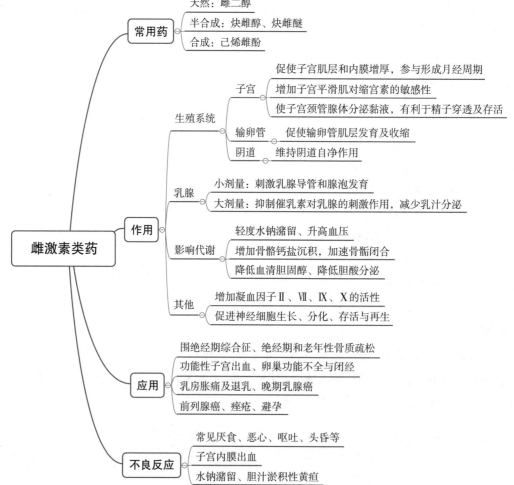

- **雌激素类药**
  - **常用药**
    - 天然：雌二醇
    - 半合成：炔雌醇、炔雌醚
    - 合成：己烯雌酚
  - **作用**
    - 生殖系统
      - 子宫
        - 促使子宫肌层和内膜增厚，参与形成月经周期
        - 增加子宫平滑肌对缩宫素的敏感性
        - 使子宫颈管腺体分泌黏液，有利于精子穿透及存活
      - 输卵管：促使输卵管肌层发育及收缩
      - 阴道：维持阴道自净作用
    - 乳腺
      - 小剂量：刺激乳腺导管和腺泡发育
      - 大剂量：抑制催乳素对乳腺的刺激作用，减少乳汁分泌
    - 影响代谢
      - 轻度水钠潴留、升高血压
      - 增加骨骼钙盐沉积，加速骨骺闭合
      - 降低血清胆固醇、降低胆酸分泌
    - 其他
      - 增加凝血因子 $II$、$VII$、$IX$、$X$ 的活性
      - 促进神经细胞生长、分化、存活与再生
  - **应用**
    - 围绝经期综合征、绝经期和老年性骨质疏松
    - 功能性子宫出血、卵巢功能不全与闭经
    - 乳房胀痛及退乳、晚期乳腺癌
    - 前列腺癌、痤疮、避孕
  - **不良反应**
    - 常见厌食、恶心、呕吐、头昏等
    - 子宫内膜出血
    - 水钠潴留、胆汁淤积性黄疸

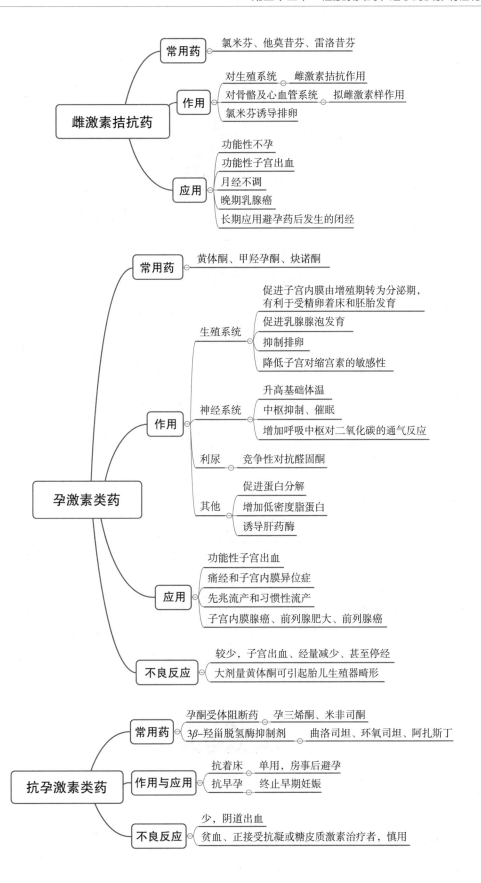

雌激素拮抗药
- 常用药——氯米芬、他莫昔芬、雷洛昔芬
- 作用
  - 对生殖系统——雌激素拮抗作用
  - 对骨骼及心血管系统——拟雌激素样作用
  - 氯米芬诱导排卵
- 应用
  - 功能性不孕
  - 功能性子宫出血
  - 月经不调
  - 晚期乳腺癌
  - 长期应用避孕药后发生的闭经

孕激素类药
- 常用药——黄体酮、甲羟孕酮、炔诺酮
- 作用
  - 生殖系统
    - 促进子宫内膜由增殖期转为分泌期，有利于受精卵着床和胚胎发育
    - 促进乳腺腺泡发育
    - 抑制排卵
    - 降低子宫对缩宫素的敏感性
  - 神经系统
    - 升高基础体温
    - 中枢抑制、催眠
    - 增加呼吸中枢对二氧化碳的通气反应
  - 利尿——竞争性对抗醛固酮
  - 其他
    - 促进蛋白分解
    - 增加低密度脂蛋白
    - 诱导肝药酶
- 应用
  - 功能性子宫出血
  - 痛经和子宫内膜异位症
  - 先兆流产和习惯性流产
  - 子宫内膜腺癌、前列腺肥大、前列腺癌
- 不良反应
  - 较少，子宫出血、经量减少、甚至停经
  - 大剂量黄体酮可引起胎儿生殖器畸形

抗孕激素类药
- 常用药
  - 孕酮受体阻断药——孕三烯酮、米非司酮
  - $3\beta$-羟甾脱氢酶抑制剂——曲洛司坦、环氧司坦、阿扎斯丁
- 作用与应用
  - 抗着床——单用，房事后避孕
  - 抗早孕——终止早期妊娠
- 不良反应
  - 少，阴道出血
  - 贫血、正接受抗凝或糖皮质激素治疗者，慎用

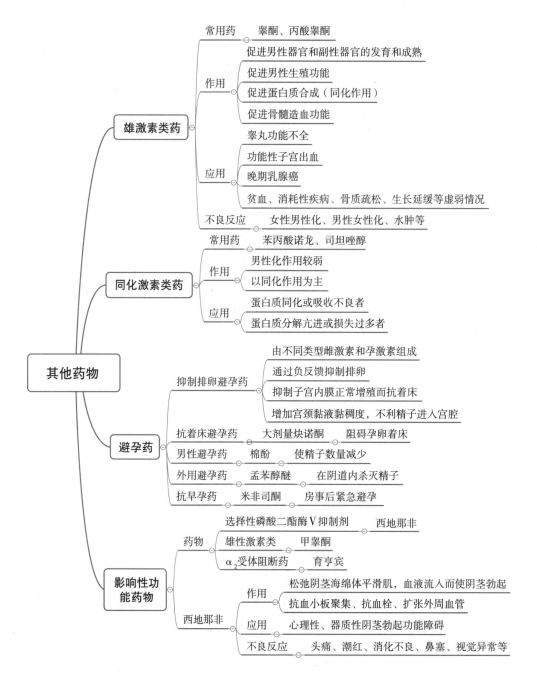

精选习题

一、选择题

A 型题

1. 孕激素避孕的主要环节是（    ）

    A. 抑制排卵　　　　　　　　B. 抑制孕卵着床　　　　　　　C. 杀灭精子

    D. 引起子宫兴奋　　　　　　E. 影响胎盘供血

2. 为促进大手术后的患者体内蛋白质合成，应选择的同化激素是（    ）

    A. 黄体酮　　　　　　　　　B. 甲睾酮　　　　　　　　　C. 炔诺酮

D. 苯丙酸诺龙　　　　　　　　E. 丙酸睾酮

3. 治疗卵巢功能不全与闭经应宜选用（　　）

　　A. 己烯雌酚　　　　　　B. 米非司酮　　　　　　　C. 炔诺酮

　　D. 甲地孕酮　　　　　　E. 甲睾酮

4. 雌激素禁用于（　　）

　　A. 前列腺癌　　　　　　　　　　B. 绝经后乳腺癌

　　C. 有出血倾向的子宫肿瘤　　　　D. 功能性子宫出血

　　E. 青春期痤疮

5. 关于雌激素描述错误的是（　　）

　　A. 增加子宫平滑肌对缩宫素的敏感性

　　B. 可对抗雄激素的作用

　　C. 增加骨骼的钙盐沉积

　　D. 小剂量可促进排卵

　　E. 有轻度水钠潴留和降低血压作用

6. 雌激素和孕激素类药物均可用于治疗（　　）

　　A. 痛经　　　　　　　　B. 围绝经期综合征　　　　C. 功能性子宫出血

　　D. 痤疮　　　　　　　　E. 子宫内膜异位症

7. 氯米芬不能用于（　　）

　　A. 乳房纤维囊性疾病　　B. 晚期乳腺癌　　　　　　C. 闭经

　　D. 卵巢囊肿　　　　　　E. 不育症

8. 对孕激素的作用描述错误的是（　　）

　　A. 妊娠期降低子宫对缩宫素的敏感性

　　B. 使子宫内膜由分泌期转为增殖期

　　C. 抑制排卵

　　D. 有利尿作用

　　E. 促使乳腺腺泡发育

9. 关于雄激素类药的药理作用，描述错误的是（　　）

　　A. 抑制蛋白质合成　　　　　　　B. 水钠潴留

　　C. 抗雌激素作用　　　　　　　　D. 促进男性生殖器官和第二性征的发育

　　E. 刺激骨髓造血功能

10. 治疗前列腺癌宜选用（　　）

　　A. 苯丙酸诺龙　　　　　B. 丙酸睾丸素　　　　　　C. 双醋炔诺酮

　　D. 氯米酚　　　　　　　E. 炔雌醇

11. 主要抑制排卵的避孕药是（　　）

　　A. 甲基睾丸素　　　　　　　　　B. 己烯雌酚

　　C. 大剂量炔诺酮　　　　　　　　D. 雌激素与孕激素的复方制剂

　　E. 前列腺素

12. 孕激素类药物可用于治疗（　　）

　　A. 围绝经期综合征　　　B. 卵巢功能不全　　　　　C. 老年性阴道炎

　　D. 子宫内膜腺癌　　　　E. 乳腺癌

13. 可用于治疗再生障碍性贫血的药物是（ ）

    A. 丙酸睾酮              B. 苯丙酸诺龙          C. 米非司酮

    D. 氯米芬                 E. 雌二醇

14. 治疗老年骨质疏松宜选用（ ）

    A. 糖皮质激素            B. 黄体酮              C. 苯丙酸诺龙

    D. 甲睾酮                 E. 他莫昔芬

15. 治疗阴茎勃起功能障碍的药物是（ ）

    A. 雌二醇               B. 西地那非           C. 黄体酮

    D. 己烯雌酚            E. 苯丙酸诺龙

B 型题

[16～19]

A. 绝经期综合征          B. 痛经                C. 回奶

D. 再生障碍性贫血      E. 子宫内膜腺癌

16. 小剂量雌激素用于（ ）

17. 大剂量雌激素用于（ ）

18. 小剂量孕激素用于（ ）

19. 大剂量孕激素用于（ ）

C 型题

20. 女，35 岁。月经规律，经量多。妇科检查：宫颈呈糜烂状态，宫颈口松，子宫前位，正常大小，首选的避孕方式为（ ）

    A. 口服避孕药           B. 阴茎套             C. 宫内节育器

    D. 安全期避孕          E. 体外排精

21. 女，29 岁。3 个月前剖宫产分娩，现行母乳喂养，首选的避孕方式是（ ）

    A. 口服避孕药           B. 阴茎套             C. 宫内节育器

    D. 安全期避孕          E. 体外排精

X 型题

22. 口服避孕药的禁忌证包括（ ）

    A. 有血栓病史          B. 甲状腺功能减退      C. 重度肝肾功能不全

    D. 不明原因阴道出血    E. 激素依赖型肿瘤

23. 雌激素类药包括（ ）

    A. 雌二醇              B. 炔雌醚             C. 炔诺酮

    D. 己烯雌酚           E. 氯米芬

24. 短效口服避孕药的作用机制是（ ）

    A. 通过负反馈机制抑制下丘脑 - 垂体 - 卵巢轴，使排卵过程受抑

    B. 可能抑制子宫内膜的正常增殖，干扰孕卵着床

    C. 可能影响输卵管的正常活动，使受精卵不能适时到达子宫

    D. 通过负反馈机制抑制下丘脑 - 垂体 - 卵巢轴，使受精过程受抑

    E. 子宫颈黏液变得黏稠，使精子不易进入子宫腔

二、名词解释

同化激素

三、简答题

1. 简述雌激素的主要临床用途。
2. 简述孕激素的主要临床用途。
3. 简述雄激素的主要临床用途。
4. 试述治疗功能性子宫出血的激素类药物分类及作用机制。

# 第三十三章　抗菌药物概论

◉ 学习目标

1. **掌握**　抗菌药物的基本概念及常用术语、抗菌药物的作用机制及代表药物、细菌耐药机制。
2. **熟悉**　化疗药物的概念、抗菌药物的合理应用原则及联合用药的注意事项。
3. **了解**　抗菌药物的发展史以及目前抗菌药物的研究进展。

## 思维导图

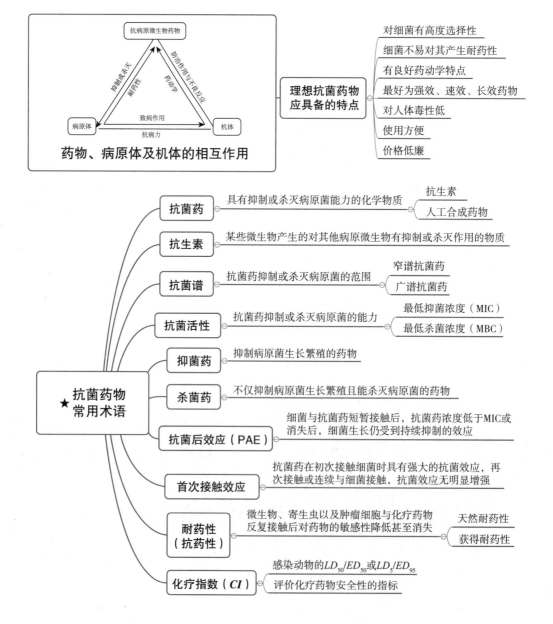

**药物、病原体及机体的相互作用**

理想抗菌药物应具备的特点
- 对细菌有高度选择性
- 细菌不易对其产生耐药性
- 有良好药动学特点
- 最好为强效、速效、长效药物
- 对人体毒性低
- 使用方便
- 价格低廉

★ 抗菌药物常用术语

- 抗菌药——具有抑制或杀灭病原菌能力的化学物质
  - 抗生素
  - 人工合成药物
- 抗生素——某些微生物产生的对其他病原微生物有抑制或杀灭作用的物质
- 抗菌谱——抗菌药抑制或杀灭病原菌的范围
  - 窄谱抗菌药
  - 广谱抗菌药
- 抗菌活性——抗菌药抑制或杀灭病原菌的能力
  - 最低抑菌浓度（MIC）
  - 最低杀菌浓度（MBC）
- 抑菌药——抑制病原菌生长繁殖的药物
- 杀菌药——不仅抑制病原菌生长繁殖且能杀灭病原菌的药物
- 抗菌后效应（PAE）——细菌与抗菌药短暂接触后，抗菌药浓度低于MIC或消失后，细菌生长仍受到持续抑制的效应
- 首次接触效应——抗菌药在初次接触细菌时具有强大的抗菌效应，再次接触或连续与细菌接触，抗菌效应无明显增强
- 耐药性（抗药性）——微生物、寄生虫以及肿瘤细胞与化疗药物反复接触后对药物的敏感性降低甚至消失
  - 天然耐药性
  - 获得耐药性
- 化疗指数（$CI$）——感染动物的$LD_{50}/ED_{50}$或$LD_5/ED_{95}$
  - 评价化疗药物安全性的指标

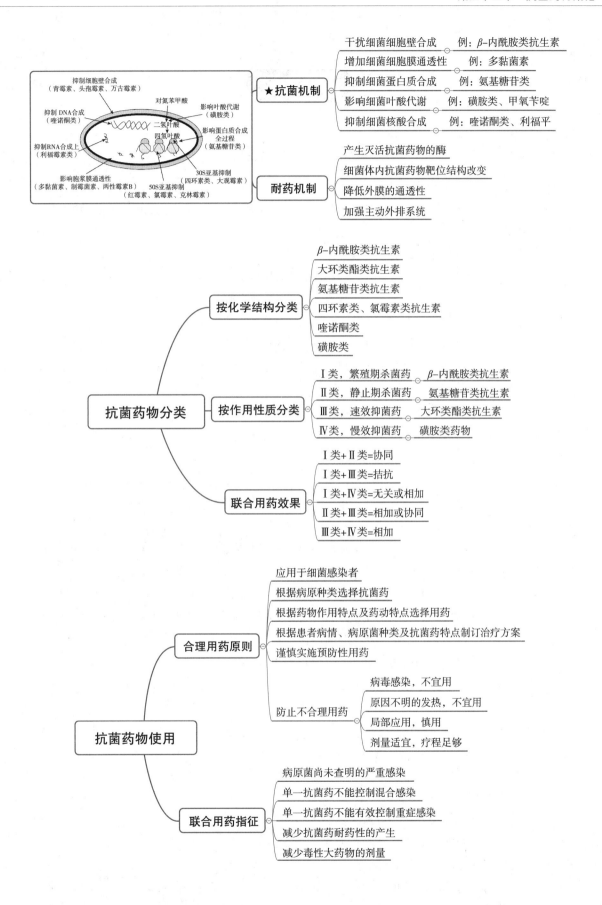

**★抗菌机制**
- 干扰细菌细胞壁合成　　例：β-内酰胺类抗生素
- 增加细菌细胞膜通透性　　例：多黏菌素
- 抑制细菌蛋白质合成　　例：氨基糖苷类
- 影响细菌叶酸代谢　　例：磺胺类、甲氧苄啶
- 抑制细菌核酸合成　　例：喹诺酮类、利福平

**耐药机制**
- 产生灭活抗菌药物的酶
- 细菌体内抗菌药物靶位结构改变
- 降低外膜的通透性
- 加强主动外排系统

**抗菌药物分类**

**按化学结构分类**
- β-内酰胺类抗生素
- 大环类酯类抗生素
- 氨基糖苷类抗生素
- 四环素类、氯霉素类抗生素
- 喹诺酮类
- 磺胺类

**按作用性质分类**
- Ⅰ类，繁殖期杀菌药　　β-内酰胺类抗生素
- Ⅱ类，静止期杀菌药　　氨基糖苷类抗生素
- Ⅲ类，速效抑菌药　　大环类酯类抗生素
- Ⅳ类，慢效抑菌药　　磺胺类药物

**联合用药效果**
- Ⅰ类+Ⅱ类=协同
- Ⅰ类+Ⅲ类=拮抗
- Ⅰ类+Ⅳ类=无关或相加
- Ⅱ类+Ⅲ类=相加或协同
- Ⅲ类+Ⅳ类=相加

**抗菌药物使用**

**合理用药原则**
- 应用于细菌感染者
- 根据病原种类选择抗菌药
- 根据药物作用特点及药动特点选择用药
- 根据患者病情、病原菌种类及抗菌药特点制订治疗方案
- 谨慎实施预防性用药
- 防止不合理用药
  - 病毒感染，不宜用
  - 原因不明的发热，不宜用
  - 局部应用，慎用
  - 剂量适宜，疗程足够

**联合用药指征**
- 病原菌尚未查明的严重感染
- 单一抗菌药不能控制混合感染
- 单一抗菌药不能有效控制重症感染
- 减少抗菌药耐药性的产生
- 减少毒性大药物的剂量

答案解析

精选习题

一、选择题

A 型题

1. 细菌对抗菌药物产生耐药性的可能方式不包括 （　　）
    A. 产生灭活药物的酶　　　　　B. 加强主动外排系统　　　　C. 降低胞浆膜的通透性
    D. 改变胞浆内的酸碱环境　　　E. 降低靶酶对药物的亲和力

2. 青霉素主要的抗菌作用机制是 （　　）
    A. 抑制细菌蛋白质的合成　　　B. 影响细菌叶酸的代谢　　　C. 抑制细菌细胞壁的合成
    D. 抑制细菌 RNA 的合成　　　　E. 抑制细菌 DNA 的合成

3. 磺胺类药物的抗菌作用机制是 （　　）
    A. 抑制细菌蛋白质的合成　　　B. 抑制细菌 DNA 的合成　　C. 抑制细菌细胞壁的合成
    D. 抑制细菌 RNA 的合成　　　　E. 影响细菌叶酸的代谢

4. 庆大霉素的抗菌作用机制是 （　　）
    A. 抑制细菌叶酸的代谢　　　　B. 抑制细菌细胞壁的合成　　C. 抑制细菌蛋白质的合成
    D. 影响细菌胞浆膜的通透性　　E. 影响细菌细胞核的功能

5. 葡萄球菌对青霉素 G 产生耐药性的机制是 （　　）
    A. 产生乙酰转移酶　　　　　　B. 产生 $\beta$ - 内酰胺酶　　　C. 产生磷酸转移酶
    D. 产生核苷酸转移　　　　　　E. 降低胞浆膜的通透性

6. 喹诺酮类抗菌药的抗菌作用机制是 （　　）
    A. 抑制细菌叶酸的代谢　　　　B. 抑制细菌细胞壁的合成　　C. 抑制细菌蛋白质的合成
    D. 影响细菌胞浆膜的通透性　　E. 抑制细菌 DNA 的合成

7. 氯霉素的抗菌作用机制是 （　　）
    A. 抑制细菌叶酸的代谢　　　　B. 抑制细菌细胞壁的合成　　C. 抑制细菌蛋白质的合成
    D. 影响细菌胞浆膜的通透性　　E. 影响细菌细胞核的功能

8. 影响细菌蛋白质合成的药物是 （　　）
    A. 阿莫西林　　　　　　　　　B. 氨苄西林　　　　　　　　C. 多黏菌素
    D. 红霉素　　　　　　　　　　E. 头孢唑林

9. 下列哪种抗菌药物属抑菌药 （　　）
    A. 四环素类　　　　　　　　　B. 青霉素类　　　　　　　　C. 氨基糖苷类
    D. 头孢菌素类　　　　　　　　E. 多黏菌素类

10. 有关细菌耐药性正确的描述 （　　）
    A. 细菌与药物一次接触后，对药物敏感性下降
    B. 细菌与药物多次接触后，对药物敏感性下降甚至消失
    C. 是药物不良反应的一种表现
    D. 是药物对细菌缺乏选择性
    E. 是细菌毒性大

11. 细菌对磺胺药产生耐药性的主要原因是（　　）

    A. 产生水解酶　　　　　　　　B. 产生钝化酶　　　　　　　　C. 改变代谢途径

    D. 改变核糖体结构　　　　　　E. 降低胞浆膜的通透性

12. 下列哪组抗菌药物合用可获协同作用（　　）

    A. 青霉素＋氯霉素　　　　　　B. 青霉素＋四环素　　　　　　C. 头孢菌素＋红霉素

    D. 青霉素＋庆大霉素　　　　　E. 头孢菌素＋氯霉素

13. 评价一种化疗药物的临床价值，主要采用下列哪项指标（　　）

    A. 抗菌谱　　　　　　　　　　B. 抗菌活性　　　　　　　　　C. 最低抑菌浓度

    D. 最低杀菌浓度　　　　　　　E. 化疗指数

14. 下列哪类药物是繁殖期杀菌药（　　）

    A. 头孢菌素类　　　　　　　　B. 氨基糖苷类　　　　　　　　C. 四环素类

    D. 磺胺类　　　　　　　　　　E. 氯霉素类

15. 繁殖期杀菌与静止期杀菌药合用的效果是（　　）

    A. 协同　　　　　　　　　　　B. 相加　　　　　　　　　　　C. 无关

    D. 拮抗　　　　　　　　　　　E. 相减

B 型题

[16 ~ 20]

A. 红霉素　　　　　　　　　　B. 头孢曲松　　　　　　　　　C. 四环素

D. 链霉素　　　　　　　　　　E. 多黏菌素

16. 对蛋白质合成的起始阶段、肽链延伸阶段和终止阶段都有影响的是（　　）

17. 使细菌胞膜的通透性增加，导致细菌死亡的是（　　）

18. 阻碍胞壁黏肽合成的是（　　）

19. 与 50S 亚基结合，抑制转肽作用的是（　　）

20. 与 30S 亚基结合，阻止肽链延伸的是（　　）

X 型题

21. 化疗药物包括（　　）

    A. 抗真菌药　　　　　　　　　B. 抗细菌药　　　　　　　　　C. 抗病毒药

    D. 抗寄生虫药　　　　　　　　E. 抗恶性肿瘤药

22. 采用哪些措施可减少细菌对抗菌药物的耐药性（　　）

    A. 严格掌握抗菌药物的适应证，减少滥用

    B. 给予足够的剂量和疗程

    C. 必要的联合用药

    D. 有计划地轮换用药

    E. 尽量避免局部用药

23. 肾功能损害患者应避免使用下列哪些抗菌药（　　）

    A. 青霉素　　　　　　　　　　B. 万古霉素　　　　　　　　　C. 磺胺类

    D. 两性霉素 B　　　　　　　　E. 氨基糖苷类

24. 肝功能损害患者应避免使用或慎用下列哪些药物（　　）

    A. 红霉素　　　　　　　　　　B. 氯霉素　　　　　　　　　　C. 四环素

    D. 利福平　　　　　　　　　　E. 林可霉素

二、名词解释

1. 抗菌谱

2. 耐药性

3. 抑菌药

4. 杀菌药

5. 化学治疗

6. 抗菌药后效应

7. 化疗指数

三、简答题

1. 简述细菌耐药性产生的主要机制。

2. 抗菌药物抗菌作用主要方式有哪几种？各举一代表药物。

# 第三十四章　人工合成抗菌药

## 学习目标

1. **掌握**　喹诺酮类、磺胺类及甲氧苄啶的抗菌作用、作用机制、临床应用及不良反应。

2. **熟悉**　环丙沙星、左氧氟沙星、莫西沙星的作用特点及临床应用。磺胺类药物的分类，磺胺嘧啶、复方磺胺甲噁唑等的作用特点和临床应用。

3. **了解**　甲硝唑、替硝唑及呋喃妥因、呋喃唑酮的作用特点、临床应用及不良反应。

### 思维导图

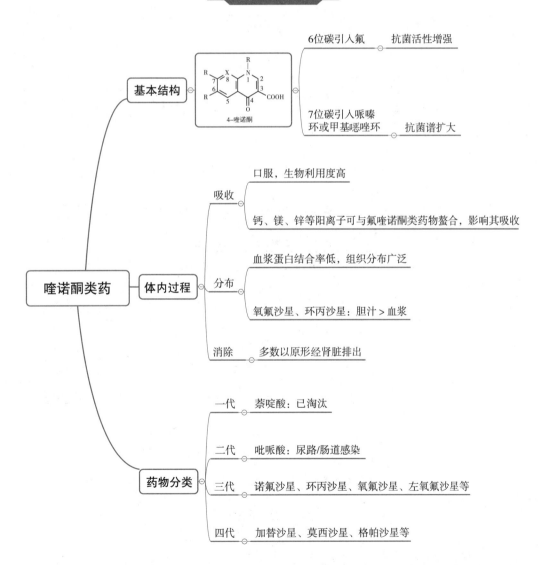

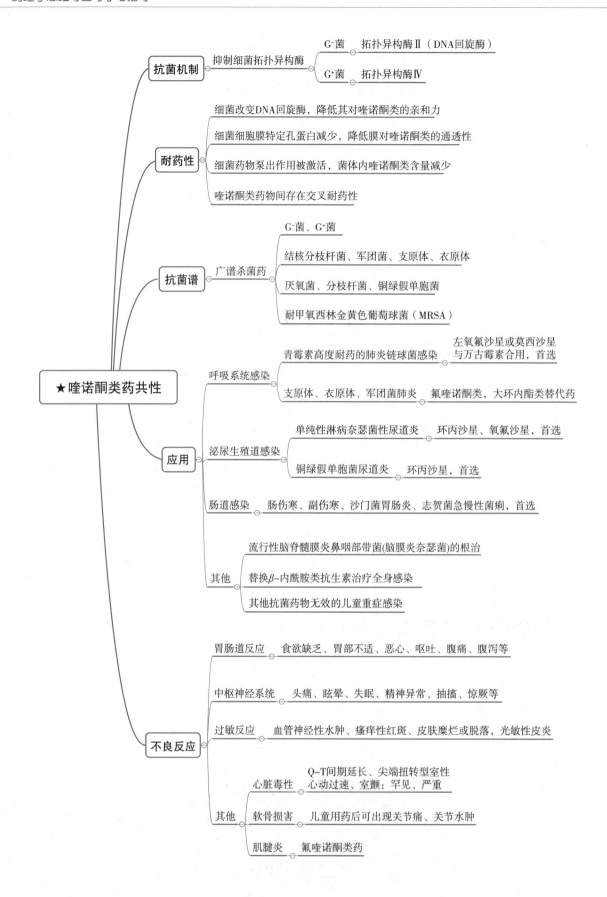

★喹诺酮类药共性

抗菌机制 —— 抑制细菌拓扑异构酶
- G-菌 —— 拓扑异构酶Ⅱ（DNA回旋酶）
- G+菌 —— 拓扑异构酶Ⅳ

耐药性
- 细菌改变DNA回旋酶，降低其对喹诺酮类的亲和力
- 细菌细胞膜特定孔蛋白减少，降低膜对喹诺酮类的通透性
- 细菌药物泵出作用被激活，菌体内喹诺酮类含量减少
- 喹诺酮类药物间存在交叉耐药性

抗菌谱 —— 广谱杀菌药
- G-菌、G+菌
- 结核分枝杆菌、军团菌、支原体、衣原体
- 厌氧菌、分枝杆菌、铜绿假单胞菌
- 耐甲氧西林金黄色葡萄球菌（MRSA）

应用
- 呼吸系统感染
  - 青霉素高度耐药的肺炎链球菌感染 —— 左氧氟沙星或莫西沙星与万古霉素合用，首选
  - 支原体、衣原体、军团菌肺炎 —— 氟喹诺酮类，大环内酯类替代药
- 泌尿生殖道感染
  - 单纯性淋病奈瑟菌性尿道炎 —— 环丙沙星、氧氟沙星，首选
  - 铜绿假单胞菌尿道炎 —— 环丙沙星，首选
- 肠道感染 —— 肠伤寒、副伤寒、沙门菌胃肠炎、志贺菌急慢性菌痢，首选
- 其他
  - 流行性脑脊髓膜炎鼻咽部带菌(脑膜炎奈瑟菌)的根治
  - 替换β-内酰胺类抗生素治疗全身感染
  - 其他抗菌药物无效的儿童重症感染

不良反应
- 胃肠道反应 —— 食欲缺乏、胃部不适、恶心、呕吐、腹痛、腹泻等
- 中枢神经系统 —— 头痛、眩晕、失眠、精神异常、抽搐、惊厥等
- 过敏反应 —— 血管神经性水肿、瘙痒性红斑、皮肤糜烂或脱落，光敏性皮炎
- 其他
  - 心脏毒性 —— Q-T间期延长、尖端扭转型室性心动过速、室颤：罕见、严重
  - 软骨损害 —— 儿童用药后可出现关节痛、关节水肿
  - 肌腱炎 —— 氟喹诺酮类药

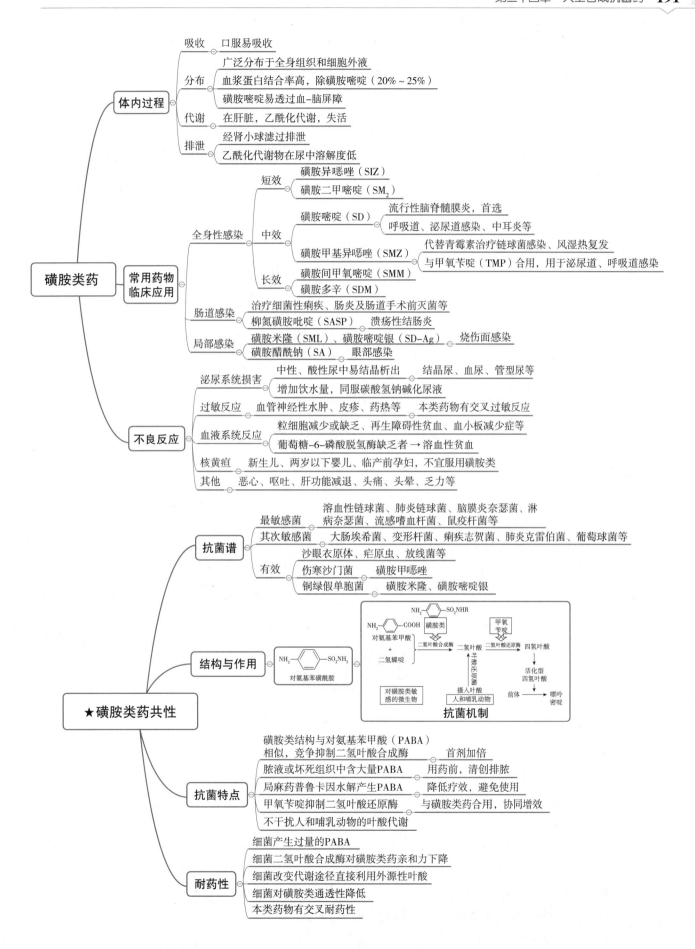

磺胺类药

体内过程
- 吸收　口服易吸收
- 分布
  - 广泛分布于全身组织和细胞外液
  - 血浆蛋白结合率高，除磺胺嘧啶（20%~25%）
  - 磺胺嘧啶易透过血-脑屏障
- 代谢　在肝脏，乙酰化代谢，失活
- 排泄
  - 经肾小球滤过排泄
  - 乙酰化代谢物在尿中溶解度低

常用药物临床应用
- 全身性感染
  - 短效
    - 磺胺异噁唑（SIZ）
    - 磺胺二甲嘧啶（SM₂）
  - 中效
    - 磺胺嘧啶（SD）
      - 流行性脑脊髓膜炎，首选
      - 呼吸道、泌尿道感染、中耳炎等
    - 磺胺甲基异噁唑（SMZ）
      - 代替青霉素治疗链球菌感染、风湿热复发
      - 与甲氧苄啶（TMP）合用，用于泌尿道、呼吸道感染
  - 长效
    - 磺胺间甲氧嘧啶（SMM）
    - 磺胺多辛（SDM）
- 肠道感染
  - 治疗细菌性痢疾、肠炎及肠道手术前灭菌等
  - 柳氮磺胺吡啶（SASP）　溃疡性结肠炎
- 局部感染
  - 磺胺米隆（SML）、磺胺嘧啶银（SD-Ag）　烧伤面感染
  - 磺胺醋酰钠（SA）　眼部感染

不良反应
- 泌尿系统损害
  - 中性、酸性尿中易结晶析出　结晶尿、血尿、管型尿等
  - 增加饮水量，同服碳酸氢钠碱化尿液
- 过敏反应　血管神经性水肿、皮疹、药热等　本类药物有交叉过敏反应
- 血液系统反应
  - 粒细胞减少或缺乏、再生障碍性贫血、血小板减少症等
  - 葡萄糖-6-磷酸脱氢酶缺乏者 → 溶血性贫血
- 核黄疸　新生儿、两岁以下婴儿、临产前孕妇，不宜服用磺胺类
- 其他　恶心、呕吐、肝功能减退、头痛、头晕、乏力等

★磺胺类药共性

抗菌谱
- 最敏感菌　溶血性链球菌、肺炎链球菌、脑膜炎奈瑟菌、淋病奈瑟菌、流感嗜血杆菌、鼠疫杆菌等
- 其次敏感菌　大肠埃希菌、变形杆菌、痢疾志贺菌、肺炎克雷伯菌、葡萄球菌等
- 有效
  - 沙眼衣原体、疟原虫、放线菌等
  - 伤寒沙门菌　磺胺甲噁唑
  - 铜绿假单胞菌　磺胺米隆、磺胺嘧啶银

结构与作用
- 对氨基苯磺酰胺

抗菌特点
- 磺胺类结构与对氨基苯甲酸（PABA）相似，竞争抑制二氢叶酸合成酶　首剂加倍
- 脓液或坏死组织中含大量PABA　用药前，清创排脓
- 局麻药普鲁卡因水解产生PABA　降低疗效，避免使用
- 甲氧苄啶抑制二氢叶酸还原酶　与磺胺类药合用，协同增效
- 不干扰人和哺乳动物的叶酸代谢

耐药性
- 细菌产生过量的PABA
- 细菌二氢叶酸合成酶对磺胺类药亲和力下降
- 细菌改变代谢途径直接利用外源性叶酸
- 细菌对磺胺类通透性降低
- 本类药物有交叉耐药性

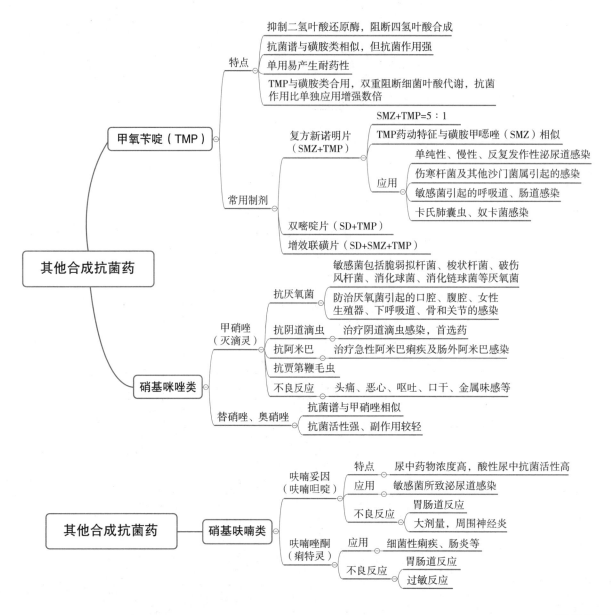

其他合成抗菌药

**甲氧苄啶（TMP）**

特点
- 抑制二氢叶酸还原酶，阻断四氢叶酸合成
- 抗菌谱与磺胺类相似，但抗菌作用强
- 单用易产生耐药性
- TMP与磺胺类合用，双重阻断细菌叶酸代谢，抗菌作用比单独应用增强数倍

常用制剂
- 复方新诺明片（SMZ+TMP）
  - SMZ+TMP=5∶1
  - TMP药动特征与磺胺甲噁唑（SMZ）相似
  - 应用
    - 单纯性、慢性、反复发作性泌尿道感染
    - 伤寒杆菌及其他沙门菌属引起的感染
    - 敏感菌引起的呼吸道、肠道感染
    - 卡氏肺囊虫、奴卡菌感染
- 双嘧啶片（SD+TMP）
- 增效联磺片（SD+SMZ+TMP）

**硝基咪唑类**

甲硝唑（灭滴灵）
- 抗厌氧菌
  - 敏感菌包括脆弱拟杆菌、梭状杆菌、破伤风杆菌、消化球菌、消化链球菌等厌氧菌
  - 防治厌氧菌引起的口腔、腹腔、女性生殖器、下呼吸道、骨和关节的感染
- 抗阴道滴虫　治疗阴道滴虫感染，首选药
- 抗阿米巴　治疗急性阿米巴痢疾及肠外阿米巴感染
- 抗贾第鞭毛虫
- 不良反应　头痛、恶心、呕吐、口干、金属味感等

替硝唑、奥硝唑
- 抗菌谱与甲硝唑相似
- 抗菌活性强、副作用较轻

其他合成抗菌药 — 硝基呋喃类

呋喃妥因（呋喃坦啶）
- 特点　尿中药物浓度高，酸性尿中抗菌活性高
- 应用　敏感菌所致泌尿道感染
- 不良反应
  - 胃肠道反应
  - 大剂量，周围神经炎

呋喃唑酮（痢特灵）
- 应用　细菌性痢疾、肠炎等
- 不良反应
  - 胃肠道反应
  - 过敏反应

◆ 精选习题 ◆

答案解析

**一、选择题**

A 型题

1. 防治流行性脑脊髓膜炎，可首选 （　　）
   A. 磺胺嘧啶　　　　　　　　B. 青霉素 V　　　　　　　　C. 头孢氨苄
   D. 头孢唑酮　　　　　　　　E. 甲氧苄啶

2. 喹诺酮类抑制细菌 DNA 回旋酶的作用位点是 （　　）
   A. 抑制 DNA 回旋酶的水解
   B. 抑制 DNA 回旋酶的解旋
   C. 抑制正超螺旋结构的 DNA 向负超螺旋结构改变
   D. 抑制 DNA 回旋酶四聚体结构

E. 抑制 B 亚基活性

3. 磺胺异噁唑作用机制是与细菌的对氨基苯甲酸竞争（　　）

    A. 二氢叶酸还原酶　　　　　B. 二氢叶酸合成酶　　　　　C. 四氢叶酸还原酶

    D. 一碳单位转移酶　　　　　E. 叶酸还原酶

4. 甲氧苄啶能（　　）

    A. 抑制细菌的转肽酶而影响细菌黏肽合成

    B. 抑制细菌蛋白合成

    C. 抑制细菌 DNA 回旋酶，阻碍 DNA 复制

    D. 抑制细菌二氢叶酸还原酶

    E. 以上都不是

5. 防治磺胺类药物致肾功能损害的方法描述错误是（　　）

    A. 多喝水　　　　　　　　　B. 同服等量碳酸氢钠　　　　C. 禁与碳酸氢钠合用

    D. 无尿或尿少不用　　　　　E. 定期检测尿液

6. 甲氧苄啶与磺胺甲噁唑合用的原因是（　　）

    A. 促进吸收　　　　　　　　B. 促进分布　　　　　　　　C. 减慢排泄

    D. 能互相提高血药浓度　　　E. 因两药药代动力学相似，发挥协同抗菌作用

7. 上呼吸道感染服用磺胺嘧啶时加服碳酸氢钠的目的是（　　）

    A. 增强抗菌疗效

    B. 加快药物吸收速度

    C. 防止过敏反应

    D. 使尿偏碱性，增加药物溶解度

    E. 防止药物排泄过快

8. 可能引起新生儿胆红素脑病的是（　　）

    A. 环丙沙星　　　　　　　　B. 磺胺嘧啶　　　　　　　　C. 呋喃妥因

    D. 甲硝唑　　　　　　　　　E. 甲氧苄啶

9. 细菌对磺胺类药产生耐药性的主要原因是（　　）

    A. 产生水解酶　　　　　　　B. 产生钝化酶　　　　　　　C. 改变代谢途径

    D. 改变胞膜通透性　　　　　E. 改变核糖体结构

10. 既能抗阿米巴原虫，又有抗厌氧菌作用的药（　　）

    A. 环丙沙星　　　　　　　　B. 甲硝唑　　　　　　　　　C. 呋喃妥因

    D. 氨苄西林　　　　　　　　E. 头孢拉定

11. 甲氧苄啶的主要不良反应是（　　）

    A. 肾损伤　　　　　　　　　B. 光毒性　　　　　　　　　C. 叶酸缺乏

    D. 肝毒性　　　　　　　　　E. 肌毒性

12. 血浆蛋白结合率很低，脑脊液中浓度较高的是（　　）

    A. 磺胺嘧啶　　　　　　　　B. 磺胺异噁唑　　　　　　　C. 磺胺甲噁唑

    D. 磺胺米隆　　　　　　　　E. 磺胺醋酰钠

13. 喹诺酮类的耐药机制是（　　）

    A. 细胞膜通透性增加　　　　　　　　B. 细菌细胞壁黏肽合成抑制

    C. 细菌体内药物蓄积减少　　　　　　D. 细菌 DNA 回旋酶突变

  E. 细菌蛋白质合成抑制

14. 喹诺酮类对下列哪一种病原微生物无效 (　　)

  A. 伤寒杆菌       B. 分枝杆菌       C. 真菌

  D. 厌氧菌        E. 军团菌

15. 喹诺酮类药物不宜应用于 (　　)

  A. 溃疡病患者      B. 肝病患者       C. 婴幼儿

  D. 老年人        E. 妇女

16. 喹诺酮类药物抗菌作用特点是 (　　)

  A. 抑制细菌 DNA 回旋酶, 抑制 DNA 复制, 抗菌作用强、广谱

  B. 对人体拓扑异构酶有较大影响

  C. 细菌产生耐药性主要通过质粒介导

  D. 对绿脓杆菌无效

  E. 对革兰阳性菌无效

B 型题

[17 ~ 19]

A. 环丙沙星       B. 磺胺嘧啶银      C. 甲氧苄啶

D. 诺氟沙星       E. 磺胺异噁唑

17. 体外抗菌作用强, 适用于预防烧伤感染的是 (　　)

18. 在尿中不易析出结晶, 适用于泌尿道感染的磺胺药是 (　　)

19. 抗菌谱与磺胺药相似, 可增强磺胺药疗效的是 (　　)

[20 ~ 22]

  A. 环丙沙星      B. 左氧沙星       C. 司帕沙星

  D. 磺胺嘧啶银      E. 磺胺异噁唑

20. 可用于耐异烟肼、耐利福平的结核病患者 (　　)

21. 生物利用度极好, 组织穿透力强, 以原形经尿排泄 (　　)

22. 常与抗菌增效剂合用 (　　)

C 型题

23. 女, 20 岁, 因身体不适来就诊, 发现患有淋病, 因其有青霉素过敏史, 那么应选用 (　　)

  A. 磺胺类       B. 第三代喹诺酮类     C. 第一代头孢菌素

  D. 第二代头孢菌素     E. 第三代头孢菌素

24. 男, 35 岁, 有每日饮酒习惯。因牙龈炎口服甲硝唑, 治疗期间如常饮酒后出现面部潮红、头痛、头晕、胸闷等症状, 最可能的原因是 (　　)

  A. 酒精引起的过敏反应       B. 酒精引起的胃肠道反应

  C. 甲硝唑引起的胃肠道反应      D. 甲硝唑引起的周围神经炎

  E. 双硫仑样反应

25. 女, 26 岁, 因尿频、尿急、尿痛、发热求诊, 用青霉素 G 治疗三天, 疗效不好, 可改用的药物是 (　　)

  A. 林可霉素       B. 红霉素        C. 万古霉素

  D. 磺胺醋酰       E. 氧氟沙星

26. 男, 45 岁。慢性腹泻 6 年。每日大便 3 ~ 4 次, 便中有少量黏液脓血, 抗生素治疗无效。结肠

镜检查：直肠、乙状结肠多发糜烂及浅溃疡。首选的药物是（　　）

　　A. 口服硫唑嘌呤　　　　　　B. 口服柳氮磺吡啶　　　　　C. 静脉应用环孢素

　　D. 口服泼尼松　　　　　　　E. 静脉应用甲泼尼龙

X 型题

27. 喹诺酮类药物具有如下特点（　　）

　　A. 口服吸收好　　　　　　　B. 组织浓度高　　　　　　　C. 不良反应较少

　　D. 抗菌谱广，抗菌力强　　　E. 与其他抗菌药物有交叉耐药性

28. 氟喹诺酮类不良反应包括（　　）

　　A. 中枢神经系统反应　　　　B. 胃肠道反应　　　　　　　C. 过敏反应

　　D. 肝损害　　　　　　　　　E. 关节反应

29. 磺胺类药抗菌作用机制是（　　）

　　A. 抑制核酸代谢

　　B. 减少敏感菌细胞的二氢叶酸合成

　　C. 对氨基苯甲酸的结构类似物

　　D. 不减少人与哺乳动物的二氢叶酸合成

　　E. 与 PABA 竞争二氢叶酸还原酶，干扰叶酸代谢

30. 甲氧苄啶的特点是（　　）

　　A. 单用易引起细菌耐药性　　　　　　B. 常与 SMZ 或 SD 合用

　　C. 抗菌谱和磺胺类药相似　　　　　　D. 长期大剂量可致轻度血常规变化

　　E. 与磺胺药合用，使细菌叶酸代谢遭双重阻断

二、简答题

1. 简述喹诺酮类药物的抗菌作用特点及应用注意。

2. 简述喹诺酮类药物的抗菌作用机制及临床应用。

3. 简述磺胺类药物的主要不良反应。

4. 试述磺胺类药物与甲氧苄啶合用的意义与机制，为什么通常是磺胺甲噁唑与甲氧苄啶合用？

# 第三十五章 β-内酰胺类抗生素

思维导图

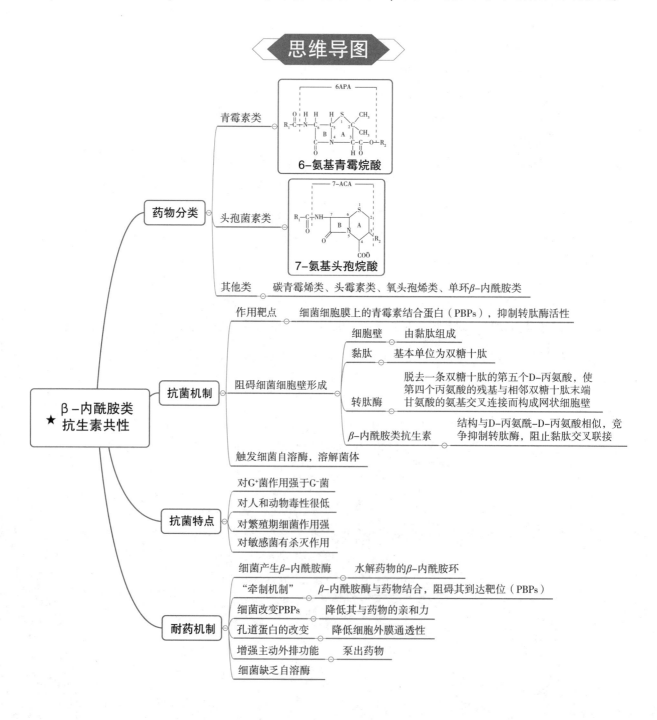

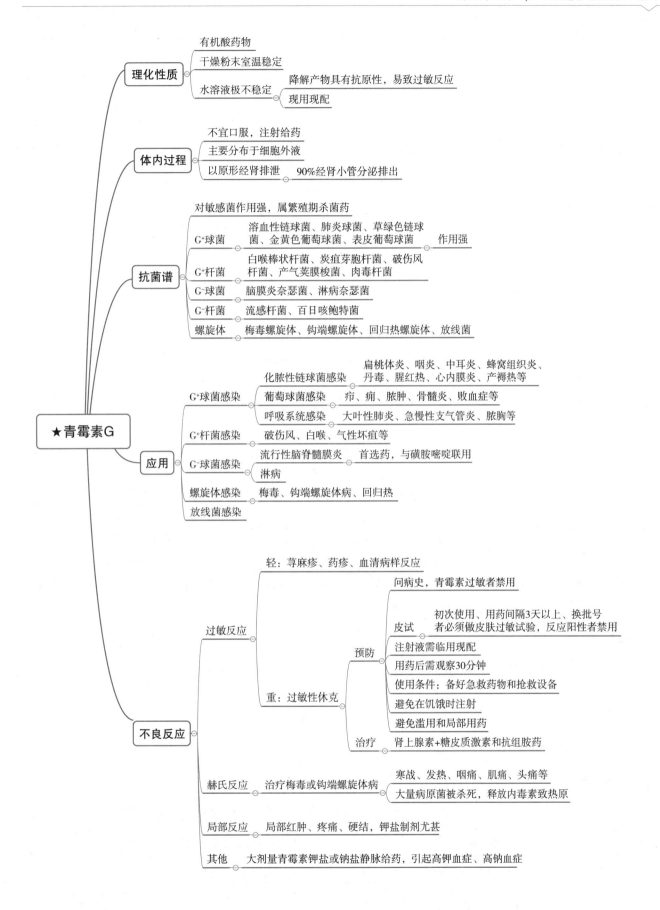

理化性质
- 有机酸药物
- 干燥粉末室温稳定
- 水溶液极不稳定
  - 降解产物具有抗原性，易致过敏反应
  - 现用现配

体内过程
- 不宜口服，注射给药
- 主要分布于细胞外液
- 以原形经肾排泄　90%经肾小管分泌排出

抗菌谱
- 对敏感菌作用强，属繁殖期杀菌药
- G⁺球菌　溶血性链球菌、肺炎球菌、草绿色链球菌、金黄色葡萄球菌、表皮葡萄球菌　作用强
- G⁺杆菌　白喉棒状杆菌、炭疽芽胞杆菌、破伤风杆菌、产气荚膜梭菌、肉毒杆菌
- G⁻球菌　脑膜炎奈瑟菌、淋病奈瑟菌
- G⁻杆菌　流感杆菌、百日咳鲍特菌
- 螺旋体　梅毒螺旋体、钩端螺旋体、回归热螺旋体、放线菌

★青霉素G

应用
- G⁺球菌感染
  - 化脓性链球菌感染　扁桃体炎、咽炎、中耳炎、蜂窝组织炎、丹毒、猩红热、心内膜炎、产褥热等
  - 葡萄球菌感染　疖、痈、脓肿、骨髓炎、败血症等
  - 呼吸系统感染　大叶性肺炎、急慢性支气管炎、脓胸等
- G⁺杆菌感染　破伤风、白喉、气性坏疽等
- G⁻球菌感染
  - 流行性脑脊髓膜炎　首选药，与磺胺嘧啶联用
  - 淋病
- 螺旋体感染　梅毒、钩端螺旋体病、回归热
- 放线菌感染

不良反应
- 过敏反应
  - 轻：荨麻疹、药疹、血清病样反应
  - 重：过敏性休克
    - 预防
      - 问病史，青霉素过敏者禁用
      - 皮试　初次使用、用药间隔3天以上、换批号者必须做皮肤过敏试验，反应阳性者禁用
      - 注射液需临用现配
      - 用药后需观察30分钟
      - 使用条件：备好急救药物和抢救设备
      - 避免在饥饿时注射
      - 避免滥用和局部用药
    - 治疗　肾上腺素+糖皮质激素和抗组胺药
- 赫氏反应　治疗梅毒或钩端螺旋体病
  - 寒战、发热、咽痛、肌痛、头痛等
  - 大量病原菌被杀死，释放内毒素致热原
- 局部反应　局部红肿、疼痛、硬结，钾盐制剂尤甚
- 其他　大剂量青霉素钾盐或钠盐静脉给药，引起高钾血症、高钠血症

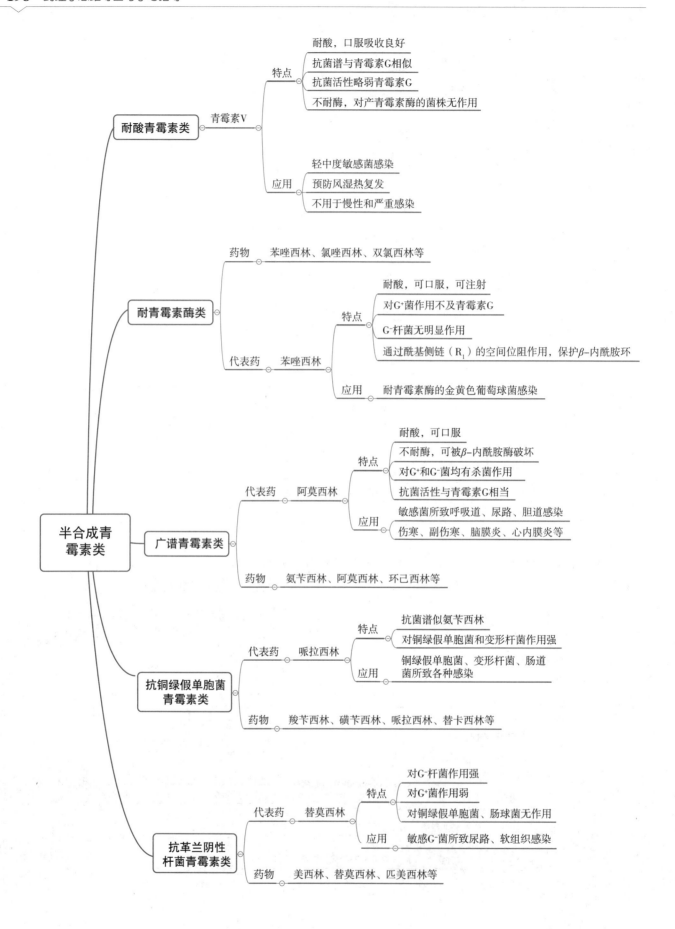

耐酸青霉素类 — 青霉素V
- 特点
  - 耐酸，口服吸收良好
  - 抗菌谱与青霉素G相似
  - 抗菌活性略弱青霉素G
  - 不耐酶，对产青霉素酶的菌株无作用
- 应用
  - 轻中度敏感菌感染
  - 预防风湿热复发
  - 不用于慢性和严重感染

耐青霉素酶类
- 药物：苯唑西林、氯唑西林、双氯西林等
- 代表药 — 苯唑西林
  - 特点
    - 耐酸，可口服，可注射
    - 对G⁺菌作用不及青霉素G
    - G⁻杆菌无明显作用
    - 通过酰基侧链（$R_1$）的空间位阻作用，保护β-内酰胺环
  - 应用：耐青霉素酶的金黄色葡萄球菌感染

半合成青霉素类

广谱青霉素类
- 代表药 — 阿莫西林
  - 特点
    - 耐酸，可口服
    - 不耐酶，可被β-内酰胺酶破坏
    - 对G⁺和G⁻菌均有杀菌作用
    - 抗菌活性与青霉素G相当
  - 应用
    - 敏感菌所致呼吸道、尿路、胆道感染
    - 伤寒、副伤寒、脑膜炎、心内膜炎等
- 药物：氨苄西林、阿莫西林、环己西林等

抗铜绿假单胞菌青霉素类
- 代表药 — 哌拉西林
  - 特点
    - 抗菌谱似氨苄西林
    - 对铜绿假单胞菌和变形杆菌作用强
  - 应用：铜绿假单胞菌、变形杆菌、肠道菌所致各种感染
- 药物：羧苄西林、磺苄西林、哌拉西林、替卡西林等

抗革兰阴性杆菌青霉素类
- 代表药 — 替莫西林
  - 特点
    - 对G⁻杆菌作用强
    - 对G⁺菌作用弱
    - 对铜绿假单胞菌、肠球菌无作用
  - 应用：敏感G⁻菌所致尿路、软组织感染
- 药物：美西林、替莫西林、匹美西林等

**★头孢菌素类**

- 常用药物
  - 第一代
    - 注射制剂 —— 头孢噻吩、头孢噻啶、头孢唑啉、头孢替唑、头孢拉定、头孢匹林等
    - 口服制剂 —— 头孢拉定、头孢氨苄、头孢羟氨苄等
    - 应用 —— G⁺菌所致呼吸道、尿路、皮肤及软组织感染等
  - 第二代
    - 注射制剂 —— 头孢呋辛、头孢孟多、头孢替安、头孢尼西、头孢雷特等
    - 口服制剂 —— 头孢辛酯、头孢克洛等
    - 应用 —— 敏感菌所致呼吸道、胆道、尿路、腹腔、盆腔感染，菌血症
  - 第三代
    - 注射制剂 —— 头孢噻肟、头孢曲松、头孢地嗪、头孢他啶、头孢哌酮、头孢匹胺等
    - 口服制剂 —— 头孢特仑酯、头孢他美酯、头孢克肟、头孢地尼、头孢布烯等
    - 体内过程
      - 分布 —— 前列腺、房水、胆汁、脑脊液中药物浓度高
      - 排泄
        - 多数药物主要经肾排泄
        - 头孢哌酮、头孢曲松主要经胆道排泄
    - 应用 —— 敏感菌所致尿路感染，肺炎、脑膜炎、骨髓炎、败血症等严重感染
  - 第四代
    - 注射制剂 —— 头孢匹罗、头孢吡肟、头孢噻利、头孢利啶、头孢唑兰等
    - 应用 —— 耐药G⁻或G⁺所致严重感染

- 不良反应
  - 过敏反应 —— 皮疹、药热，与青霉素类有交叉过敏
  - 肾毒性 —— 第一代＞第二代＞第三代，第四代未见报道
  - 凝血功能障碍 —— 大剂量头孢孟多、头孢哌酮，干扰体内维生素K的合成
  - 双硫仑样反应 —— 头孢哌酮、头孢曲松、头孢孟多等，与乙醇合用影响乙醇代谢
  - 其他
    - 口服给药：胃肠道反应
    - 静脉给药：静脉炎

- 抗菌特点

| 各代头孢菌素类作用特点比较 | | | | | | | |
|---|---|---|---|---|---|---|---|
| | G⁺菌 | G⁻菌 | 铜绿假单胞菌 | 厌氧菌 | G⁺菌产生的β-内酰胺酶稳定性 | G⁻菌产生的β-内酰胺酶稳定性 | 肾脏毒性 |
| 第一代 | +++ | + | − | − | +++ | + | ++ |
| 第二代 | ++ | ++ | − | + | ++ | ++ | + |
| 第三代 | + | +++ | +++ | + | + | +++ | ± |
| 第四代 | +++ | +++ | +++ | * | +++ | +++ | 未见报道 |

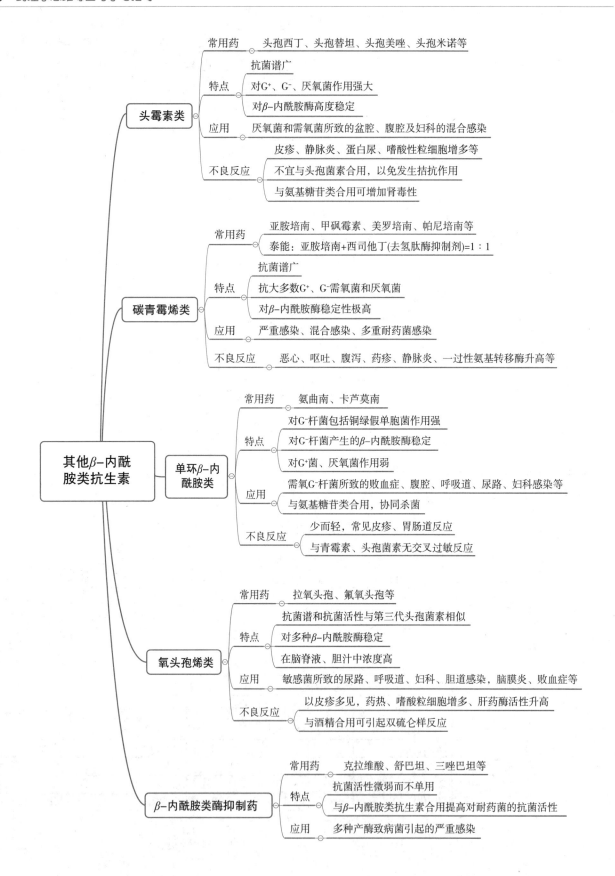

头霉素类
- 常用药　头孢西丁、头孢替坦、头孢美唑、头孢米诺等
- 特点
  - 抗菌谱广
  - 对G⁺、G⁻、厌氧菌作用强大
  - 对β-内酰胺酶高度稳定
- 应用　厌氧菌和需氧菌所致的盆腔、腹腔及妇科的混合感染
- 不良反应
  - 皮疹、静脉炎、蛋白尿、嗜酸性粒细胞增多等
  - 不宜与头孢菌素合用，以免发生拮抗作用
  - 与氨基糖苷类合用可增加肾毒性

碳青霉烯类
- 常用药
  - 亚胺培南、甲砜霉素、美罗培南、帕尼培南等
  - 泰能：亚胺培南+西司他丁(去氢肽酶抑制剂)=1∶1
- 特点
  - 抗菌谱广
  - 抗大多数G⁺、G⁻需氧菌和厌氧菌
  - 对β-内酰胺酶稳定性极高
- 应用　严重感染、混合感染、多重耐药菌感染
- 不良反应　恶心、呕吐、腹泻、药疹、静脉炎、一过性氨基转移酶升高等

其他β-内酰胺类抗生素

单环β-内酰胺类
- 常用药　氨曲南、卡芦莫南
- 特点
  - 对G⁻杆菌包括铜绿假单胞菌作用强
  - 对G⁻杆菌产生的β-内酰胺酶稳定
  - 对G⁺菌、厌氧菌作用弱
- 应用
  - 需氧G⁻杆菌所致的败血症、腹腔、呼吸道、尿路、妇科感染等
  - 与氨基糖苷类合用，协同杀菌
- 不良反应
  - 少而轻，常见皮疹、胃肠道反应
  - 与青霉素、头孢菌素无交叉过敏反应

氧头孢烯类
- 常用药　拉氧头孢、氟氧头孢等
- 特点
  - 抗菌谱和抗菌活性与第三代头孢菌素相似
  - 对多种β-内酰胺酶稳定
  - 在脑脊液、胆汁中浓度高
- 应用　敏感菌所致的尿路、呼吸道、妇科、胆道感染，脑膜炎、败血症等
- 不良反应
  - 以皮疹多见，药热、嗜酸粒细胞增多、肝药酶活性升高
  - 与酒精合用可引起双硫仑样反应

β-内酰胺类酶抑制药
- 常用药　克拉维酸、舒巴坦、三唑巴坦等
- 特点
  - 抗菌活性微弱而不单用
  - 与β-内酰胺类抗生素合用提高对耐药菌的抗菌活性
- 应用　多种产酶致病菌引起的严重感染

答案解析

### 精选习题

一、选择题

A 型题

1. 青霉素最常见和最应警惕的不良反应是（　）

    A. 腹泻、恶心、呕吐　　　　B. 听力减退　　　　　　　C. 过敏反应

    D. 二重感染　　　　　　　　E. 肝肾损害

2. 最易对青霉素 G 产生耐药的病原体是（　）

    A. 肺炎球菌　　　　　　　　B. 金黄色葡萄球菌　　　　C. 炭疽杆菌

    D. 脑膜炎球菌　　　　　　　E. 破伤风杆菌

3. $\beta$-内酰胺类抗生素的作用靶位是（　）

    A. 细菌核糖体 30S 亚基　　　　　　　　B. 细菌核糖体 50S 亚基

    C. 细菌胞浆膜上特殊蛋白 PBPs　　　　　D. 二氢叶酸合成酶

    E. DNA 回旋酶

4. 下列有关青霉素 G 钾盐论述错误的是（　）

    A. 不耐酸，不耐消化酶，口服无效　　　　B. 水溶液在室温下稳定

    C. 肌内注射时易引起局部疼痛，硬结　　　D. 静脉注射剂量过大，易致机体血钾过高

    E. 可引起过敏反应

5. 属于广谱青霉素类的半合成青霉素是（　）

    A. 美西林　　　　　　　　　B. 哌拉西林　　　　　　　C. 甲氧西林

    D. 羧苄西林　　　　　　　　E. 阿莫西林

6. 青霉素所致的过敏性休克首选（　）

    A. 肾上腺素　　　　　　　　B. 糖皮质激素　　　　　　C. 苯海拉明

    D. 苯巴比妥　　　　　　　　E. 去甲肾上腺素

7. $\beta$-内酰胺类抗生素的作用机制为（　）

    A. 抑制细菌蛋白质的合成　　　　　　　　B. 抑制细菌叶酸合成

    C. 增加细菌细胞膜的通透性　　　　　　　D. 抑制细菌细胞壁的合成

    E. 抑制细菌 RNA 合成

8. 主要由于克拉维酸具有下列哪些特点使之与阿莫西林等配伍应用（　）

    A. 抗菌素广　　　　　　　　　　　　　　B. 是广谱 $\beta$-内酰胺酶抑制剂

    C. 可与阿莫西林竞争肾小管分泌　　　　　D. 可使阿莫西林口服吸收更好

    E. 可使阿莫西林用量减少毒性降低

9. 耐青霉素酶的半合成青霉素是（　）

    A. 氨苄西林　　　　　　　　B. 苯唑西林　　　　　　　C. 阿莫西林

    D. 哌拉西林　　　　　　　　E. 羧苄西林

10. 可用于伤寒副伤寒的青霉素类药物（　）

    A. 氨苄西林　　　　　　　　B. 双氯西林　　　　　　　C. 羧苄西林

    D. 苄星青霉素　　　　　　　E. 青霉素 G

11. 对耐药金葡菌感染治疗有效的半合成青霉素是（　　）

    A. 青霉素 V                 B. 羧苄西林               C. 氨苄西林

    D. 苯唑西林                E. 阿莫西林

12. 对头孢菌素描述错误的是（　　）

    A. 第一、第二代药物对肾脏均有毒性

    B. 与青霉素有部分交叉过敏现象

    C. 抗菌作用机制与青霉素类似

    D. 与青霉素类有协同抗菌作用

    E. 第三代药物对革兰阳性菌和革兰阴性菌的作用均比第一、第二代强

13. 细菌对青霉素产生耐药性的主要机制是（　　）

    A. 细菌产生了水解酶              B. 细菌细胞膜对药物通透性改变

    C. 细菌产生了大量对氨基苯甲酸     D. 细菌产生了钝化酶

    E. 细菌的代谢途径改变

14. 具有一定肾毒性的 $\beta$ - 内酰胺抗生素是（　　）

    A. 青霉素 G           B. 耐酶青霉素类        C. 半合成广谱青霉素类

    D. 第一代头孢菌素       E. 第三代头孢菌素

15. 抗铜绿假单胞菌最强的头孢菌素是（　　）

    A. 头孢唑林           B. 头孢他啶          C. 头孢孟多

    D. 头孢噻吩          E. 头孢氨苄

B 型题

[16～19]

    A. 双氯西林          B. 青霉素 V          C. 氨苄西林

    D. 阿莫西林          E. 羧苄西林

16. 可用于大肠埃希菌、变形杆菌等革兰阴性菌感染（　　）

17. 可用于耐青霉素的金葡菌感染（　　）

18. 可用于铜绿假单胞菌感染（　　）

19. 对幽门螺杆菌作用较强（　　）

[20～21]

    A. 青霉素            B. 氯唑西林         C. 头孢他啶

    D. 阿莫西林          E. 克拉维酸

20. 可抑制 $\beta$ - 内酰胺酶的是（　　）

21. 可耐酶、耐酸的半合成抗生素是（　　）

C 型题

22. 男，25 岁。寒战、高热、胸痛、咳嗽、咳铁锈样痰，胸透显示右上肺有片状致密阴影，诊断为大叶性肺炎，首选的治疗药物为（　　）

    A. 庆大霉素          B. 青霉素          C. 红霉素

    D. 头孢噻肟          E. 氨曲南

23. 男，12 岁，咽炎，注射青霉素后 1 分钟，呼吸急促，面部紫绀，心率 130 次/分，血压 60/40mmHg。抢救药物是（　　）

    A. 地塞米松＋去甲肾上腺素     B. 地塞米松＋多巴胺     C. 曲安西龙＋异丙肾上腺素

D. 地塞米松＋肾上腺素          E. 地塞米松＋山莨菪碱

24. 男，25岁，大面积烧伤后绿脓杆菌感染，同时伴肾功能严重损害，应选用药物是（  ）

    A. 庆大霉素              B. 氨苄西林              C. 氯霉素

    D. 羧苄西林              E. 林可霉素

25. 男，40岁，嗜酒，因胆囊炎给予抗菌药物治疗，恰朋友来探望，小酌后有明显的恶心、呕吐、面部潮红，头痛，血压降低，这种现象与下列哪种药物有关（  ）

    A. 四环素              B. 氨苄西林              C. 青霉素

    D. 头孢孟多            E. 氨曲南

X 型题

26. 细菌对抗 β-内酰胺类抗生素，产生耐药的机制是（  ）

    A. 细菌产生 β-内酰胺酶与药物牢固结合      B. PBPs 与抗生素亲和力降低

    C. 细菌的细胞壁或外膜通透性改变          D. 细菌缺少自溶酶

    E. 细菌产生 β-内酰胺酶水解药物

27. 青霉素的体内过程是（  ）

    A. 99% 以原形经尿排泄                  B. 90% 经肾小球滤过，10% 经肾小管分泌

    C. 与丙磺舒竞争经肾小管分泌            D. 无尿患者，青霉素 $t_{1/2}$ 可缩短

    E. 血浆蛋白结合率约为 60%

28. 为防止青霉素过敏反应的发生，应采取的措施是（  ）

    A. 避免局部应用                        B. 详细询问过敏史

    C. 用前进行青霉素皮试                  D. 一旦发生过敏反应，立即换用头孢菌素

    E. 一旦发生过敏反应，立即用肾上腺素抢救

29. 头孢菌素类具有的特点是（  ）

    A. 过敏反应较青霉素类少                B. 对肾脏毒性小

    C. 与青霉素类之间有完全交叉耐药现象    D. 广谱，杀菌力慢

    E. 对 β-内酰胺酶稳定性高

30. 克拉维酸的作用特点是（  ）

    A. 与 β-内酰胺类抗生素合用时抗菌作用减弱

    B. 可与替卡西林配伍

    C. 抗菌谱广、抗菌活性低

    D. 可逆性抑制 β-内酰胺酶

    E. 可与阿莫西林配伍

二、简答题

1. 简述青霉素类与头孢菌素类的共同特点有哪些。

2. β-内酰胺类抗生素耐药性产生的机制有哪些？常用的 β-内酰胺酶抑制剂有哪些？

3. 试述青霉素 G 的不良反应及防治措施。

4. 试比较第一、二、三代头孢菌素的抗菌作用及临床应用特点。

# 第三十六章 大环内酯类、林可霉素类及其他抗生素

## 学习目标

1. **掌握** 大环内酯类、林可霉素类的抗菌作用机制、临床应用及主要不良反应。
2. **熟悉** 万古霉素类抗生素的抗菌作用特点、作用机制、主要临床应用及不良反应。
3. **了解** 大环内酯类常用药物的作用特点，多黏菌素 B 和多黏菌素 E 的抗菌谱、作用机制、临床应用及不良反应。

思维导图

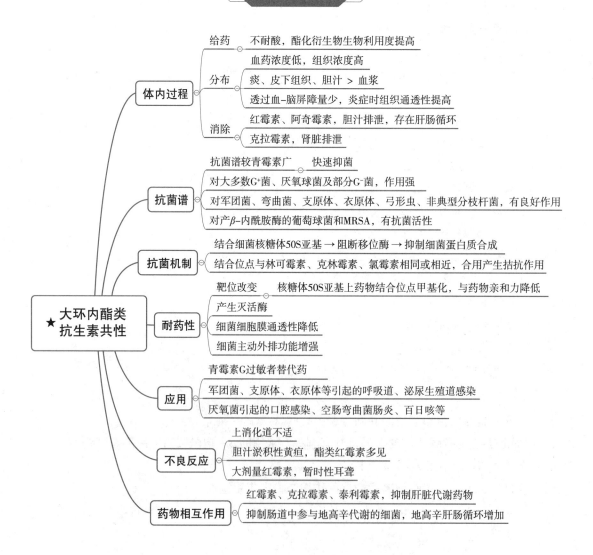

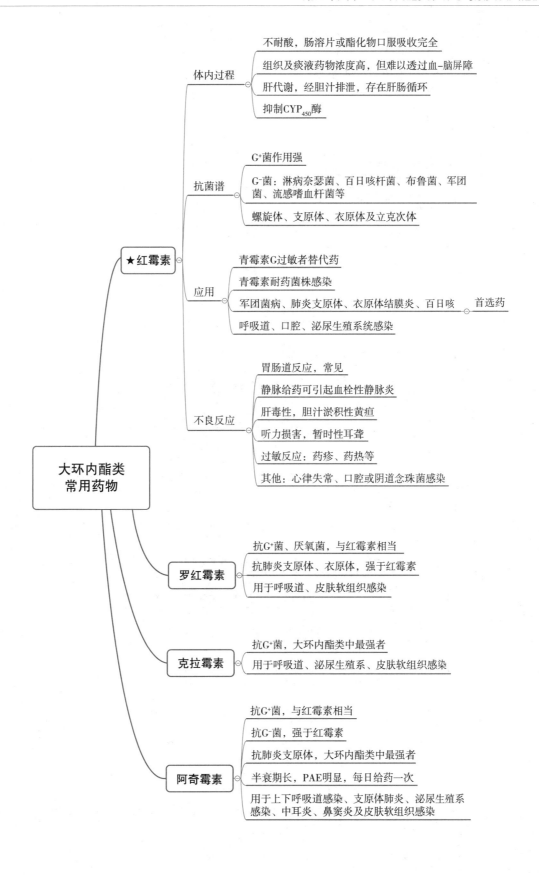

大环内酯类
常用药物

★红霉素

体内过程
- 不耐酸，肠溶片或酯化物口服吸收完全
- 组织及痰液药物浓度高，但难以透过血-脑屏障
- 肝代谢，经胆汁排泄，存在肝肠循环
- 抑制$CYP_{450}$酶

抗菌谱
- $G^+$菌作用强
- $G^-$菌：淋病奈瑟菌、百日咳杆菌、布鲁菌、军团菌、流感嗜血杆菌等
- 螺旋体、支原体、衣原体及立克次体

应用
- 青霉素G过敏者替代药
- 青霉素耐药菌株感染
- 军团菌病、肺炎支原体、衣原体结膜炎、百日咳 —— 首选药
- 呼吸道、口腔、泌尿生殖系统感染

不良反应
- 胃肠道反应，常见
- 静脉给药可引起血栓性静脉炎
- 肝毒性，胆汁淤积性黄疸
- 听力损害，暂时性耳聋
- 过敏反应：药疹、药热等
- 其他：心律失常、口腔或阴道念珠菌感染

罗红霉素
- 抗$G^+$菌、厌氧菌，与红霉素相当
- 抗肺炎支原体、衣原体，强于红霉素
- 用于呼吸道、皮肤软组织感染

克拉霉素
- 抗$G^+$菌，大环内酯类中最强者
- 用于呼吸道、泌尿生殖系、皮肤软组织感染

阿奇霉素
- 抗$G^+$菌，与红霉素相当
- 抗$G^-$菌，强于红霉素
- 抗肺炎支原体，大环内酯类中最强者
- 半衰期长，PAE明显，每日给药一次
- 用于上下呼吸道感染、支原体肺炎、泌尿生殖系感染、中耳炎、鼻窦炎及皮肤软组织感染

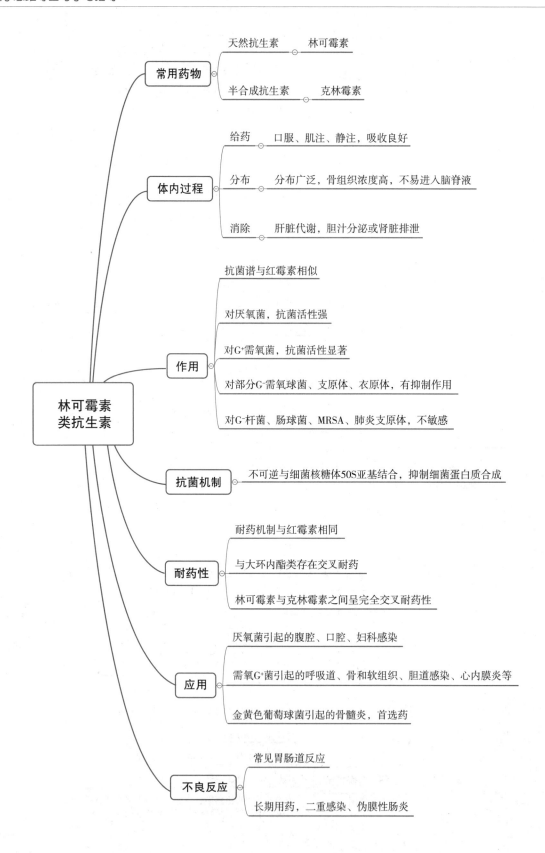

常用药物
  天然抗生素 —○ 林可霉素
  半合成抗生素 —○ 克林霉素

体内过程
  给药 —○ 口服、肌注、静注，吸收良好
  分布 —○ 分布广泛，骨组织浓度高，不易进入脑脊液
  消除 —○ 肝脏代谢，胆汁分泌或肾脏排泄

林可霉素类抗生素

作用
  抗菌谱与红霉素相似
  对厌氧菌，抗菌活性强
  对$G^+$需氧菌，抗菌活性显著
  对部分$G^-$需氧球菌、支原体、衣原体，有抑制作用
  对$G^-$杆菌、肠球菌、MRSA、肺炎支原体，不敏感

抗菌机制 —○ 不可逆与细菌核糖体50S亚基结合，抑制细菌蛋白质合成

耐药性
  耐药机制与红霉素相同
  与大环内酯类存在交叉耐药
  林可霉素与克林霉素之间呈完全交叉耐药性

应用
  厌氧菌引起的腹腔、口腔、妇科感染
  需氧$G^+$菌引起的呼吸道、骨和软组织、胆道感染、心内膜炎等
  金黄色葡萄球菌引起的骨髓炎，首选药

不良反应
  常见胃肠道反应
  长期用药，二重感染、伪膜性肠炎

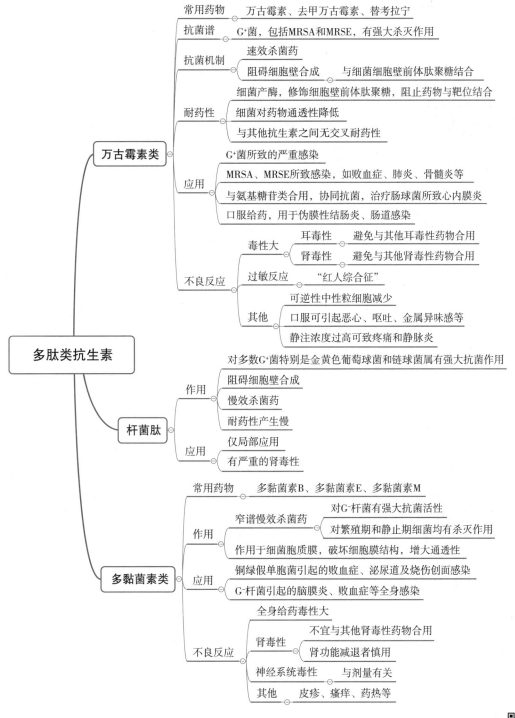

多肽类抗生素
- 万古霉素类
  - 常用药物　万古霉素、去甲万古霉素、替考拉宁
  - 抗菌谱　G⁺菌，包括MRSA和MRSE，有强大杀灭作用
  - 抗菌机制
    - 速效杀菌药
    - 阻碍细胞壁合成　与细菌细胞壁前体肽聚糖结合
  - 耐药性
    - 细菌产酶，修饰细胞壁前体肽聚糖，阻止药物与靶位结合
    - 细菌对药物通透性降低
    - 与其他抗生素之间无交叉耐药性
  - 应用
    - G⁺菌所致的严重感染
    - MRSA、MRSE所致感染，如败血症、肺炎、骨髓炎等
    - 与氨基糖苷类合用，协同抗菌，治疗肠球菌所致心内膜炎
    - 口服给药，用于伪膜性结肠炎、肠道感染
  - 不良反应
    - 毒性大
      - 耳毒性　避免与其他耳毒性药物合用
      - 肾毒性　避免与其他肾毒性药物合用
    - 过敏反应　"红人综合征"
    - 其他
      - 可逆性中性粒细胞减少
      - 口服可引起恶心、呕吐、金属异味感等
      - 静注浓度过高可致疼痛和静脉炎
- 杆菌肽
  - 作用
    - 对多数G⁺菌特别是金黄色葡萄球菌和链球菌属有强大抗菌作用
    - 阻碍细胞壁合成
    - 慢效杀菌药
    - 耐药性产生慢
  - 应用
    - 仅局部应用
    - 有严重的肾毒性
- 多黏菌素类
  - 常用药物　多黏菌素B、多黏菌素E、多黏菌素M
  - 作用
    - 窄谱慢效杀菌药
      - 对G⁻杆菌有强大抗菌活性
      - 对繁殖期和静止期细菌均有杀灭作用
    - 作用于细菌胞质膜，破坏细胞膜结构，增大通透性
  - 应用
    - 铜绿假单胞菌引起的败血症、泌尿道及烧伤创面感染
    - G⁻杆菌引起的脑膜炎、败血症等全身感染
  - 不良反应
    - 全身给药毒性大
    - 肾毒性
      - 不宜与其他肾毒性药物合用
      - 肾功能减退者慎用
    - 神经系统毒性　与剂量有关
    - 其他　皮疹、瘙痒、药热等

**精选习题**

答案解析

一、选择题

A 型题

1. 下列有关红霉素的叙述，错误的是（　）

　　A. 属于大环内酯类抗生素　　　B. 耐酸、口服吸收快而完全　　C. 体内分布广泛

　　D. 难以透过血－脑屏障　　　　E. 主要在肝脏代谢

2. 红霉素临床应用的范围不包括（　　）

    A. 白喉　　　　　　　　　　B. 军团菌　　　　　　　　　　C. 百日咳

    D. 乙型肝炎　　　　　　　　E. 支原体肺炎

3. 在骨组织中浓度较高，并对革兰阳性菌感染有效的药物为（　　）

    A. 氯霉素　　　　　　　　　B. 林可霉素　　　　　　　　C. 链霉素

    D. 磺胺甲噁唑　　　　　　　E. 四环素

4. 对由金黄色葡萄球菌引起的急性骨髓炎，最佳选药应是（　　）

    A. 红霉素　　　　　　　　　B. 庆大霉素　　　　　　　　C. 青霉素 G

    D. 四环素　　　　　　　　　E. 林可霉素

5. 首选用于治疗军团菌病的药物是（　　）

    A. 环丙沙星　　　　　　　　B. 庆大霉素　　　　　　　　C. 青霉素 G

    D. 红霉素　　　　　　　　　E. 林可霉素

6. 属于大环内酯类抗生素的是（　　）

    A. 氟哌酸　　　　　　　　　B. 痢特灵　　　　　　　　　C. 氨苄西林

    D. 妥布霉素　　　　　　　　E. 红霉素

7. 大环内酯类对下述哪类微生物无效（　　）

    A. 革兰阳性菌　　　　　　　B. 革兰阴性球菌　　　　　　C. 大肠埃希菌、变形杆菌

    D. 军团菌　　　　　　　　　E. 衣原体和支原体

8. 林可霉素类可能发生的最严重的不良反应是（　　）

    A. 过敏性休克　　　　　　　B. 肾功能损害　　　　　　　C. 胆汁淤积性黄疸

    D. 永久性耳聋　　　　　　　E. 伪膜性肠炎

9. 红霉素与克林霉素合用可（　　）

    A. 扩大抗菌谱　　　　　　　　　　　　　B. 由于竞争结合部位产生拮抗作用

    C. 增强抗菌活性　　　　　　　　　　　　D. 降低毒性

    E. 以上均不是

10. 下列哪种抗生素静脉给药时易引起血栓性静脉炎（　　）

    A. 头孢噻吩　　　　　　　　B. 林可霉素　　　　　　　　C. 克林霉素

    D. 青霉素　　　　　　　　　E. 红霉素

11. 可引起肝损害的抗生素是（　　）

    A. 吉他霉素　　　　　　　　B. 乙酰螺旋霉素　　　　　　C. 红霉素

    D. 麦迪霉素　　　　　　　　E. 青霉素

12. 革兰阳性菌感染者对青霉素过敏可选用（　　）

    A. 苯唑西林　　　　　　　　B. 红霉素　　　　　　　　　C. 氨苄西林

    D. 羧苄西林　　　　　　　　E. 以上都可用

13. 下列何药用于治疗耐青霉素金黄色葡萄球菌引起的严重感染（　　）

    A. 林可霉素　　　　　　　　B. 万古霉素　　　　　　　　C. 克林霉素

    D. 氨苄西林　　　　　　　　E. 羧苄西林

14. 治疗支原体肺炎宜首选（　　）

    A. 青霉素 G　　　　　　　　B. 红霉素　　　　　　　　　C. 氯霉素

    D. 链霉素　　　　　　　　　E. 以上均不是

15. 抑制细胞壁合成的抗生素是（　　）

　　A. 万古霉素　　　　　　　　B. 红霉素　　　　　　　　C. 麦迪霉素

　　D. 氯霉素　　　　　　　　　E. 林可霉素

B 型题

[16～18]

A. 万古霉素　　　　　　　　　B. 青霉素　　　　　　　　C. 克林霉素

D. 链霉素　　　　　　　　　　E. 四环素

16. 与细菌核蛋白体 50S 亚基结合，抑制蛋白质合成的是（　　）

17. 主要用于治疗骨关节感染的是（　　）

18. 阻碍细菌细胞壁合成，用于治疗耐酶金葡菌引起的严重感染的是（　　）

[19～20]

A. 阿奇霉素　　　　　　　　　B. 青霉素　　　　　　　　C. 多西环素

D. 氧氟沙星　　　　　　　　　E. 头孢曲松

19. 孕妇感染梅毒首选的治疗药物是（　　）

20. 孕妇生殖道感染沙眼衣原体首选的治疗药物是（　　）

C 型题

21. 男，4 岁。因发热、咽痛诊断为急性扁桃体炎，青霉素皮试为阳性，应选用（　　）

　　A. 青霉素 V　　　　　　　　B. 氨苄西林　　　　　　　C. 红霉素

　　D. 阿莫西林　　　　　　　　E. 头孢唑林

22. 男，18 岁，确诊为金葡菌引起的急性骨髓炎，最佳选药应是（　　）

　　A. 红霉素　　　　　　　　　B. 庆大霉素　　　　　　　C. 青霉素 G

　　D. 四环素　　　　　　　　　E. 林可霉素

23. 男，6 岁。受凉后感乏力、咽痛，咳嗽、发热，X 线检查显示肺部多种形态的浸润影，呈阶段性分布，以肺下叶多见。诊断为肺炎支原体肺炎。首选的治疗药物是（　　）

　　A. 青霉素　　　　　　　　　B. 四环素　　　　　　　　C. 万古霉素

　　D. 红霉素　　　　　　　　　E. 链霉素

24. 男，14 岁。发热、干咳伴全身肌瘫 2 天，胸部 X 线片示间质性肺炎，同班级中数人有类似症状。治疗首选的是（　　）

　　A. 头孢唑林　　　　　　　　B. 左氧氟沙星　　　　　　C. 庆大霉素

　　D. 克林霉素　　　　　　　　E. 阿奇霉素

X 型题

25. 不属于大环内酯类的抗生素是（　　）

　　A. 罗红霉素　　　　　　　　B. 克拉霉素　　　　　　　C. 阿奇霉素

　　D. 大观霉素　　　　　　　　E. 多西环素

26. 红霉素体内过程特点有（　　）

　　A. 不耐酸，口服用肠溶糖衣片　　　　　　B. 口服不吸收

　　C. 胆汁中浓度高　　　　　　　　　　　　D. 大部分经肝破坏

　　E. 大部分经肾原形排泄

27. 克林霉素的抗菌谱包括（　　）

　　A. 革兰阴性杆菌　　　　　　B. 耐青霉素金葡菌　　　　C. 革兰阳性球菌

  D. 真菌       E. 多数厌氧菌

28. 红霉素的不良反应有（   ）

  A. 胃肠道反应     B. 肝损害     C. 肾毒性

  D. 心律失常     E. 静脉注射可致血栓性静脉炎

29. 关于大环内酯类抗菌药物说法，正确的是（   ）

  A. 红霉素与克拉霉素都是肝药酶抑制剂

  B. 当静脉快速滴注时，会发生心脏毒性

  C. 作用机制是抑制细菌蛋白质的合成

  D. 克拉霉素、阿奇霉素等属于浓度依赖性抗菌药物

  E. 该类药物在低浓度为抑菌剂，高浓度时可有杀菌作用

## 二、简答题

1. 简述红霉素的临床应用。

2. 简述大环内酯类抗生素的共同特点。

3. 简述林可霉素类抗生素的抗菌作用，作用机制及临床应用。

4. 简述万古霉素类抗生素的特点。

# 第三十七章 氨基糖苷类抗生素

⊚ 学习目标

1. **掌握** 氨基糖苷类抗生素的抗菌作用机制、抗菌谱、临床应用和不良反应。

2. **熟悉** 氨基糖苷类抗生素的分类，氨基糖苷类抗生素的体内过程特点、耐药性；链霉素、庆大霉素、阿米卡星、异帕米星、奈替米星和依替米星等药物的抗菌作用特点及临床应用。

3. **了解** 氨基糖苷类抗生素的理化性质。

◁ 思维导图 ▷

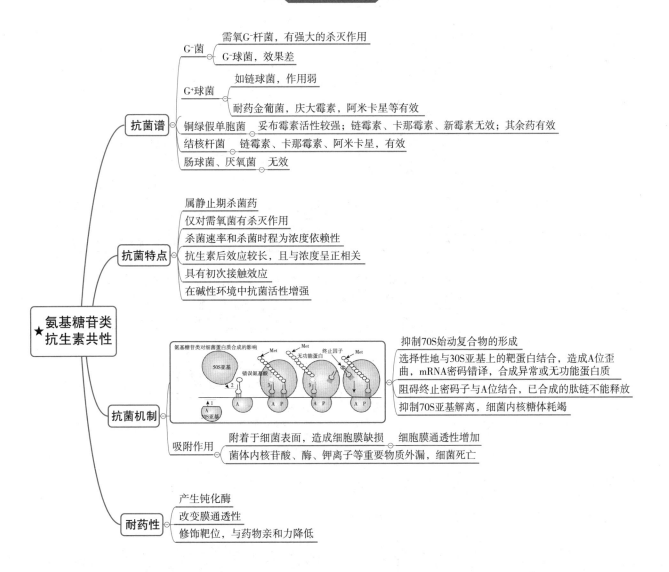

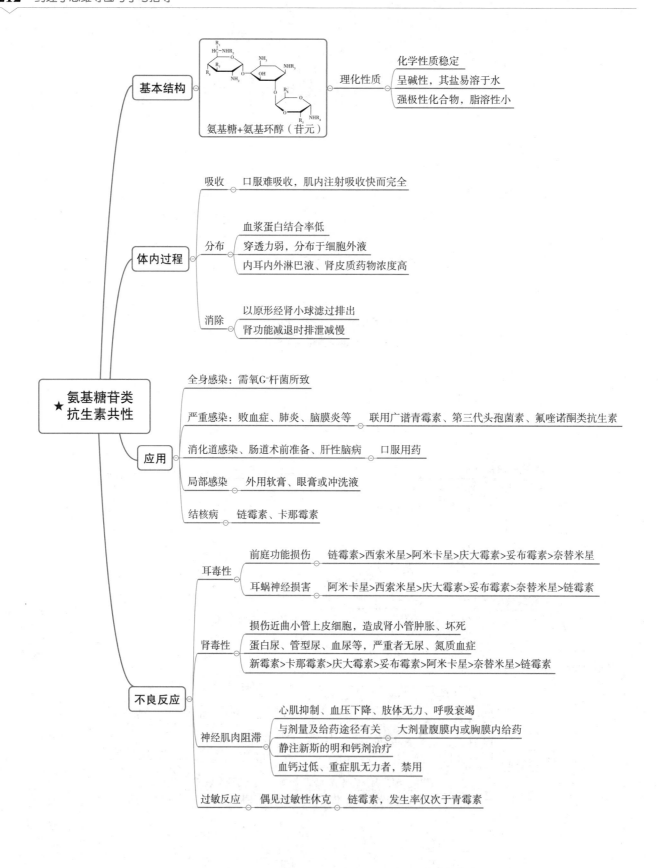

基本结构 ── 氨基糖+氨基环醇（苷元）

理化性质 ── 化学性质稳定
　　　　　　呈碱性，其盐易溶于水
　　　　　　强极性化合物，脂溶性小

★氨基糖苷类抗生素共性

体内过程
- 吸收 ── 口服难吸收，肌内注射吸收快而完全
- 分布 ── 血浆蛋白结合率低
　　　　　穿透力弱，分布于细胞外液
　　　　　内耳内外淋巴液、肾皮质药物浓度高
- 消除 ── 以原形经肾小球滤过排出
　　　　　肾功能减退时排泄减慢

应用
- 全身感染：需氧G⁻杆菌所致
- 严重感染：败血症、肺炎、脑膜炎等 ── 联用广谱青霉素、第三代头孢菌素、氟喹诺酮类抗生素
- 消化道感染、肠道术前准备、肝性脑病 ── 口服用药
- 局部感染 ── 外用软膏、眼膏或冲洗液
- 结核病 ── 链霉素、卡那霉素

不良反应
- 耳毒性
  - 前庭功能损伤 ── 链霉素>西索米星>阿米卡星>庆大霉素>妥布霉素>奈替米星
  - 耳蜗神经损害 ── 阿米卡星>西索米星>庆大霉素>妥布霉素>奈替米星>链霉素
- 肾毒性
  - 损伤近曲小管上皮细胞，造成肾小管肿胀、坏死
  - 蛋白尿、管型尿、血尿等，严重者无尿、氮质血症
  - 新霉素>卡那霉素>庆大霉素>妥布霉素>阿米卡星>奈替米星>链霉素
- 神经肌肉阻滞
  - 心肌抑制、血压下降、肢体无力、呼吸衰竭
  - 与剂量及给药途径有关 ── 大剂量腹膜内或胸膜内给药
  - 静注新斯的明和钙剂治疗
  - 血钙过低、重症肌无力者，禁用
- 过敏反应 ── 偶见过敏性休克 ── 链霉素，发生率仅次于青霉素

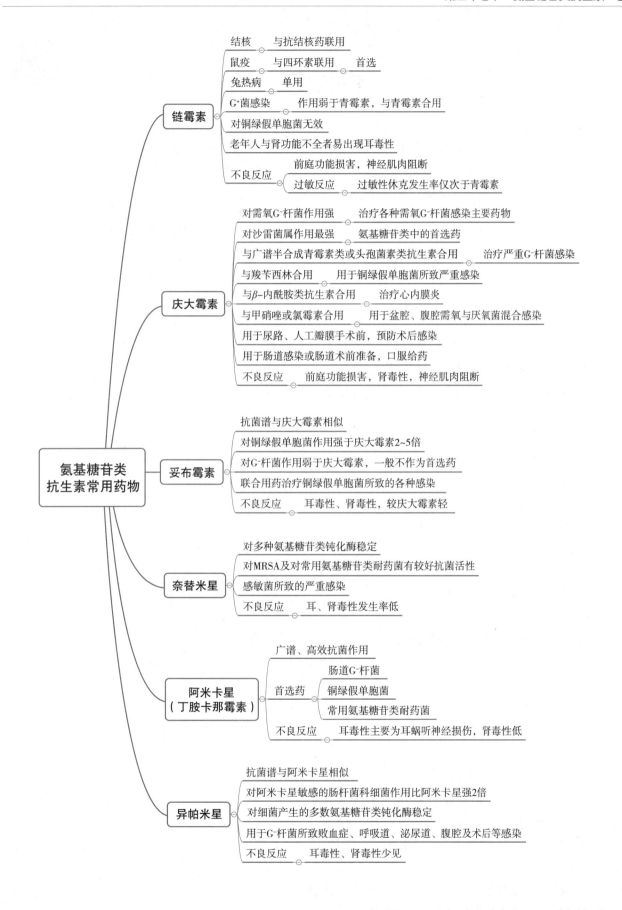

氨基糖苷类抗生素常用药物

链霉素
- 结核　与抗结核药联用
- 鼠疫　与四环素联用　首选
- 兔热病　单用
- G⁺菌感染　作用弱于青霉素，与青霉素合用
- 对铜绿假单胞菌无效
- 老年人与肾功能不全者易出现耳毒性
- 不良反应
  - 前庭功能损害，神经肌肉阻断
  - 过敏反应　过敏性休克发生率仅次于青霉素

庆大霉素
- 对需氧G⁻杆菌作用强　治疗各种需氧G⁻杆菌感染主要药物
- 对沙雷菌属作用最强　氨基糖苷类中的首选药
- 与广谱半合成青霉素类或头孢菌素类抗生素合用　治疗严重G⁻杆菌感染
- 与羧苄西林合用　用于铜绿假单胞菌所致严重感染
- 与β-内酰胺类抗生素合用　治疗心内膜炎
- 与甲硝唑或氯霉素合用　用于盆腔、腹腔需氧与厌氧菌混合感染
- 用于尿路、人工瓣膜手术前，预防术后感染
- 用于肠道感染或肠道术前准备，口服给药
- 不良反应　前庭功能损害，肾毒性，神经肌肉阻断

妥布霉素
- 抗菌谱与庆大霉素相似
- 对铜绿假单胞菌作用强于庆大霉素2~5倍
- 对G⁻杆菌作用弱于庆大霉素，一般不作为首选药
- 联合用药治疗铜绿假单胞菌所致的各种感染
- 不良反应　耳毒性、肾毒性，较庆大霉素轻

奈替米星
- 对多种氨基糖苷类钝化酶稳定
- 对MRSA及对常用氨基糖苷类耐药菌有较好抗菌活性
- 感敏菌所致的严重感染
- 不良反应　耳、肾毒性发生率低

阿米卡星（丁胺卡那霉素）
- 广谱、高效抗菌作用
- 首选药
  - 肠道G⁻杆菌
  - 铜绿假单胞菌
  - 常用氨基糖苷类耐药菌
- 不良反应　耳毒性主要为耳蜗听神经损伤，肾毒性低

异帕米星
- 抗菌谱与阿米卡星相似
- 对阿米卡星敏感的肠杆菌科细菌作用比阿米卡星强2倍
- 对细菌产生的多数氨基糖苷类钝化酶稳定
- 用于G⁻杆菌所致败血症、呼吸道、泌尿道、腹腔及术后等感染
- 不良反应　耳毒性、肾毒性少见

答案解析

## 精选习题

一、选择题

A 型题

1. 关于氨基糖苷类抗生素的叙述，不正确的是（　　）
    A. 口服易吸收
    B. 主要以原形经肾小球滤过排出
    C. 主要作用范围为需氧 G⁻杆菌
    D. 作用机制为抑制细菌蛋白质的合成
    E. 主要不良反应有耳毒性、肾损害等

2. 细菌对氨基糖苷类抗生素产生耐药性的主要原因是（　　）
    A. 细菌产生了水解酶
    B. 细菌加强主动流出系统
    C. 细菌产生了钝化酶
    D. 细菌的代谢途径发生改变
    E. 细菌产生了大量的 PABA

3. 对耳、肾均有明显毒性的抗生素为（　　）
    A. 红霉素
    B. 链霉素
    C. 氯霉素
    D. 四环素
    E. 青霉素

4. 庆大霉素与速尿合用时可引起（　　）
    A. 抗菌作用增强
    B. 肾毒性减轻
    C. 利尿作用增强
    D. 耳毒性加重
    E. 肾毒性加重

5. 氨基糖苷类抗生素用于治疗泌尿系感染主要是因为（　　）
    A. 对尿道感染常见的致病菌敏感
    B. 主要以原形由肾排出
    C. 使肾皮质激素分泌增加
    D. 对肾毒性低
    E. 尿碱化可提高疗效

6. 在氨基糖苷类抗生素引起的不良反应中，钙剂具有治疗意义的有（　　）
    A. 耳蜗神经损害
    B. 肾损害
    C. 过敏反应
    D. 神经 - 肌肉传导阻滞
    E. 前庭功能障碍

7. 治疗鼠疫的首选药物是（　　）
    A. 链霉素
    B. 四环素
    C. 罗红霉素
    D. 氯霉素
    E. 头孢他啶

8. 氨基糖苷类抗生素的不良反应不包括（　　）
    A. 神经肌肉阻断作用
    B. 过敏反应
    C. 二重感染
    D. 肾毒性
    E. 耳毒性

9. 可用于治疗结核病的氨基糖苷类抗生素是（　　）
    A. 妥布霉素
    B. 链霉素
    C. 奈替米星
    D. 庆大霉素
    E. 阿米卡星

10. 抢救链霉素过敏性休克首选药物是（　　）
    A. 地塞米松
    B. 地高辛
    C. 苯海拉明

D. 肾上腺素　　　　　　　　E. 去甲肾上腺素

11. 下列氨基糖苷类抗生素，耳、肾毒性最低的是（　　）

  A. 阿米卡星　　　　　　　B. 庆大霉素　　　　　　　C. 妥布霉素

  D. 链霉素　　　　　　　　E. 奈替米星

12. 氨基糖苷类抗生素对哪类细菌不敏感（　　）

  A. $G^+$ 球菌　　　　　　　B. 耐甲氧西林金葡菌　　　C. 厌氧菌

  D. 沙门菌属　　　　　　　E. 需氧 $G^-$ 杆菌

13. 氨基糖苷类抗生素的作用机制是（　　）

  A. 抑制细菌细胞壁的合成　　　　　　B. 抑制细菌蛋白质的合成

  C. 抑制细菌 DNA 的合成　　　　　　　D. 抑制细菌 RNA 的合成

  E. 抑制细菌叶酸的代谢

14. 治疗对其他氨基糖苷类抗生素产生耐药的 $G^-$ 杆菌感染可选用（　　）

  A. 庆大霉素　　　　　　　B. 奈替米星　　　　　　　C. 链霉素

  D. 阿米卡星　　　　　　　E. 妥布霉素

15. 下列哪项不是氨基糖苷类共同的特点（　　）

  A. 由氨基糖分子和非糖部分的苷元结合而成

  B. 化学性质稳定，呈碱性，其盐易溶于水

  C. 对革兰阳性菌具有高度抗菌活性

  D. 对革兰阴性需氧杆菌具有高度抗菌活性

  E. 与核蛋白体 30S 亚基结合，抑制蛋白质合成的杀菌剂

16. 氨基糖苷类药物在体内分布浓度较高的部位是（　　）

  A. 细胞内液　　　　　　　B. 血液　　　　　　　　　C. 肾脏皮质

  D. 脑脊液　　　　　　　　E. 结核病灶的空洞中

17. 氨基糖苷类抗生素消除的主要途径（　　）

  A. 以原形经肾小球滤过排出　B. 经肾小管分泌排出　　　C. 经肝微粒体酶氧化灭活

  D. 经乙酰化灭活　　　　　　E. 与葡萄糖醛酸结合后肾排

18. 过敏性休克发生率最高的氨基糖苷类抗生素（　　）

  A. 庆大霉素　　　　　　　B. 妥布霉素　　　　　　　C. 阿米卡星

  D. 卡那霉素　　　　　　　E. 链霉素

19. 用于缓解链霉素急性毒性反应症状的药物为（　　）

  A. 肾上腺素　　　　　　　B. 氢化可的松　　　　　　C. 苯海拉明

  D. 葡萄糖酸钙　　　　　　E. 麻黄碱

20. 氨基糖苷类抗生素诱发肌松弛后应该采用下列哪种药物解救（　　）

  A. 新斯的明　　　　　　　B. 筒箭毒碱　　　　　　　C. 琥珀酰胆碱

  D. 毛果芸香碱　　　　　　E. 阿托品

B 型题

［21～23］

A. 多西环素　　　　　　　B. 红霉素　　　　　　　　C. 庆大霉素

D. 磺胺嘧啶　　　　　　　E. 磺胺异噁唑

21. 治疗立克次体感染选用（　　）

22. 治疗铜绿假单胞菌感染选用 （　　）

23. 治疗支原体肺炎选用 （　　）

C 型题

24. 女，28 岁，因发热原因不明入院，经实验室检查诊断为草绿色链球菌引起的细菌性心内膜炎，应选择的治疗方案是 （　　）

    A. 红霉素 + 青霉素 G　　　　B. 庆大霉素 + 青霉素 G　　　　C. 链霉素 + 青霉素 G

    D. 氨苄西林 + 阿莫西林　　　E. 阿米卡星 + 妥布霉素

25. 女，26 岁，因大面积烧伤并绿脓杆菌感染，选用羧苄西林治疗，应注意不能与下列何药混合注射 （　　）

    A. 青霉素 G　　　　　　　　B. 庆大霉素　　　　　　　　C. 磺胺嘧啶

    D. 头孢他啶　　　　　　　　E. 红霉素

26. 女，23 岁，急性泌尿系感染，用链霉素治疗同时还可加用下列哪种药，以增加疗效 （　　）

    A. 维生素 $B_6$　　　　　　　B. 碳酸氢钠　　　　　　　　C. 碳酸钙

    D. 维生素 C　　　　　　　　E. 氯化铵

27. 女，30 岁，用链霉素治疗泌尿系感染 3 天，疗效不好，可改用的药物是 （　　）

    A. 新霉素　　　　　　　　　B. 氧氟沙星　　　　　　　　C. 红霉素

    D. 氯霉素　　　　　　　　　E. 林可霉素

X 型题

28. 氨基糖苷类抗生素的共性有 （　　）

    A. 口服难吸收　　　　　　　B. 易进入细胞　　　　　　　C. 主要用于革兰阴性杆菌感染

    D. 主要消除途径为肝代谢　　E. 由氨基环醇和氨基糖分子结合而成

29. 氨基糖苷类抗生素的作用机制 （　　）

    A. 阻止 70S 核蛋白体解离

    B. 抑制 70S 始动复合物的形成

    C. 选择性地与 30S 亚基结合

    D. 附着于细菌体表面使细胞壁通透性增加，导致细菌死亡

    E. 阻止终止因子与核蛋白体 A 位结合，已合成的肽链不能释放

30. 氨基糖苷类抗生素的不良反应包括 （　　）

    A. 二重感染　　　　　　　　B. 耳、肾毒性　　　　　　　C. 神经肌肉阻断作用

    D. 过敏反应　　　　　　　　E. 骨髓抑制

31. 关于氨基糖苷类抗生素引起肾毒性正确的是 （　　）

    A. 主要影响肾小球

    B. 与药物和血浆蛋白结合多、排泄慢有关

    C. 与其他肾毒性药物合用时易发生肾功能损害

    D. 肾皮质药物浓度蓄积越高，对肾毒性越大

    E. 与药物主要经肾排泄并在肾蓄积有关

32. 符合庆大霉素的叙述是 （　　）

    A. 口服不吸收　　　　　　　　　　　　　B. 对铜绿假单胞菌无效

    C. 主要用于革兰阴性杆菌感染　　　　　　D. 在碱性环境中抗菌活性增强

    E. 口服给药可用于肠道感染

二、简答题

1. 简述氨基糖苷类的主要抗菌谱和临床应用范围。

2. 怎样预防氨基糖苷类抗生素的耳毒性?

3. 氨基糖苷类抗生素主要不良反应有哪些?

4. 试述氨基糖苷类抗生素的共同特点。

# 第三十八章　四环素类及氯霉素类抗生素

◎ 学习目标

　　1. 掌握　四环素类抗生素的抗菌作用与机制、临床应用及不良反应。

　　2. 熟悉　四环素类抗生素的体内过程特点、耐药性；四环素、米诺霉素、多西环素、美他环素和替加环素等的抗菌作用特点及其临床应用；氯霉素体内过程特点、抗菌作用及机制、耐药性、临床应用和不良反应。

　　3. 了解　甲砜霉素的抗菌作用、临床应用及不良反应。

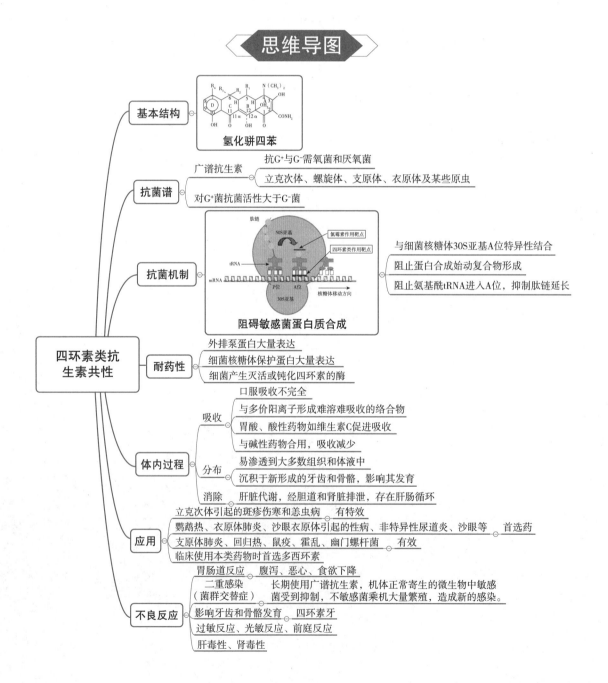

思维导图

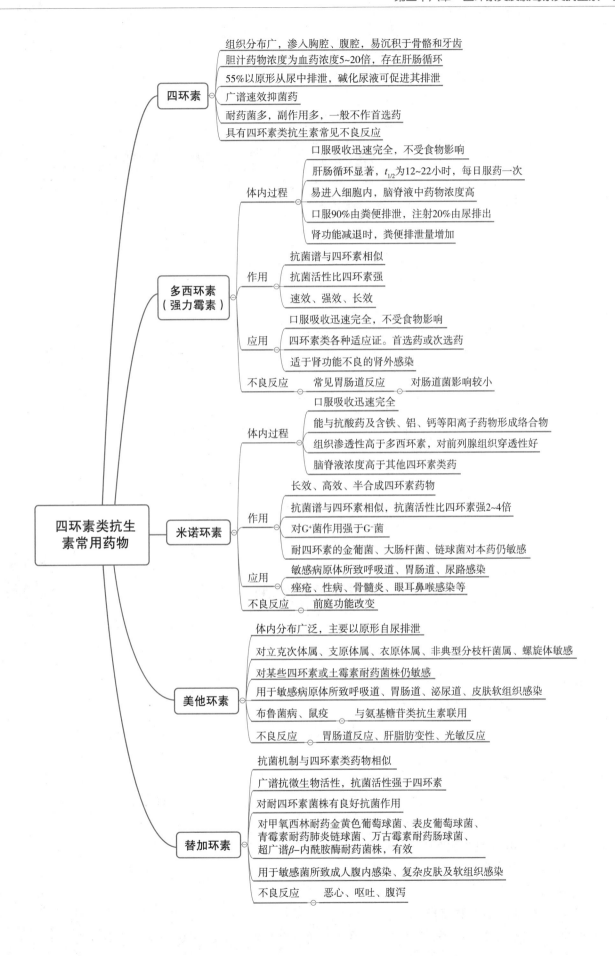

组织分布广，渗入胸腔、腹腔，易沉积于骨骼和牙齿

胆汁药物浓度为血药浓度5~20倍，存在肝肠循环

55%以原形从尿中排泄，碱化尿液可促进其排泄

广谱速效抑菌药

耐药菌多，副作用多，一般不作首选药

具有四环素类抗生素常见不良反应

四环素

口服吸收迅速完全，不受食物影响

肝肠循环显著，$t_{1/2}$为12~22小时，每日服药一次

易进入细胞内，脑脊液中药物浓度高

口服90%由粪便排泄，注射20%由尿排出

肾功能减退时，粪便排泄量增加

体内过程

抗菌谱与四环素相似

抗菌活性比四环素强

速效、强效、长效

作用

口服吸收迅速完全，不受食物影响

四环素类各种适应证。首选药或次选药

适于肾功能不良的肾外感染

应用

常见胃肠道反应　对肠道菌影响较小

不良反应

多西环素（强力霉素）

口服吸收迅速完全

能与抗酸药及含铁、铝、钙等阳离子药物形成络合物

组织渗透性高于多西环素，对前列腺组织穿透性好

脑脊液浓度高于其他四环素类药

体内过程

长效、高效、半合成四环素药物

抗菌谱与四环素相似，抗菌活性比四环素强2~4倍

对$G^+$菌作用强于$G^-$菌

耐四环素的金葡菌、大肠杆菌、链球菌对本药仍敏感

作用

敏感病原体所致呼吸道、胃肠道、尿路感染

痤疮、性病、骨髓炎、眼耳鼻喉感染等

应用

前庭功能改变

不良反应

米诺环素

体内分布广泛，主要以原形自尿排泄

对立克次体属、支原体属、衣原体属、非典型分枝杆菌属、螺旋体敏感

对某些四环素或土霉素耐药菌株仍敏感

用于敏感病原体所致呼吸道、胃肠道、泌尿道、皮肤软组织感染

布鲁菌病、鼠疫　与氨基糖苷类抗生素联用

胃肠道反应、肝脂肪变性、光敏反应

不良反应

美他环素

抗菌机制与四环素类药物相似

广谱抗微生物活性，抗菌活性强于四环素

对耐四环素菌株有良好抗菌作用

对甲氧西林耐药金黄色葡萄球菌、表皮葡萄球菌、青霉素耐药肺炎链球菌、万古霉素耐药肠球菌、超广谱$\beta-$内酰胺酶耐药菌株，有效

用于敏感菌所致成人腹内感染、复杂皮肤及软组织感染

恶心、呕吐、腹泻

不良反应

替加环素

四环素类抗生素常用药物

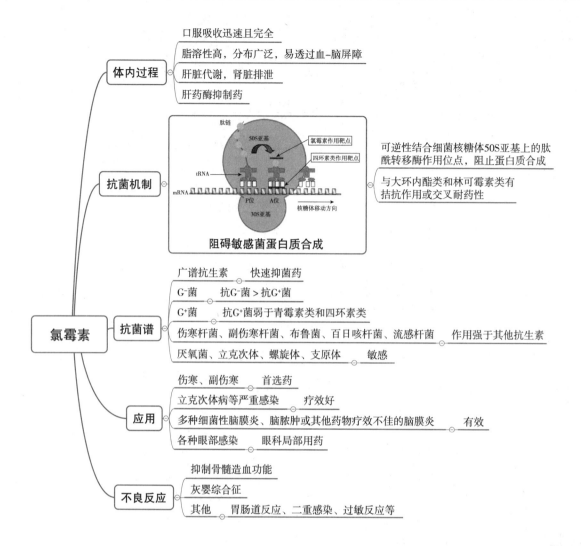

答案解析

## 精选习题

一、选择题

A 型题

1. 四环素类和氯霉素均会产生的不良反应为 （  ）

    A. 耳毒性             B. 影响牙骨生长            C. 抑制骨髓造血功能

    D. 灰婴综合征         E. 二重感染

2. 治疗恙虫病的首选药 （  ）

    A. 多西环素           B. 四环素               C. 链霉素

    D. 氯霉素            E. 青霉素

3. 可与酸或碱结合成盐的两性物质 （  ）

    A. 氨基糖苷类         B. 四环素类           C. 红霉素

    D. 氯霉素            E. 头孢菌素类

4. 四环素类抗菌作用机制是 （  ）

    A. 抑制细菌叶酸的代谢         B. 抑制细菌蛋白质的合成         C. 抑制细菌细胞壁的合成

D. 抑制细菌 RNA 的合成　　　　E. 抑制细菌 DNA 的合成

5. 新生儿因其缺乏葡萄糖醛酸转移酶而易产生毒性的药物（　　）

    A. 氯霉素　　　　　　　　　　B. 多西环素　　　　　　　　C. 四环素

    D. 米诺环素　　　　　　　　　E. 土霉素

6. 可引起二重感染的药物是（　　）

    A. 青霉素　　　　　　　　　　B. 红霉素　　　　　　　　　C. 四环素

    D. 链霉素　　　　　　　　　　E. 氧氟沙星

7. 四环素不宜与乳制品合用的原因是（　　）

    A. 增加胃肠反应　　　　　　　　　　　　B. 促进四环素的排泄

    C. 加快吸收，增强药效　　　　　　　　　D. 可形成难溶性络合物，影响吸收

    E. 易引起二重感染

8. 氯霉素抗菌作用机制是（　　）

    A. 影响核酸合成　　　　　　　B. 影响蛋白质合成　　　　　C. 影响胞浆膜的通透性

    D. 影响细胞壁的合成　　　　　E. 以上均不对

9. 氯霉素用于治哪种病原体引起感染效果较好（　　）

    A. 伤寒杆菌　　　　　　　　　B. 铜绿假单胞菌　　　　　　C. 破伤风杆菌

    D. 立克次体　　　　　　　　　E. 阿米巴原虫

10. 治疗立克次体感染首选的抗生素是（　　）

    A. 磺胺甲噁唑　　　　　　　　B. 四环素　　　　　　　　　C. 链霉素

    D. 庆大霉素　　　　　　　　　E. 多黏菌素

11. 下列哪一点对多西环素来说是错误的（　　）

    A. 作用维持时间较四环素长

    B. 抗菌作用较四环素强

    C. 口服吸收快、完全、不受食物影响

    D. 铜绿假单胞菌感染无效，但对伤寒杆菌感染有效

    E. 肾功能不良患者肾外感染也可用

12. 一位癫痫患者长期服用苯妥英钠，因痢疾加服氯霉素后，出现运动障碍，可能是因为（　　）

    A. 氯霉素中毒　　　　　　B. 肝药酶诱导　　　　　　　C. 苯妥英钠排泄过慢

    D. 肝药酶抑制　　　　　　E. 以上均不是

13. 下列有关四环素的正确叙述是（　　）

    A. 对 $G^+$ 球菌比青霉素更有效　　　　　B. 仅对 $G^+$ 菌及 $G^-$ 菌有效

    C. 四环素类药物间有交叉耐药性　　　　　D. 其吸收不受离子和食物的影响

    E. 其严重不良反应是骨髓抑制和二重感染

14. 某伤寒患者可选下列何组药治疗（　　）

    A. 四环素＋青霉素　　　　　B. 氯霉素＋青霉素　　　　　C. 氯霉素＋氨苄霉素

    D. 氨苄西林＋四环素　　　　E. 红霉素＋羧苄西林

15. 铝盐和钙盐对下列哪一种药物的肠道吸收抑制最明显（　　）

    A. 异烟肼　　　　　　　　　B. 氯霉素　　　　　　　　　C. 苯氧甲青霉素

    D. 红霉素　　　　　　　　　E. 四环素

16. 治疗副伤寒的首选药物是 （    ）
    A. 氯霉素　　　　　　　　　B. 四环素　　　　　　　　　C. 土霉素
    D. 多西环素　　　　　　　　E. 以上都不是

17. 氯霉素的哪种不良反应与用量有关 （    ）
    A. 中毒性精神病　　　　　　B. 灰婴综合征　　　　　　　C. 可逆性骨髓抑制
    D. 皮疹等过敏反应　　　　　E. 消化道反应

18. 下述关于米诺环素的作用，错误的是 （    ）
    A. 是高效、长效半合成四环素　　　　B. 是高效、短效半合成四环素
    C. 抗菌谱与四环素相近　　　　　　　D. 抗菌作用为四环素类中最强
    E. 对四环素耐药的金葡菌仍敏感

B 型题

[19 ~ 23]
A. 氯霉素　　　　　　　　　B. 链霉素　　　　　　　　　C. 四环素
D. 红霉素　　　　　　　　　E. 青霉素

19. 抑制骨髓造血功能的是 （    ）
20. 损伤前庭功能的是 （    ）
21. 影响骨和牙的生长发育的是 （    ）
22. 最易发生过敏性休克的是 （    ）
23. 可产生"灰婴综合征"的是 （    ）

C 型题

24. 男，40 岁。突发寒战、稽留型高热、剧烈头痛入院，给予青霉素治疗 3 天无明显好转，第 4 天于胸、背、肩等处出现红色斑丘疹，进一步检查诊断为斑疹伤寒，应选用的治疗药物为 （    ）
    A. 青霉素　　　　　　　　　B. 氯霉素　　　　　　　　　C. 红霉素
    D. 四环素　　　　　　　　　E. 头孢菌素

25. 男，50 岁。因患伤寒选用氯霉素治疗，应注意定期检查 （    ）
    A. 肝功能　　　　　　　　　B. 肾功能　　　　　　　　　C. 尿常规
    D. 血常规　　　　　　　　　E. 查肝、脾体积

26. 男，40 岁。慢性肾炎合并胆囊炎，宜选用 （    ）
    A. 磺胺嘧啶　　　　　　　　B. 头孢唑林　　　　　　　　C. 庆大霉素
    D. 多西环素　　　　　　　　E. 多黏菌素

X 型题

27. 四环素类抗生素的特点有 （    ）
    A. 口服易吸收，但受多价阳离子影响　　　B. 能沉积于骨和牙组织
    C. 多经肾排泄　　　　　　　　　　　　　D. 可形成肝肠循环
    E. 可用于立克次体、衣原体、支原体感染

28. 四环素的抗菌谱是 （    ）
    A. 真菌　　　　　　　　　　B. 立克次体　　　　　　　　C. 支原体
    D. 衣原体　　　　　　　　　E. 铜绿假单胞菌

29. 四环素类的不良反应包括 （    ）
    A. 肾毒性　　　　　　　　　B. 肝损伤　　　　　　　　　C. 二重感染

    D. 对骨、牙生长有影响　　　E. 可引起维生素缺乏

30. 氯霉素的作用特点是（　　）

    A. 伤寒杆菌对氯霉素较易产生耐药性

    B. 肌内注射吸收慢，血药浓度低

    C. 抑制肽酰基转移酶，从而抑制蛋白质合成

    D. 脑脊液浓度较其他抗生素高

    E. 对革兰阳性、革兰阴性菌均有抑制作用

## 二、名词解释

1. 二重感染

2. 四环素牙

## 三、简答题

1. 简述四环素的主要不良反应。

2. 简述氯霉素对骨髓造血功能的影响。

3. 简述氯霉素的抗菌作用特点及临床应用。

4. 试述四环素类药物的主要抗菌谱及其临床应用范围。

# 第三十九章　抗结核病药与抗麻风病药

**学习目标**

1. **掌握** 异烟肼、利福平的药理作用与临床应用。
2. **熟悉** 异烟肼、利福平的不良反应；一、二线抗结核药物的名称。
3. **了解** 其他常用抗结核药物的特点和抗结核药的用药原则；常用抗麻风病药的作用和应用。

## 思维导图

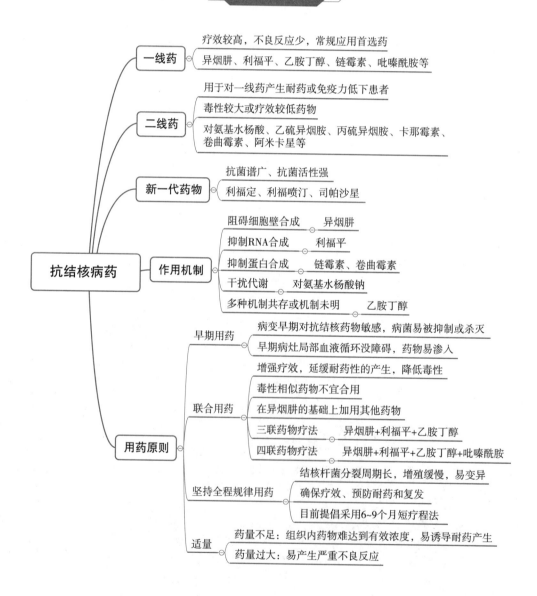

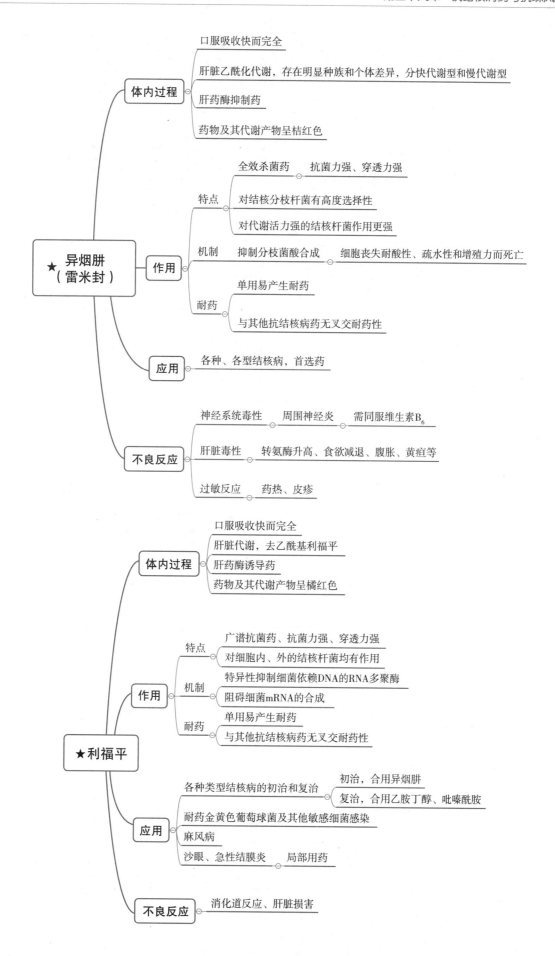

异烟肼（雷米封）

体内过程
- 口服吸收快而完全
- 肝脏乙酰化代谢，存在明显种族和个体差异，分快代谢型和慢代谢型
- 肝药酶抑制药
- 药物及其代谢产物呈桔红色

作用
- 特点
  - 全效杀菌药　抗菌力强、穿透力强
  - 对结核分枝杆菌有高度选择性
  - 对代谢活力强的结核杆菌作用更强
- 机制　抑制分枝菌酸合成　细胞丧失耐酸性、疏水性和增殖力而死亡
- 耐药
  - 单用易产生耐药
  - 与其他抗结核病药无叉交耐药性

应用　各种、各型结核病，首选药

不良反应
- 神经系统毒性　周围神经炎　需同服维生素B₆
- 肝脏毒性　转氨酶升高、食欲减退、腹胀、黄疸等
- 过敏反应　药热、皮疹

★利福平

体内过程
- 口服吸收快而完全
- 肝脏代谢，去乙酰基利福平
- 肝药酶诱导药
- 药物及其代谢产物呈橘红色

作用
- 特点
  - 广谱抗菌药、抗菌力强、穿透力强
  - 对细胞内、外的结核杆菌均有作用
- 机制
  - 特异性抑制细菌依赖DNA的RNA多聚酶
  - 阻碍细菌mRNA的合成
- 耐药
  - 单用易产生耐药
  - 与其他抗结核病药无叉交耐药性

应用
- 各种类型结核病的初治和复治
  - 初治，合用异烟肼
  - 复治，合用乙胺丁醇、吡嗪酰胺
- 耐药金黄色葡萄球菌及其他敏感细菌感染
- 麻风病
- 沙眼、急性结膜炎　局部用药

不良反应　消化道反应、肝脏损害

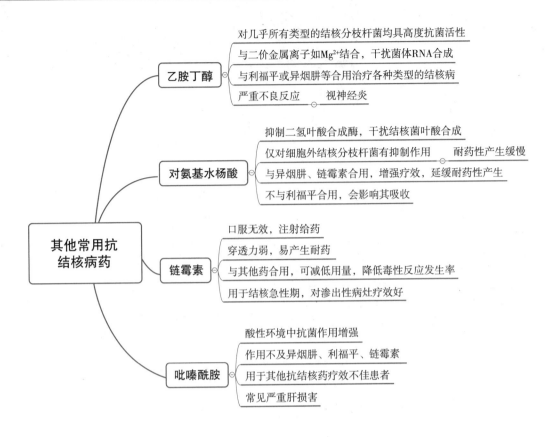

其他常用抗结核病药

乙胺丁醇
- 对几乎所有类型的结核分枝杆菌均具高度抗菌活性
- 与二价金属离子如$Mg^{2+}$结合，干扰菌体RNA合成
- 与利福平或异烟肼等合用治疗各种类型的结核病
- 严重不良反应 —— 视神经炎

对氨基水杨酸
- 抑制二氢叶酸合成酶，干扰结核菌叶酸合成
- 仅对细胞外结核分枝杆菌有抑制作用 —— 耐药性产生缓慢
- 与异烟肼、链霉素合用，增强疗效，延缓耐药性产生
- 不与利福平合用，会影响其吸收

链霉素
- 口服无效，注射给药
- 穿透力弱，易产生耐药
- 与其他药合用，可减低用量，降低毒性反应发生率
- 用于结核急性期，对渗出性病灶疗效好

吡嗪酰胺
- 酸性环境中抗菌作用增强
- 作用不及异烟肼、利福平、链霉素
- 用于其他抗结核药疗效不佳患者
- 常见严重肝损害

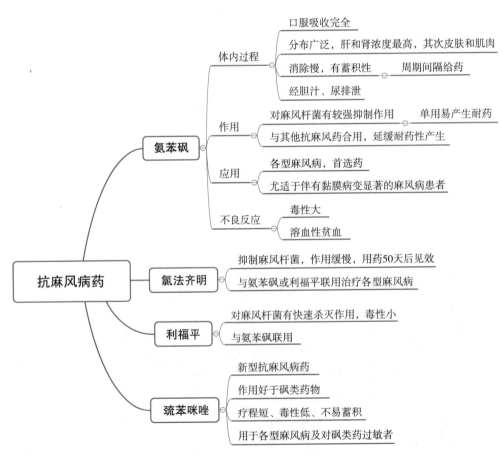

抗麻风病药

氨苯砜
- 体内过程
  - 口服吸收完全
  - 分布广泛，肝和肾浓度最高，其次皮肤和肌肉
  - 消除慢，有蓄积性 —— 周期间隔给药
  - 经胆汁、尿排泄
- 作用
  - 对麻风杆菌有较强抑制作用 —— 单用易产生耐药
  - 与其他抗麻风药合用，延缓耐药性产生
- 应用
  - 各型麻风病，首选药
  - 尤适于伴有黏膜病变显著的麻风病患者
- 不良反应
  - 毒性大
  - 溶血性贫血

氯法齐明
- 抑制麻风杆菌，作用缓慢，用药50天后见效
- 与氨苯砜或利福平联用治疗各型麻风病

利福平
- 对麻风杆菌有快速杀灭作用，毒性小
- 与氨苯砜联用

巯苯咪唑
- 新型抗麻风病药
- 作用好于砜类药物
- 疗程短、毒性低、不易蓄积
- 用于各型麻风病及对砜类药过敏者

答案解析

## 精选习题

### 一、选择题

A 型题

1. 各种类型的结核病可首选（　　）

　　A. 利福平　　　　　　　　　B. 对氨基水杨酸　　　　　C. 链霉素

　　D. 异烟肼　　　　　　　　　E. 吡嗪酰胺

2. 异烟肼抗结核杆菌的机制是（　　）

　　A. 抑制分枝杆菌蛋白质合成　　　　　B. 抑制分枝杆菌分枝菌酸合成

　　C. 抑制分枝杆菌核酸代谢　　　　　　D. 影响分枝杆菌胞浆膜的通透性

　　E. 抑制分枝杆菌细胞壁的合成

3. 下列不属于异烟肼不良反应的是（　　）

　　A. 神经 - 肌肉接头阻滞　　　B. 血小板减少　　　　　　C. 周围神经炎

　　D. 皮疹　　　　　　　　　　E. 肝损伤

4. 利福平的抗菌作用机制是（　　）

　　A. 抑制细菌细胞壁的合成　　B. 抑制细菌 DNA 的合成　　C. 抑制细菌 mRNA 的合成

　　D. 抑制细菌叶酸的代谢　　　E. 抑制细菌蛋白质的合成

5. 下列哪种抗结核药杀菌作用最强（　　）

　　A. 异烟肼　　　　　　　　　B. 链霉素　　　　　　　　C. 卡那霉素

　　D. 乙胺丁醇　　　　　　　　E. 吡嗪酰胺

6. 乙胺丁醇与利福平合用目的在于（　　）

　　A. 加快药物的排泄速度　　　　　　　B. 有利于药物进入结核感染病灶

　　C. 有协同作用，并能延缓耐药性的产生　　D. 延长利福平作用时间

　　E. 减轻注射时的疼痛

7. 一线抗结核药是（　　）

　　A. 异烟肼、利福平、对氨基水杨酸　　　B. 异烟肼、链霉素、卡那霉素

　　C. 异烟肼、乙胺丁醇、环丙沙星　　　　D. 异烟肼、链霉素、乙硫异烟胺

　　E. 异烟肼、利福平、链霉素

8. 关于异烟肼描述错误的是（　　）

　　A. 抑制分枝菌酸合成　　　　B. 治疗结核病的首选药　　C. 常单独用于治疗结核病

　　D. 可有神经毒性　　　　　　E. 可有肝脏毒性

9. 兼有抗结核病和抗麻风病的药物（　　）

　　A. 异烟肼　　　　　　　　　B. 氨苯砜　　　　　　　　C. 利福平

　　D. 苯丙砜　　　　　　　　　E. 乙胺丁醇

10. 异烟肼体内过程的特点是（　　）

　　A. 乙酰化代谢速度个体差异大　　　　B. 大部分以原形由肾排泄

　　C. 穿透力弱　　　　　　　　　　　　D. 口服易被破坏

　　E. 不易通过血 - 脑屏障

11. 有癫痫或精神病者应慎用何药（  ）

    A. 利福平              B. 吡嗪酰胺           C. 乙胺丁醇

    D. 异烟肼              E. 对氨基水杨酸

12. 目前第一线抗结核病药均有如下特点（  ）

    A. 抗结核作用强           B. 穿透力强           C. 抗菌谱广

    D. 诱导肝药酶           E. 单用易产生耐药性

13. 可作结核病预防应用的药物是（  ）

    A. 异烟肼              B. 利福平           C. 乙胺丁醇

    D. 吡嗪酰胺           E. 对氨基水杨酸

14. 异烟肼不具有的作用是（  ）

    A. 口服吸收快而完全                    B. 主要经肝乙酰化代谢

    C. 对结核分枝杆菌有高度选择性        D. 对细胞外的结核杆菌无作用

    E. 与其他抗结核药之间无交叉耐药性

15. 抗麻风病最常用的药是（  ）

    A. 氨苯砜              B. 异烟肼           C. 氯法拉明

    D. 利福平              E. 沙利度胺

B 型题

[16～18]

A. 利福平              B. 异烟肼           C. 氨苯砜

D. 链霉素              E. 对氨基水杨酸

16. 最早用于抗结核治疗的药物（  ）

17. 可延缓结核菌耐药的发生，并增加其他抗结核菌药物的疗效（  ）

18. 对结核分枝杆菌具有高度特异性（  ）

[19～20]

A. 吡嗪酰胺           B. 异烟肼           C. 乙胺丁醇

D. 利福平              E. 对氨基水杨酸

19. 可引起周围神经炎，使用时建议同时服用维生素 $B_6$ 的药物是（  ）

20. 可导致视神经炎和血尿酸升高的药物是（  ）

C 型题

21. 男，24 岁。患有浸润型肺结核，使用"异烟肼、利福平、吡嗪酰胺、乙胺丁醇"四联抗结核治疗，治疗过程中患者双手及双足麻木感，首先应采取的措施是（  ）

    A. 加用维生素 $B_6$          B. 停用乙胺丁醇          C. 停用利福平

    D. 停用吡嗪酰胺          E. 停用异烟肼

22. 女，67 岁。因右侧胸腔积液给予规律三联试验性抗结核治疗 2 个月，近 2 天出现视力异常。导致上述表现最可能的原因是（  ）

    A. 类赫氏反应          B. 溶血尿毒综合征       C. 乙胺丁醇不良反应

    D. 异烟肼不良反应         E. 利福平不良反应

23. 男，23 岁。2 年前出现咳嗽，低热，气喘，胸闷隐痛，盗汗。经 X 线诊断为"肺结核"，对该患者抗结核治疗的原则不包括（  ）

    A. 早期用药           B. 联合用药           C. 规律用药

D. 全程用药 E. 过量用药

24. 女，38 岁。因糖尿病合并肺浸润型肺结核，以甲苯磺丁脲控制糖尿，以利福平、异烟肼、链霉素控制肺结核，在服用抗痨药二月后，发现糖尿病加重，而且出现肝功能损害，其原因是（　　）

　　A. 患者感染了肝炎　　　　B. 链霉素损害了肾　　　　C. 甲苯磺丁脲有肝毒性

　　D. 利福平诱导肝药酶　　　E. 以上都不是

X 型题

25. 抗结核药联合用药的目的（　　）

　　A. 提高疗效　　　　　　　B. 扩大抗菌范围　　　　　C. 减少各药用量

　　D. 降低毒性　　　　　　　E. 延缓耐药性

26. 抗结核病的治疗原则（　　）

　　A. 早期用药　　　　　　　B. 联合用药　　　　　　　C. 间断用药

　　D. 短期疗法　　　　　　　E. 经常更换抗结核药物

27. 异烟肼的作用特点（　　）

　　A. 有强大的杀结核菌作用　B. 穿透力强　　　　　　　C. 抗菌谱较广

　　D. 可口服　　　　　　　　E. 细菌不易产生抗药性

28. 下列属抗麻风病药为（　　）

　　A. 乙胺丁醇　　　　　　　B. 氨苯砜　　　　　　　　C. 利福平

　　D. 氯苯吩嗪　　　　　　　E. 利福定

29. 利福平的抗菌作用特点有（　　）

　　A. 对结核杆菌、麻风杆菌有杀菌作用

　　B. 对耐药金葡菌有抗菌作用

　　C. 对沙眼衣原体有抑制作用

　　D. 结核杆菌不易产生耐药性

　　E. 抗结核作用大于异烟肼

二、简答题

1. 简述异烟肼的抗菌作用。

2. 异烟肼主要的不良反应有哪些？如何防治？

3. 简述抗结核病药的应用原则。

4. 试述异烟肼作为治疗各型结核病首选药的药理学基础，应用时应注意哪些问题？

# 第四十章　抗真菌药与抗病毒药

○ 学习目标

1. 掌握　常用抗真菌药与抗病毒药的分类和药理作用机制。
2. 熟悉　常用抗真菌药与抗病毒药的代表药物的药理作用、临床应用和不良反应。
3. 了解　其他抗真菌药与抗病毒药的特点。

## 思维导图

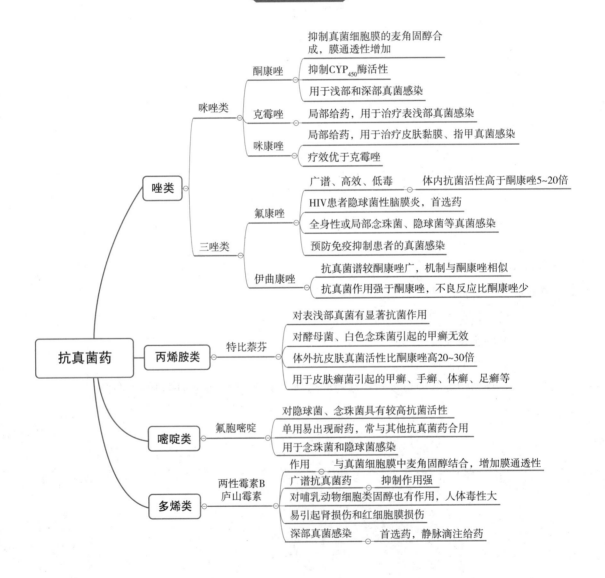

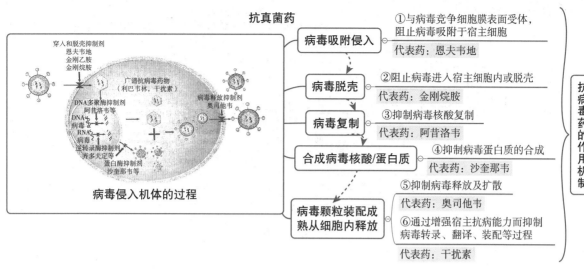

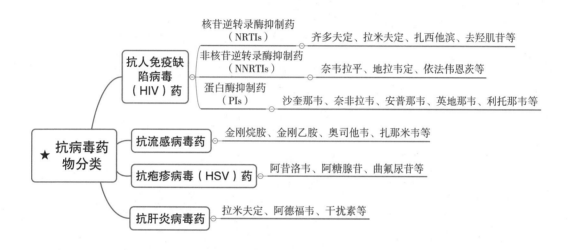

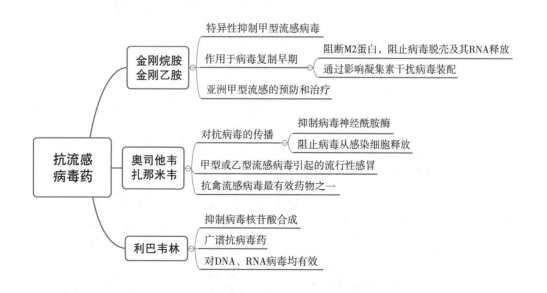

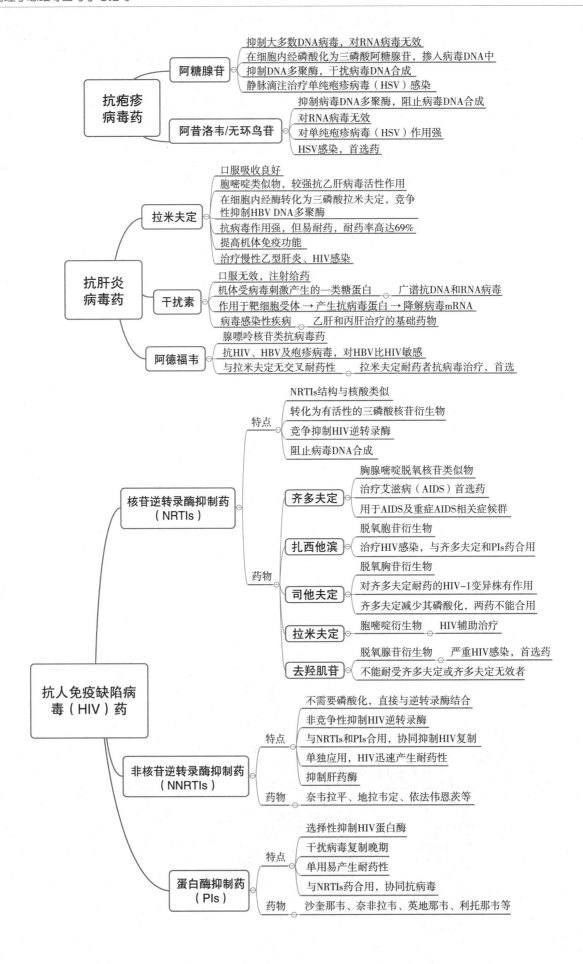

抗疱疹病毒药
- 阿糖腺苷
  - 抑制大多数DNA病毒，对RNA病毒无效
  - 在细胞内经磷酸化为三磷酸阿糖腺苷，掺入病毒DNA中
  - 抑制DNA多聚酶，干扰病毒DNA合成
  - 静脉滴注治疗单纯疱疹病毒（HSV）感染
- 阿昔洛韦/无环鸟苷
  - 抑制病毒DNA多聚酶，阻止病毒DNA合成
  - 对RNA病毒无效
  - 对单纯疱疹病毒（HSV）作用强
  - HSV感染，首选药

抗肝炎病毒药
- 拉米夫定
  - 口服吸收良好
  - 胞嘧啶类似物，较强抗乙肝病毒活性作用
  - 在细胞内经酶转化为三磷酸拉米夫定，竞争性抑制HBV DNA多聚酶
  - 抗病毒作用强，但易耐药，耐药率高达69%
  - 提高机体免疫功能
  - 治疗慢性乙型肝炎、HIV感染
- 干扰素
  - 口服无效，注射给药
  - 机体受病毒刺激产生的一类糖蛋白　广谱抗DNA和RNA病毒
  - 作用于靶细胞受体 → 产生抗病毒蛋白 → 降解病毒mRNA
  - 病毒感染性疾病　乙肝和丙肝治疗的基础药物
- 阿德福韦
  - 腺嘌呤核苷类抗病毒药
  - 抗HIV、HBV及疱疹病毒，对HBV比HIV敏感
  - 与拉米夫定无交叉耐药性　拉米夫定耐药者抗病毒治疗，首选

抗人免疫缺陷病毒（HIV）药
- 核苷逆转录酶抑制药（NRTIs）
  - 特点
    - NRTIs结构与核酸类似
    - 转化为有活性的三磷酸核苷衍生物
    - 竞争抑制HIV逆转录酶
    - 阻止病毒DNA合成
  - 药物
    - 齐多夫定
      - 胸腺嘧啶脱氧核苷类似物
      - 治疗艾滋病（AIDS）首选药
      - 用于AIDS及重症AIDS相关症候群
    - 扎西他滨
      - 脱氧胞苷衍生物
      - 治疗HIV感染，与齐多夫定和PIs药合用
    - 司他夫定
      - 脱氧胸苷衍生物
      - 对齐多夫定耐药的HIV-1变异株有作用
      - 齐多夫定减少其磷酸化，两药不能合用
    - 拉米夫定
      - 胞嘧啶衍生物　HIV辅助治疗
    - 去羟肌苷
      - 脱氧腺苷衍生物　严重HIV感染，首选药
      - 不能耐受齐多夫定或齐多夫定无效者
- 非核苷逆转录酶抑制药（NNRTIs）
  - 特点
    - 不需要磷酸化，直接与逆转录酶结合
    - 非竞争性抑制HIV逆转录酶
    - 与NRTIs和PIs合用，协同抑制HIV复制
    - 单独应用，HIV迅速产生耐药性
    - 抑制肝药酶
  - 药物　奈韦拉平、地拉韦定、依法韦恩茨等
- 蛋白酶抑制药（PIs）
  - 特点
    - 选择性抑制HIV蛋白酶
    - 干扰病毒复制晚期
    - 单用易产生耐药性
    - 与NRTIs药合用，协同抗病毒
  - 药物　沙奎那韦、奈非拉韦、英地那韦、利托那韦等

答案解析

**精选习题**

一、选择题

A 型题

1. 下列有关两性霉素 B 的叙述，错误的是（　）
   - A. 因口服和肌内注射吸收差，多静滴给药
   - B. 主要用于深部真菌感染
   - C. 脑膜炎时需鞘内注射
   - D. 无肾毒性和耳毒性
   - E. 不易透过血 – 脑屏障

2. 下列不属于唑类抗真菌药的是（　）
   - A. 克霉唑
   - B. 咪康唑
   - C. 酮康唑
   - D. 氟康唑
   - E. 氟胞嘧啶

3. 治疗深部真菌感染的首选药是（　）
   - A. 制霉菌素
   - B. 克霉唑
   - C. 两性霉素 B
   - D. 灰黄霉素
   - E. 咪康唑

4. 能选择性干扰 RNA 病毒进入宿主细胞，抑制病毒脱壳及核酸释放的药物是（　）
   - A. 碘苷
   - B. 干扰素
   - C. 利巴韦林
   - D. 阿昔洛韦
   - E. 金刚烷胺

5. 两性霉素 B 最常见的急性毒性反应为（　）
   - A. 肾毒性
   - B. 骨髓抑制作用
   - C. 静滴过快时引起心律失常、惊厥
   - D. 神经毒性
   - E. 肝损害

6. 咪唑类抗真菌药的作用机制是（　）
   - A. 多与真菌细胞膜中麦角固醇结合
   - B. 抑制真菌细胞膜麦角固醇的生物合成
   - C. 抑制真菌 RNA 的合成
   - D. 抑制真菌蛋白质的合成
   - E. 抑制真菌 DNA 合成

7. 抗真菌谱广但由于其毒副作用而仅作局部用药的是（　）
   - A. 特比萘芬
   - B. 酮康唑
   - C. 克霉唑
   - D. 氟胞嘧啶
   - E. 伊曲康唑

8. 下列药物中，抗疱疹病毒药作用最强的是（　）
   - A. 阿昔洛韦
   - B. 干扰素
   - C. 利巴韦林
   - D. 碘苷
   - E. 金刚烷胺

9. 疱疹病毒感染的最有效药物是（　）
   - A. 阿昔洛韦
   - B. 利巴韦林
   - C. 阿糖腺苷
   - D. 金刚烷胺
   - E. 干扰素

10. 金刚烷胺对以下哪种病毒最有效（　）
    - A. 麻疹病毒
    - B. 乙型流感病毒
    - C. 单纯疱疹病毒

D. 甲型流感病毒　　　　　　　E. HIV

11. 治疗艾滋病可首选（　　）

    A. 齐多夫定　　　　　　　　B. 利巴韦林　　　　　　　　C. 金刚烷胺

    D. 阿昔洛韦　　　　　　　　E. 干扰素

12. 能抑制病毒 DNA 多聚酶的抗病毒药是（　　）

    A. 碘苷　　　　　　　　　　B. 金刚烷胺　　　　　　　　C. 阿昔洛韦

    D. 利巴韦林　　　　　　　　E. 阿糖腺苷

13. 兼具有抗震颤麻痹作用的抗病毒药是（　　）

    A. 阿昔洛韦　　　　　　　　B. 金刚烷胺　　　　　　　　C. 干扰素

    D. 利巴韦林　　　　　　　　E. 齐多夫定

14. 对 HIV 病毒和 HBV 病毒感染均有效的药物是（　　）

    A. 阿昔洛韦　　　　　　　　B. 齐多夫定　　　　　　　　C. 干扰素

    D. 拉米夫定　　　　　　　　E. 金刚烷胺

15. 对浅表和深部真菌都有较好疗效的药物（　　）

    A. 酮康唑　　　　　　　　　B. 灰黄霉素　　　　　　　　C. 两性霉素 B

    D. 制霉菌素　　　　　　　　E. 氟胞嘧啶

B 型题

[16～20]

A. 齐多夫定　　　　　　　　B. 金刚烷胺　　　　　　　　C. 两性霉素 B

D. 利巴韦林　　　　　　　　E. 碘苷

16. 治疗甲型流感病毒感染（　　）

17. 治疗深部真菌感染的首选药（　　）

18. 抗艾滋病药物（　　）

19. 治疗呼吸道合胞病毒感染（　　）

20. 急性上皮型疱疹性角膜炎（　　）

C 型题

21. 女，35 岁。外阴瘙痒伴烧灼感 2 天。妇科检查：外阴局部充血，阴道黏膜表面有白色凝乳状物覆盖，阴道分泌物镜检找到假菌丝。该患者首选治疗药物是（　　）

    A. 糖皮质激素　　　　　　　B. 甲硝唑　　　　　　　　　C. 雌激素

    D. 制霉菌素　　　　　　　　E. 干扰素

22. 男，60 岁，因糖尿病合并皮肤感染，长期服用四环素、磺胺药，后咽部出现白色薄膜，不曾注意，近来消化不良，腹泻就诊，怀疑为" 白色念珠菌病"，宜用（　　）

    A. 灰黄霉素　　　　　　　　B. 制霉菌素　　　　　　　　C. 两性霉素 B

    D. 阿昔洛韦　　　　　　　　E. 利巴韦林

X 型题

23. 对 RNA 病毒无效的药物是（　　）

    A. 碘苷　　　　　　　　　　B. 金刚烷胺　　　　　　　　C. 阿昔洛韦

    D. 利巴韦林　　　　　　　　E. 阿糖腺苷

24. 主要用于深部真菌感染的药物是（　　）

    A. 制霉菌素　　　　　　　　B. 氟康唑　　　　　　　　　C. 灰黄霉素

D. 酮康唑　　　　　　　　　E. 两性霉素 B

25. 因毒性大不能全身用药的药物是（　　）

　　A. 碘苷　　　　　　　　　　B. 酮康唑　　　　　　　　　C. 阿昔洛韦

　　D. 利巴韦林　　　　　　　　E. 克霉唑

26. 属于多烯类抗真菌药的有（　　）

　　A. 氟康唑　　　　　　　　　B. 阿昔洛韦　　　　　　　　C. 利巴韦林

　　D. 制霉菌素　　　　　　　　E. 两性霉素 B

## 二、简答题

1. 抗病毒药根据主要临床用途不同可分为哪几类？

2. 试述抗真菌药的分类及代表药物、作用机制、临床应用。

# 第四十一章 抗寄生虫病药

**学习目标**

1. **掌握** 氯喹、奎宁、乙胺嘧啶、青蒿素、双氢青蒿素、伯氨喹的抗疟作用机制、临床应用及其不良反应；甲硝唑的药理作用和临床应用；吡喹酮药理作用、临床应用和不良反应。

2. **熟悉** 抗疟疾药物的分类及选择；替硝唑临床应用；乙酰胺的临床应用；甲苯达唑、阿苯达唑的药理作用、临床应用和不良反应；左旋咪唑、噻嘧啶、哌嗪和恩波维铵、氯硝柳胺的驱虫作用特点。

3. **了解** 疟原虫的生活史及抗疟药作用环节。

## 思维导图

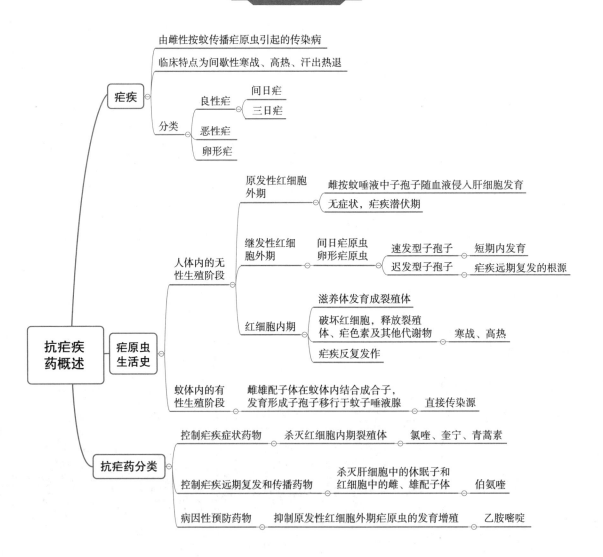

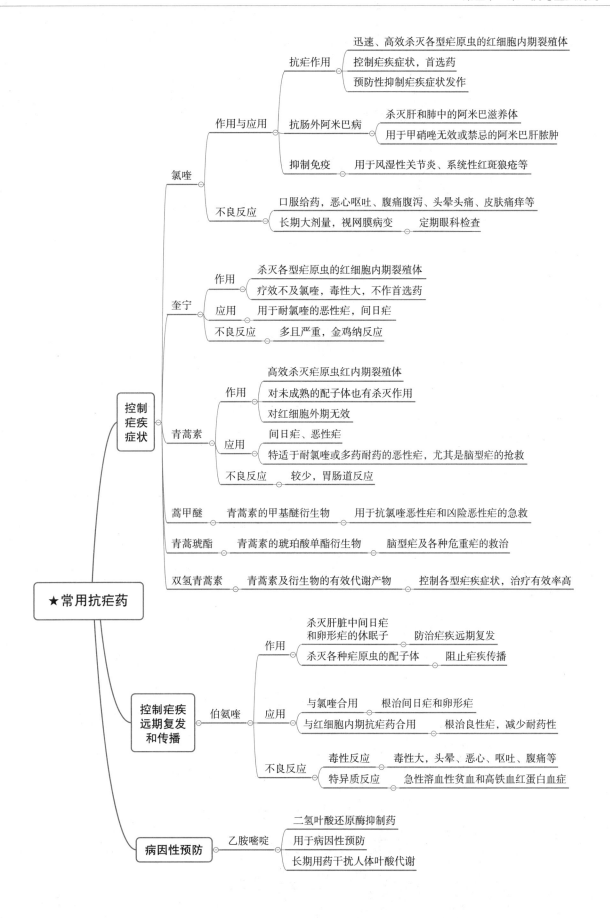

★常用抗疟药

控制疟疾症状
- 氯喹
  - 作用与应用
    - 抗疟作用
      - 迅速、高效杀灭各型疟原虫的红细胞内期裂殖体
      - 控制疟疾症状，首选药
      - 预防性抑制疟疾症状发作
    - 抗肠外阿米巴病
      - 杀灭肝和肺中的阿米巴滋养体
      - 用于甲硝唑无效或禁忌的阿米巴肝脓肿
    - 抑制免疫 用于风湿性关节炎、系统性红斑狼疮等
  - 不良反应
    - 口服给药，恶心呕吐、腹痛腹泻、头晕头痛、皮肤瘙痒等
    - 长期大剂量，视网膜病变 定期眼科检查
- 奎宁
  - 作用
    - 杀灭各型疟原虫的红细胞内期裂殖体
    - 疗效不及氯喹，毒性大，不作首选药
  - 应用 用于耐氯喹的恶性疟，间日疟
  - 不良反应 多且严重，金鸡纳反应
- 青蒿素
  - 作用
    - 高效杀灭疟原虫红内期裂殖体
    - 对未成熟的配子体也有杀灭作用
    - 对红细胞外期无效
  - 应用
    - 间日疟、恶性疟
    - 特适于耐氯喹或多药耐药的恶性疟，尤其是脑型疟的抢救
  - 不良反应 较少，胃肠道反应
- 蒿甲醚 青蒿素的甲基醚衍生物 用于抗氯喹恶性疟和凶险恶性疟的急救
- 青蒿琥酯 青蒿素的琥珀酸单酯衍生物 脑型疟及各种危重疟的救治
- 双氢青蒿素 青蒿素及衍生物的有效代谢产物 控制各型疟疾症状，治疗有效率高

控制疟疾远期复发和传播
- 伯氨喹
  - 作用
    - 杀灭肝脏中间日疟和卵形疟的休眠子 防治疟疾远期复发
    - 杀灭各种疟原虫的配子体 阻止疟疾传播
  - 应用
    - 与氯喹合用 根治间日疟和卵形疟
    - 与红细胞内期抗疟药合用 根治良性疟，减少耐药性
  - 不良反应
    - 毒性反应 毒性大，头晕、恶心、呕吐、腹痛等
    - 特异质反应 急性溶血性贫血和高铁血红蛋白血症

病因性预防
- 乙胺嘧啶
  - 二氢叶酸还原酶抑制药
  - 用于病因性预防
  - 长期用药干扰人体叶酸代谢

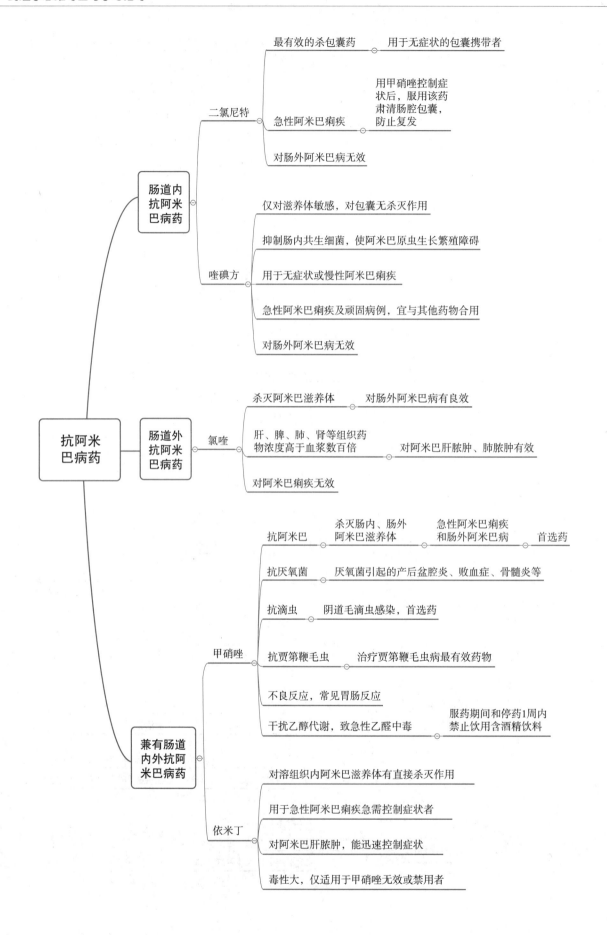

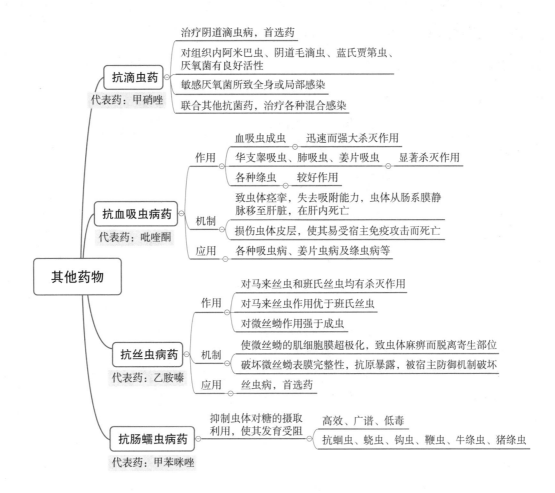

抗滴虫药
代表药：甲硝唑

- 治疗阴道滴虫病，首选药
- 对组织内阿米巴虫、阴道毛滴虫、蓝氏贾第虫、厌氧菌有良好活性
- 敏感厌氧菌所致全身或局部感染
- 联合其他抗菌药，治疗各种混合感染

抗血吸虫病药
代表药：吡喹酮

- 作用
  - 血吸虫成虫 —— 迅速而强大杀灭作用
  - 华支睾吸虫、肺吸虫、姜片吸虫 —— 显著杀灭作用
  - 各种绦虫 —— 较好作用
- 机制
  - 致虫体痉挛，失去吸附能力，虫体从肠系膜静脉移至肝脏，在肝内死亡
  - 损伤虫体皮层，使其易受宿主免疫攻击而死亡
- 应用 —— 各种吸虫病、姜片虫病及绦虫病等

抗丝虫病药
代表药：乙胺嗪

- 作用
  - 对马来丝虫和班氏丝虫均有杀灭作用
  - 对马来丝虫作用优于班氏丝虫
  - 对微丝蚴作用强于成虫
- 机制
  - 使微丝蚴的肌细胞膜超极化，致虫体麻痹而脱离寄生部位
  - 破坏微丝蚴表膜完整性，抗原暴露，被宿主防御机制破坏
- 应用 —— 丝虫病，首选药

抗肠蠕虫病药
代表药：甲苯咪唑

- 抑制虫体对糖的摄取利用，使其发育受阻
  - 高效、广谱、低毒
  - 抗蛔虫、蛲虫、钩虫、鞭虫、牛绦虫、猪绦虫

其他药物

答案解析

## 精选习题

一、选择题

A 型题

1. 主要用于疟疾病因性预防的药物是（　　）

　　A. 乙胺嘧啶　　　　　　　　B. 奎宁　　　　　　　　　C. 氯喹

　　D. 青蒿素　　　　　　　　　E. 伯氨喹

2. 葡萄糖-6-磷酸脱氢酶缺乏者应禁用（　　）

　　A. 氯喹　　　　　　　　　　B. 替硝唑　　　　　　　　C. 伯氨喹

　　D. 奎宁　　　　　　　　　　E. 青蒿素

3. 根治间日疟最好选用（　　）

　　A. 青蒿素＋乙胺嘧啶　　　　B. 伯氨喹＋乙胺嘧啶　　　C. 伯氨喹＋奎宁

　　D. 氯喹＋乙胺嘧啶　　　　　E. 伯氨喹＋氯喹

4. 关于氯喹的叙述，错误的是（　　）

　　A. 可杀灭疟原虫的红内期裂殖体　　　　B. 对疟原虫的红外期裂殖体无效

　　C. 可控制疟疾症状　　　　　　　　　　D. 可用于控制疟疾复发和传播

　　E. 对阿米巴肝脓肿有效

5. 通过抑制疟原虫的二氢叶酸还原酶，阻碍核酸合成的抗疟药物是（ ）

    A. 氯喹               B. 乙胺嘧啶          C. 青蒿素

    D. 伯氨喹          E. 奎宁

6. 用于控制疟疾复发和传播宜选用（ ）

    A. 乙胺嘧啶       B. 奎宁           C. 氯喹

    D. 伯氨喹          E. 青蒿素

7. 兼具有抗免疫作用的抗疟药是（ ）

    A. 氯喹               B. 青蒿素           C. 奎宁

    D. 伯氨喹          E. 乙胺嘧啶

8. 可引起金鸡纳反应的抗疟药是（ ）

    A. 伯氨喹          B. 奎宁           C. 氯喹

    D. 乙胺嘧啶       E. 青蒿素

9. 对肠内外阿米巴病都有效的药物是（ ）

    A. 二氯尼特       B. 氯喹           C. 甲硝唑

    D. 青蒿素         E. 喹碘方

10. 目前临床治疗血吸虫病的首选药物是（ ）

    A. 硝硫氰胺       B. 吡喹酮        C. 乙胺嗪

    D. 伊维菌素       E. 酒石酸锑钾

11. 仅对肠外阿米巴病有效的药物是（ ）

    A. 氯喹               B. 甲硝唑           C. 依米丁

    D. 喹碘方          E. 二氯尼特

12. 关于吡喹酮的描述，错误的是（ ）

    A. 口服吸收迅速而完全

    B. 对血吸虫成虫有杀灭作用，对幼虫作用弱

    C. 对其他吸虫及各类绦虫感染有效

    D. 抑制 $Ca^{2+}$ 进入虫体，使虫体肌肉产生松弛性麻痹

    E. 不良反应较少

13. 治疗蛔虫病和鞭虫病应首选（ ）

    A. 吡喹酮         B. 噻嘧啶        C. 甲苯咪唑

    D. 哌嗪            E. 氯喹

14. 以下药物不能用于蛔虫病治疗的是（ ）

    A. 甲苯达唑       B. 阿苯达唑      C. 左旋咪唑

    D. 哌嗪            E. 甲硝唑

15. 无症状阿米巴包囊携带患者可选用（ ）

    A. 甲硝唑         B. 二氯尼特      C. 喹碘方

    D. 依米丁         E. 氯喹

16. 治疗阴道滴虫病宜选用（ ）

    A. 氯喹               B. 吡喹酮          C. 甲苯达唑

    D. 乙胺嘧啶      E. 甲硝唑

17. 对丝虫最有效的药物是（ ）

    A. 甲苯达唑　　　　　　　B. 甲硝唑　　　　　　　　C. 乙胺嗪

    D. 哌嗪　　　　　　　　　E. 阿苯达唑

18. 哌嗪类驱虫药主要用于治疗（ ）

    A. 疟疾　　　　　　　　　B. 蛔虫病和蛲虫病　　　　C. 姜片虫病

    D. 蛲虫病　　　　　　　　E. 绦虫病

19. 治疗蛔虫和钩虫混合感染的药物是（ ）

    A. 氯喹　　　　　　　　　B. 乙胺嗪　　　　　　　　C. 甲苯达唑

    D. 乙胺嘧啶　　　　　　　E. 甲硝唑

20. 既是抗血吸虫的首选药，又是抗绦虫病的首选药是（ ）

    A. 甲苯达唑　　　　　　　B. 吡喹酮　　　　　　　　C. 乙胺嗪

    D. 哌嗪　　　　　　　　　E. 阿苯达唑

B 型题

[21～25]

A. 吡喹酮　　　　　　　　B. 乙胺嗪　　　　　　　　C. 甲硝唑

D. 氯喹　　　　　　　　　E. 阿苯达唑

21. 治疗血吸虫的药物是（ ）

22. 治疗蛔虫病的药物是（ ）

23. 治疗丝虫病的药物是（ ）

24. 治疗疟疾的药物是（ ）

25. 治疗阿米巴病的药物是（ ）

C 型题

26. 男，43 岁。3 天前自非洲回北京后开始发冷、寒战，既之高热，持续 3 小时后出汗、热退，每两天发热 1 次，血涂片见疟原虫滋养体。应选择的治疗方案是（ ）

    A. 氯喹加伯氨喹　　　　　B. 磺胺加乙胺嘧啶　　　　C. 奎宁加伯氨喹

    D. 乙胺嘧啶加伯氨喹　　　E. 青蒿素加氯喹

27. 女，29 岁，记者。因采访任务需进入疟原虫发病疫区，可作病因性疟疾预防的首选药物是（ ）

    A. 伯氨喹　　　　　　　　B. 青蒿素　　　　　　　　C. 奎宁

    D. 乙胺嘧啶　　　　　　　E. 氯喹

28. 女，28 岁。自述外阴瘙痒、白带增多，怀疑有滴虫病，取阴道分泌物镜检可见滴虫活动，宜选用哪种药物治疗（ ）

    A. 甲硝唑　　　　　　　　B. 伊曲康唑　　　　　　　C. 青霉素

    D. 依米丁　　　　　　　　E. 氯喹

X 型题

29. 用于控制疟疾症状的抗疟药是（ ）

    A. 乙胺嘧啶　　　　　　　B. 氯喹　　　　　　　　　C. 氨苯砜

    D. 青蒿素　　　　　　　　E. 伯氨喹

30. 蛔虫感染宜选用（ ）

    A. 氯硝柳胺　　　　　　　B. 哌嗪　　　　　　　　　C. 阿苯达唑

  D. 噻嘧啶      E. 甲苯达唑

31. 钩虫感染宜选用（ ）

  A. 氯硝柳胺      B. 哌嗪        C. 阿苯达唑

  D. 噻嘧啶      E. 甲苯达唑

32. 氯喹的药理作用包括（ ）

  A. 心肌抑制      B. 子宫兴奋      C. 抗肠外阿米巴病

  D. 免疫抑制      E. 抗疟作用

## 二、简答题

1. 为什么氯喹可以根治恶性疟而不能根治间日疟？

2. 抗阿米巴病药可分为哪几类？各举一代表药物。

3. 简述甲硝唑的药理作用和临床用途。

4. 试述抗疟药的分类及作用特点。

# 第四十二章　抗恶性肿瘤药

**学习目标**

1. **掌握**　抗恶性肿瘤药的分类和各类常用抗恶性肿瘤药的药理作用、临床应用及主要不良反应。

2. **熟悉**　常用抗恶性肿瘤药的作用机制。

3. **了解**　肿瘤细胞耐药性机制；抗肿瘤药联合应用的基本原则。

## 思维导图

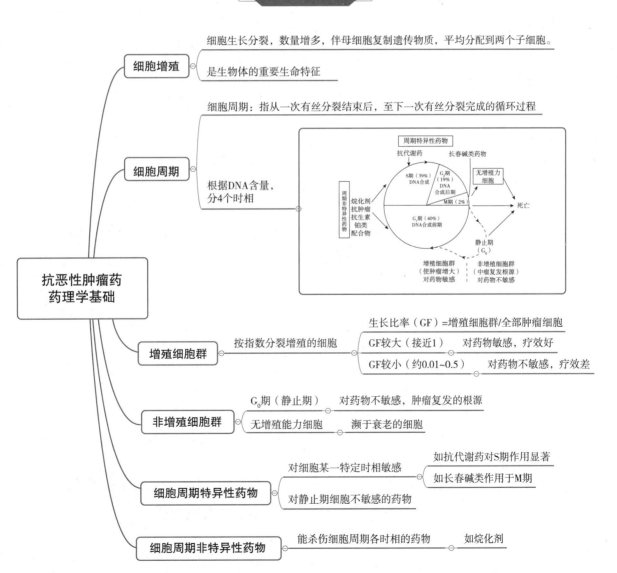

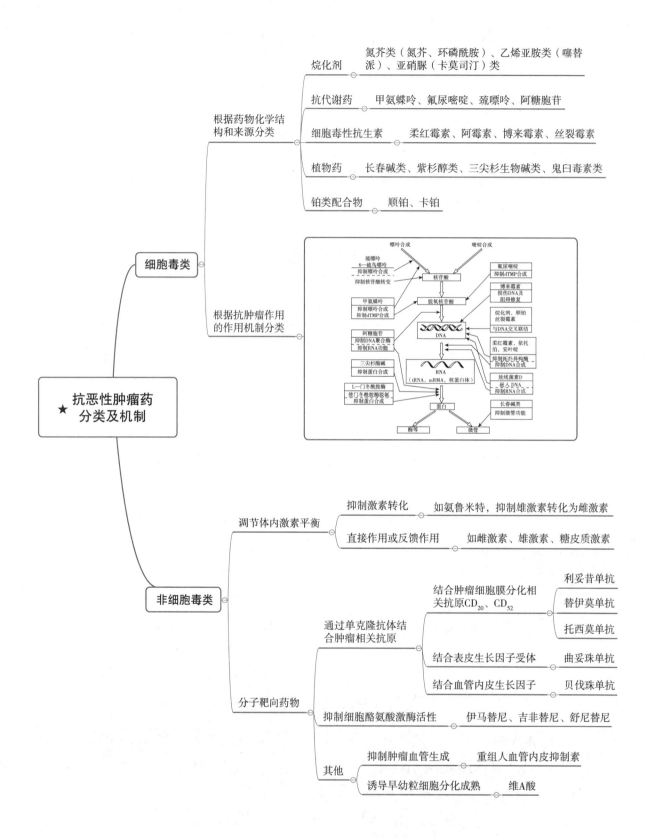

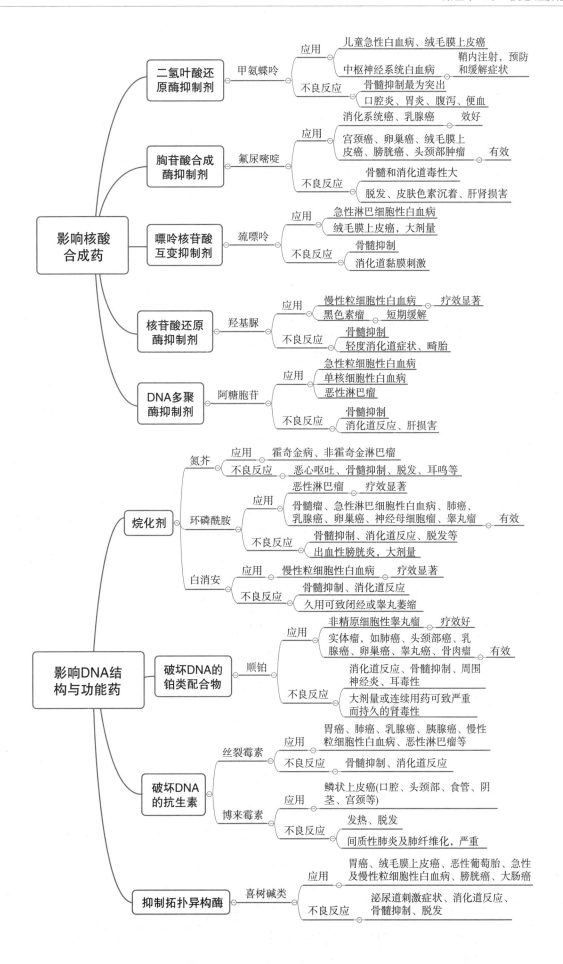

影响核酸合成药

二氢叶酸还原酶抑制剂 — 甲氨蝶呤
- 应用
  - 儿童急性白血病、绒毛膜上皮癌
  - 中枢神经系统白血病 — 鞘内注射，预防和缓解症状
- 不良反应
  - 骨髓抑制最为突出
  - 口腔炎、胃炎、腹泻、便血

胸苷酸合成酶抑制剂 — 氟尿嘧啶
- 应用
  - 消化系统癌、乳腺癌 — 效好
  - 宫颈癌、卵巢癌、绒毛膜上皮癌、膀胱癌、头颈部肿瘤 — 有效
- 不良反应
  - 骨髓和消化道毒性大
  - 脱发、皮肤色素沉着、肝肾损害

嘌呤核苷酸互变抑制剂 — 巯嘌呤
- 应用
  - 急性淋巴细胞性白血病
  - 绒毛膜上皮癌，大剂量
- 不良反应
  - 骨髓抑制
  - 消化道黏膜刺激

核苷酸还原酶抑制剂 — 羟基脲
- 应用
  - 慢性粒细胞性白血病 — 疗效显著
  - 黑色素瘤 — 短期缓解
- 不良反应
  - 骨髓抑制
  - 轻度消化道症状、畸胎

DNA多聚酶抑制剂 — 阿糖胞苷
- 应用
  - 急性粒细胞性白血病
  - 单核细胞性白血病
  - 恶性淋巴瘤
- 不良反应
  - 骨髓抑制
  - 消化道反应、肝损害

影响DNA结构与功能药

烷化剂
- 氮芥
  - 应用 — 霍奇金病、非霍奇金淋巴瘤
  - 不良反应 — 恶心呕吐、骨髓抑制、脱发、耳鸣等
- 环磷酰胺
  - 应用
    - 恶性淋巴瘤 — 疗效显著
    - 骨髓瘤、急性淋巴细胞性白血病、肺癌、乳腺癌、卵巢癌、神经母细胞瘤、睾丸瘤 — 有效
  - 不良反应
    - 骨髓抑制、消化道反应、脱发等
    - 出血性膀胱炎，大剂量
- 白消安
  - 应用 — 慢性粒细胞性白血病 — 疗效显著
  - 不良反应
    - 骨髓抑制、消化道反应
    - 久用可致闭经或睾丸萎缩

破坏DNA的铂类配合物 — 顺铂
- 应用
  - 非精原细胞性睾丸瘤 — 疗效好
  - 实体瘤，如肺癌、头颈部癌、乳腺癌、卵巢癌、睾丸癌、骨肉瘤 — 有效
- 不良反应
  - 消化道反应、骨髓抑制、周围神经炎、耳毒性
  - 大剂量或连续用药可致严重而持久的肾毒性

破坏DNA的抗生素
- 丝裂霉素
  - 应用 — 胃癌、肺癌、乳腺癌、胰腺癌、慢性粒细胞性白血病、恶性淋巴瘤等
  - 不良反应 — 骨髓抑制、消化道反应
- 博来霉素
  - 应用 — 鳞状上皮癌(口腔、头颈部、食管、阴茎、宫颈等)
  - 不良反应
    - 发热、脱发
    - 间质性肺炎及肺纤维化，严重

抑制拓扑异构酶 — 喜树碱类
- 应用 — 胃癌、绒毛膜上皮癌、恶性葡萄胎、急性及慢性粒细胞性白血病、膀胱癌、大肠癌
- 不良反应 — 泌尿道刺激症状、消化道反应、骨髓抑制、脱发

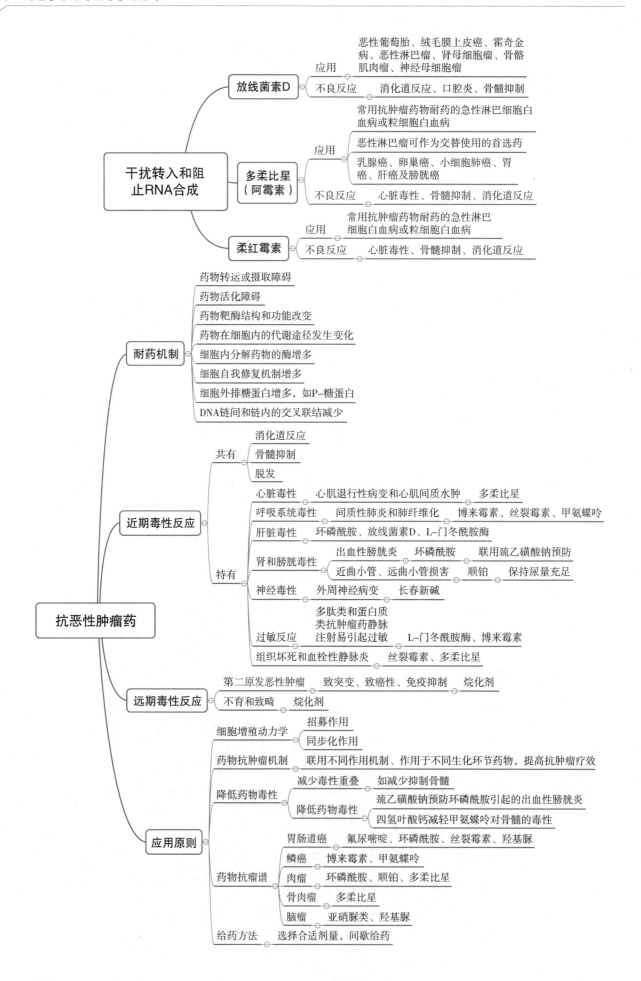

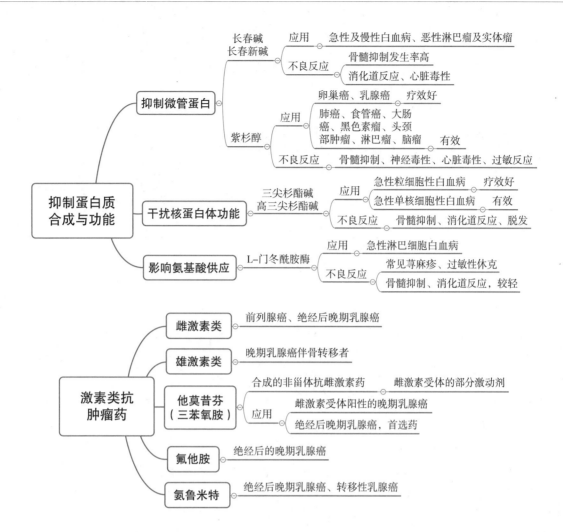

答案解析

## 精选习题

一、选择题

A 型题

1. 环磷酰胺对下列哪种肿瘤疗效显著（　　）

　　A. 实体瘤　　　　　　　　B. 恶性淋巴瘤　　　　　　C. 膀胱癌

　　D. 乳腺癌　　　　　　　　E. 神经母细胞瘤

2. 抑制叶酸合成代谢的药物是（　　）

　　A. 巯嘌呤　　　　　　　　B. 顺铂　　　　　　　　　C. 阿糖胞苷

　　D. 甲氨蝶呤　　　　　　　E. 环磷酰胺

3. 干扰细胞有丝分裂而使其停止于中期的抗肿瘤药是（　　）

　　A. 长春碱　　　　　　　　B. 甲氨蝶呤　　　　　　　C. 阿糖胞苷

　　D. 氟尿嘧啶　　　　　　　E. 放线菌素 D

4. 抑制核苷酸还原酶的抗恶性肿瘤药物是（　　）

　　A. 巯嘌呤　　　　　　　　B. 阿糖胞苷　　　　　　　C. 甲氨蝶呤

　　D. 氟尿嘧啶　　　　　　　E. 羟基脲

5. 氟尿嘧啶的主要不良反应是（　　）

    A. 肝脏损害              B. 血尿、蛋白尿         C. 胃肠道反应

    D. 神经毒性              E. 过敏反应

6. 主要作用于 S 期的抗肿瘤药物是（　　）

    A. 铂类化合物            B. 抗代谢药             C. 长春碱类

    D. 抗肿瘤抗生素          E. 烷化剂

7. 甲氨蝶呤主要用于（　　）

    A. 肺癌                  B. 消化道肿瘤          C. 儿童急性白血病

    D. 恶性淋巴瘤            E. 慢性粒细胞性白血病

8. 较常引起外周神经炎的抗肿瘤药是（　　）

    A. 长春新碱             B. 氟尿嘧啶             C. 巯嘌呤

    D. L－门冬酰胺酶         E. 甲氨蝶呤

9. 主要影响核酸生物合成的抗恶性肿瘤药是（　　）

    A. 糖皮质激素            B. 环磷酰胺             C. 放线菌素 D

    D. 氟尿嘧啶             E. 长春新碱

10. 主要不良反应是心脏毒性的抗肿瘤药物是（　　）

    A. 氮芥                  B. 白消安               C. 氟尿嘧啶

    D. 甲氨蝶呤             E. 多柔比星

11. 抑制微管解聚的抗肿瘤药是（　　）

    A. 甲氨蝶呤             B. 紫杉醇               C. 巯嘌呤

    D. 环磷酰胺             E. 氟尿嘧啶

12. 骨髓抑制作用较轻的抗肿瘤抗生素是（　　）

    A. 柔红霉素             B. 多柔比星             C. 博来霉素

    D. 放线菌素 D           E. 丝裂霉素

13. 能抑制 DNA 拓扑异构酶Ⅰ的活性，从而干扰 DNA 合成的药物是（　　）

    A. 喜树碱               B. 阿糖胞苷             C. 丝裂霉素

    D. 长春新碱             E. 紫杉醇

14. 环磷酰胺的不良反应不包括（　　）

    A. 恶心呕吐             B. 血尿蛋白尿          C. 脱发

    D. 血压升高             E. 骨髓抑制

15. 氟尿嘧啶对下列哪种肿瘤疗效较好（　　）

    A. 宫颈癌               B. 食管癌               C. 膀胱癌

    D. 卵巢癌               E. 绒毛膜上皮癌

16. 主要作用于 M 期，抑制细胞有丝分裂的药物是（　　）

    A. 放线菌素 D           B. 阿霉素               C. 长春碱

    D. 顺铂                  E. 环磷酰胺

17. 多数抗恶性肿瘤药的常见不良反应为（　　）

    A. 过敏反应             B. 肝损害               C. 肾损害

    D. 骨髓抑制             E. 膀胱出血

18. 白消安对下列哪种肿瘤疗效较好（　　）

    A. 恶性淋巴瘤　　　　　　　B. 慢性粒细胞白血病　　　　C. 急性非淋巴细胞性白血病

    D. 绒毛膜上皮癌　　　　　　E. 小细胞肺癌

19. 治疗急性淋巴细胞性白血病效果最好的抗生素是（　　）

    A. 柔红霉素　　　　　　　　B. 博来霉素　　　　　　　　C. 丝裂霉素 C

    D. 放线菌素 D　　　　　　　E. 光辉霉素

20. 以下不属于抗代谢抗肿瘤的药是（　　）

    A. 阿糖胞苷　　　　　　　　B. 氟尿嘧啶　　　　　　　　C. 巯嘌呤

    D. 甲氨蝶呤　　　　　　　　E. 环磷酰胺

21. 为了减轻甲氨蝶呤的毒性反应所用的救援剂是（　　）

    A. 叶酸　　　　　　　　　　B. 维生素 B　　　　　　　　C. 硫酸亚铁

    D. 甲酰四氢叶酸钙　　　　　E. 维生素 C

22. 使用长春新碱后肿瘤细胞多处于（　　）

    A. $G_0$ 期　　　　　　　　　B. $G_1$ 期　　　　　　　　C. $G_2$ 期

    D. M 期　　　　　　　　　　E. S 期

23. 对骨髓造血功能无抑制作用的抗癌药（　　）

    A. 环磷酰胺　　　　　　　　B. 他莫昔芬　　　　　　　　C. 柔红霉素

    D. 博来霉素　　　　　　　　E. 巯嘌呤

24. 烷化剂中易发生出血性膀胱炎的是（　　）

    A. 氮芥　　　　　　　　　　B. 环磷酰胺　　　　　　　　C. 白消安

    D. 卡介苗　　　　　　　　　E. 顺铂

25. 用于治疗儿童急性白血病的抗叶酸药是（　　）

    A. 环磷酰胺　　　　　　　　B. 甲氨蝶呤　　　　　　　　C. 氟尿嘧啶

    D. 阿糖胞苷　　　　　　　　E. 巯嘌呤

B 型题

[26～28]

A. 来曲唑　　　　　　　　　B. 环磷酰胺　　　　　　　　C. 厄洛替尼

D. 长春新碱　　　　　　　　E. 多柔比星

26. 属于酪氨酸激酶抑制剂的抗肿瘤药物是（　　）

27. 属于微管蛋白活性抑制剂的抗肿瘤药物是（　　）

28. 属于烷化剂，能破坏 DNA 的抗肿瘤药物是（　　）

[29～30]

A. 骨髓抑制　　　　　　　　B. 周围神经毒性　　　　　　C. 肾毒性

D. 心脏毒性　　　　　　　　E. 肝毒性

29. 顺铂的主要不良反应（　　）

30. 柔红霉素的主要不良反应（　　）

C 型题

31. 男，35 岁。纳差、腹胀 2 个月。查体：浅表淋巴结未触及，巩膜无黄染，肝肋下未触及，脾肋下 8.5cm，质硬。结合实验室检查，诊断为慢性粒细胞白血病。应首选的治疗药物是（　　）

    A. 羟基脲，甲磺酸伊马替尼　　　　　　B. 亚砷酸，全反式维 A 酸

C. 苯丁酸氮芥，糖皮质激素　　　　　D. 维生素 $B_{12}$，叶酸

E. 沙利度胺，红细胞生成素

32. 男，64 岁。吸烟史 40 年，近半年有咳痰，痰中带血丝，近三个月出现声音嘶哑，查体：右锁骨上窝触及一约 $2cm \times 2cm$ 的肿大淋巴结，质硬，无压痛，CT 诊断为肺癌，化疗时可选用的抗生素类药物是（　　）

A. 螺旋霉素　　　　　B. 万古霉素　　　　　C. 多黏菌素

D. 丝裂霉素　　　　　E. 两性霉素 B

33. 女，55 岁。半年来食欲减退、易疲劳，出现瘙痒等全身症状，查体发现多处淋巴结肿大，尤以颈部淋巴结为甚。骨髓抽取及切片、放射线检查（X 线、淋巴摄影）后诊断为恶性淋巴瘤，选用环磷酰胺进行化疗，有可能出现的最严重的不良反应是（　　）

A. 厌食、恶心、呕吐

B. 脱发

C. 影响伤口愈合

D. 白细胞减少，对感染的抵抗力降低

E. 肝肾功能损害

X 型题

34. 大多数抗恶性肿瘤药所共有的不良反应（　　）

A. 消化道反应　　　　　B. 骨髓抑制　　　　　C. 脱发

D. 抑制生殖　　　　　E. 心脏损害

35. 对骨髓抑制较少的抗肿瘤药有（　　）

A. 泼尼松　　　　　B. 长春新碱　　　　　C. 博来霉素

D. 鬼臼霉素　　　　　E. 长春碱

36. 影响蛋白质合成的抗肿瘤药（　　）

A. L－门冬酰胺酶　　　　　B. 三尖杉　　　　　C. 鬼臼霉素

D. 长春碱　　　　　E. 长春新碱

37. 干扰转录过程阻止 RNA 合成的药物包括（　　）

A. 丝裂霉素　　　　　B. 放线菌素 D　　　　　C. 鬼臼霉素

D. 阿霉素　　　　　E. L－门冬酰胺酶

38. 直接破坏 DNA 并阻止其复制的抗癌抗生素（　　）

A. 放线菌素 D　　　　　B. 丝裂霉素　　　　　C. 柔红霉素

D. 博来霉素　　　　　E. 阿霉素

39. 影响核酸生物合成的抗肿瘤药有（　　）

A. 羟基脲　　　　　B. 噻替哌　　　　　C. 阿糖胞苷

D. 甲氨蝶呤　　　　　E. 巯嘌呤

40. 抗肿瘤药联合用药应考虑（　　）

A. 药物对细胞增殖动力学的影响　　　　　B. 药物的作用机制

C. 药物的毒性　　　　　D. 药物的抗瘤谱

E. 药物的给药方法

二、名词解释

1. 细胞周期非特异性药物

2. 细胞周期特异性药物

三、简答题

1. 简述抗恶性肿瘤药物的不良反应。

2. 简述抗恶性肿瘤药物的应用原则。

3. 抗恶性肿瘤药物根据作用的细胞周期可分为哪几类?

# 第四十三章　影响免疫功能的药物

**学习目标**

1. **掌握**　免疫抑制药环孢素的药理作用与机制、临床应用及不良反应；免疫增强药左旋咪唑、帕博利珠单抗和纳武利尤单抗的药理作用、临床应用及不良反应。

2. **熟悉**　常用免疫抑制药和免疫增强药的分类和作用特点。

3. **了解**　免疫应答反应的基本环节和异常免疫病理反应。

**思维导图**

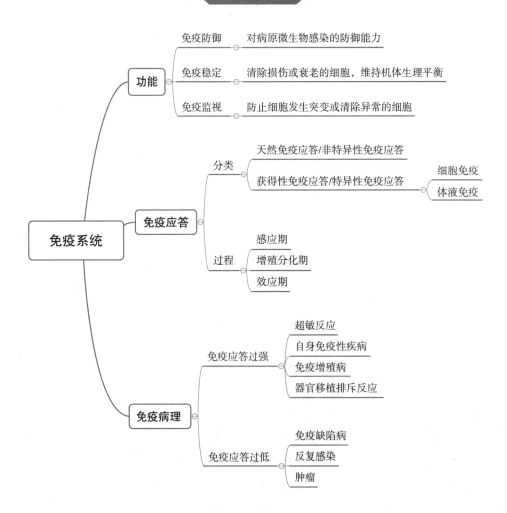

免疫抑制药

- 作用特点
  - 缺乏特异性
    - 只能缓解自身免疫性疾病症状，不能根治
    - 对异常免疫、正常免疫、细胞免疫、体液免疫均有抑制作用
    - 长期大剂量使用，诱发感染、肿瘤、造成骨髓抑制
  - 作用于免疫反应感应期，抑制淋巴细胞增殖
  - 对初次免疫应答抑制作用强
  - 对再次免疫应答抑制作用弱 ── 对排异反应抑制强于自身免疫性疾病
  - 不同类型的免疫病理反应作用不同
  - 不同类型药物产生最强效应的给药时间点不同 ── 糖皮质激素在抗原刺激前24~48小时给药，免疫抑制作用最强
  - 抗炎作用 ── 抗炎强度与免疫抑制效应无相关性

- 分类
  - 钙调磷酸酶抑制药
    - 环孢素
      - 体内过程
        - 口服或静脉给药，个体化用药
        - 全血中50%~60%分布于红细胞中，白细胞10%~20%
        - 肝脏代谢，胆汁排泄，存在肝肠循环
      - 作用
        - 抑制T细胞活化
        - 抗HIV、逆转肿瘤多药耐药
      - 机制
      - 应用
        - 器官移植 ── 降低器官排斥反应及感染发生率
        - 自身免疫性疾病 ── 系统性红斑狼疮、类风湿关节炎、肾病综合征等
      - 不良反应
        - 发生率高，严重程度、持续时间与用药剂量及疗程呈正相关
        - 肾毒性 ── 最常见，发生率70%~100%
        - 肝毒性 ── 多见于用药早期，减量或停药后缓解
        - 神经毒性 ── 震颤、惊厥、精神错乱、共济失调等
        - 其他 ── 感染、肿瘤、胃肠反应等
    - 他克莫司
      - 作用 ── 抑制T细胞活化
      - 应用 ── 器官移植、自身免疫性疾病
      - 不良反应 ── 肾毒性、神经毒性
  - 糖皮质激素类药 ── 氢化可的松、泼尼松龙 ── 用于器官移植后的排异反应、自身免疫性疾病
  - 抗代谢药 ── 硫唑嘌呤、甲氨蝶呤、巯嘌呤 ── 用于自身免疫性疾病
  - 抗体类
    - 抗淋巴细胞球蛋白 ── 用于器官移植后的排斥反应、自身免疫性疾病
    - 单克隆抗体（巴利昔单抗、达珠单抗）

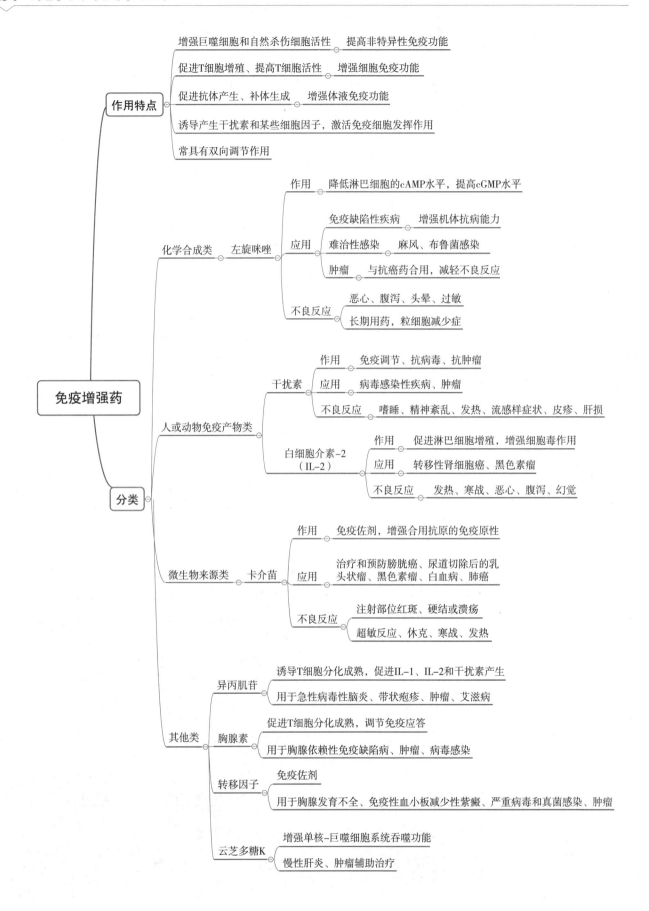

免疫增强药

作用特点
- 增强巨噬细胞和自然杀伤细胞活性 —— 提高非特异性免疫功能
- 促进T细胞增殖、提高T细胞活性 —— 增强细胞免疫功能
- 促进抗体产生、补体生成 —— 增强体液免疫功能
- 诱导产生干扰素和某些细胞因子，激活免疫细胞发挥作用
- 常具有双向调节作用

分类

化学合成类 —— 左旋咪唑
- 作用 —— 降低淋巴细胞的cAMP水平，提高cGMP水平
- 应用
  - 免疫缺陷性疾病 —— 增强机体抗病能力
  - 难治性感染 —— 麻风、布鲁菌感染
  - 肿瘤 —— 与抗癌药合用，减轻不良反应
- 不良反应
  - 恶心、腹泻、头晕、过敏
  - 长期用药，粒细胞减少症

人或动物免疫产物类
- 干扰素
  - 作用 —— 免疫调节、抗病毒、抗肿瘤
  - 应用 —— 病毒感染性疾病、肿瘤
  - 不良反应 —— 嗜睡、精神紊乱、发热、流感样症状、皮疹、肝损
- 白细胞介素-2（IL-2）
  - 作用 —— 促进淋巴细胞增殖，增强细胞毒作用
  - 应用 —— 转移性肾细胞癌、黑色素瘤
  - 不良反应 —— 发热、寒战、恶心、腹泻、幻觉

微生物来源类 —— 卡介苗
- 作用 —— 免疫佐剂，增强合用抗原的免疫原性
- 应用 —— 治疗和预防膀胱癌、尿道切除后的乳头状瘤、黑色素瘤、白血病、肺癌
- 不良反应
  - 注射部位红斑、硬结或溃疡
  - 超敏反应、休克、寒战、发热

其他类
- 异丙肌苷
  - 诱导T细胞分化成熟，促进IL-1、IL-2和干扰素产生
  - 用于急性病毒性脑炎、带状疱疹、肿瘤、艾滋病
- 胸腺素
  - 促进T细胞分化成熟，调节免疫应答
  - 用于胸腺依赖性免疫缺陷病、肿瘤、病毒感染
- 转移因子
  - 免疫佐剂
  - 用于胸腺发育不全、免疫性血小板减少性紫癜、严重病毒和真菌感染、肿瘤
- 云芝多糖K
  - 增强单核-巨噬细胞系统吞噬功能
  - 慢性肝炎、肿瘤辅助治疗

答案解析

**精选习题**

一、选择题

A 型题

1. 不属于免疫抑制药物的是（　）

　　A. 抗淋巴细胞球蛋白　　　　B. 泼尼松　　　　　　C. 卡介苗

　　D. 环磷酰胺　　　　　　　　E. 环孢素

2. 不属于免疫增强药物的是（　）

　　A. 干扰素　　　　　　　　　B. 白介素 – 2　　　　C. 左旋咪唑

　　D. 抗淋巴细胞球蛋白　　　　E. 卡介苗

3. 器官移植后最常用的免疫抑制剂是（　）

　　A. 硫唑嘌呤　　　　　　　　B. 环磷酰胺　　　　　C. 环孢素 A

　　D. 泼尼松　　　　　　　　　E. C 和 D

4. 主要抑制巨噬细胞对抗原吞噬处理的免疫抑制药是（　）

　　A. 环孢素　　　　　　　　　B. 左旋咪唑　　　　　C. 泼尼松龙

　　D. 干扰素　　　　　　　　　E. 硫唑嘌呤

5. 对机体免疫功能具有广泛调节作用的药物是（　）

　　A. 环孢素　　　　　　　　　B. 干扰素　　　　　　C. 左旋咪唑

　　D. 泼尼松龙　　　　　　　　E. 硫唑嘌呤

6. 转移因子的主要适应证（　）

　　A. 自身免疫性疾病　　　　　　　　　　　B. 免疫缺陷性疾病

　　C. 血小板减少性紫癜　　　　　　　　　　D. 白血病辅助性免疫疗法

　　E. 肾移植

7. 植物类具有免疫增强作用的有效成分是（　）

　　A. 生物碱类　　　　　　　　B. 有机酸类　　　　　C. 黄酮苷类

　　D. 多糖类　　　　　　　　　E. 多肽类

8. 左旋咪唑免疫增强作用的机制是（　）

　　A. 抑制辅助性 T 细胞生成白介素 – 2

　　B. 抑制淋巴细胞生成干扰素

　　C. 激活磷酸二酯酶，降低 cAMP 含量

　　D. 抑制 DNA、RNA 和蛋白质的合成

　　E. 以上都不是

9. 环孢素的主要不良反应是（　）

　　A. 心律失常　　　　　　　　B. 胃肠反应　　　　　C. 中枢症状

　　D. 过敏反应　　　　　　　　E. 肝肾损害

10. 自身免疫性疾病首选（　）

　　A. 烷化剂　　　　　　　　　B. 抗代谢药　　　　　C. 抗组胺药

　　D. 糖皮质激素　　　　　　　E. 免疫增强药

11. 具有抗肠蠕虫作用的免疫增强药是（　　）

    A. 胸腺素　　　　　　　　B. 干扰素　　　　　　　　C. 环孢素

    D. 糖皮质激素类　　　　　E. 左旋咪唑

12. 环孢素 A 主要抑制下列哪种细胞（　　）

    A. 巨噬细胞　　　　　　　B. NK 细胞　　　　　　　C. T 细胞

    D. B 细胞　　　　　　　　E. 以上都不是

13. 既可抑制白介素 –2 生成，又可抑制干扰素产生的药物是（　　）

    A. 烷化剂　　　　　　　　B. 环孢素　　　　　　　　C. 地塞米松

    D. 左旋咪唑　　　　　　　E. 抗代谢药

14. 卡介苗的主要适应证是（　　）

    A. 自身免疫性疾病　　　　　　　　　　　　B. 黑色素瘤

    C. 获得性免疫缺陷病　　　　　　　　　　　D. 病毒感染

    E. 胸腺依赖性细胞免疫缺陷病

15. 主要抑制核酸及蛋白质合成的免疫抑制药是（　　）

    A. 环孢素　　　　　　　　B. 干扰素　　　　　　　　C. 左旋咪唑

    D. 泼尼松龙　　　　　　　E. 硫唑嘌呤

B 型题

[16～18]

A. 白介素 –2　　　　　　　　B. 左旋咪唑　　　　　　　C. 干扰素

D. 转移因子　　　　　　　　E. 胸腺素

16. 小剂量时对细胞免疫及体液免疫都有增强作用（　　）

17. 促进 B 细胞、NK 细胞、淋巴因子激活的杀伤细胞（LAK 细胞）分化增殖（　　）

18. 具有抗虫作用的免疫增强剂是（　　）

C 型题

19. 女，12 岁，患有类风湿关节炎伴有免疫功能低下，宜选用的药物是（　　）

    A. 泼尼松龙　　　　　　　B. 白消安　　　　　　　　C. 巯嘌呤

    D. 左旋咪唑　　　　　　　E. 干扰素

20. 女，7 个月，1 月前受凉出现咳嗽、近日加重，5 天前无明显诱因；头面部、躯干出现许多鲜红色丘疹，皮疹很快波及全身，并形成水疱，病程进行性加重，入院后经检查诊断为先天性胸腺发育不良综合征。治疗该病儿宜选用（　　）

    A. 环孢素　　　　　　　　　　　　　　　　B. 胸腺素

    C. 硫唑嘌呤　　　　　　　　　　　　　　　D. 抗淋巴细胞球蛋白

    E. 泼尼松龙

21. 男，60 岁。因肝功能严重衰竭行肝切除、肝移植手术，术后 1 周患者出现移植手术排异反应。该患者宜选用（　　）

    A. 胸腺素　　　　　　　　B. 干扰素　　　　　　　　C. 环孢素＋地塞米松

    D. 环孢素＋干扰素　　　　E. 左旋咪唑

22. 男，45 岁。因接受肾移植手术，给予激素治疗，预防自发性骨折最好采取（　　）

    A. 补充维生素 D 和钙剂　　B. 补充维生素 D　　　　　C. 补钙

    D. 补充钾盐　　　　　　　E. 低盐、高糖饮食

X 型题

23. 下列药物中，具有免疫增强作用的有（    ）

    A. 环孢素               B. 干扰素               C. 白介素

    D. 硫唑嘌呤          E. 左旋咪唑

24. 免疫抑制剂主要临床应用为（    ）

    A. 肿瘤化疗、放疗的辅助治疗        B. 器官移植的排异反应

    C. 某些病毒性疾病                 D. 某些自身免疫性疾病

    E. 某些真菌感染

## 二、简答题

1. 简述环孢素的临床用途和不良反应。

2. 简述左旋咪唑的药理作用和临床用途。

3. 简述常用免疫抑制药的分类，并各举一个代表药物。

4. 简述免疫增强剂类药物的作用和应用。

# 第四十四章　影响自体活性物质的药物

## 学习目标

1. **掌握** $H_1$ 受体阻断药、$H_2$ 受体阻断药、白三烯拮抗药、膜磷脂代谢产物类药物的药理作用特点及临床应用、不良反应。

2. **熟悉** 5-羟色胺类药、一氧化氮供体药物的药理作用和临床应用。

3. **了解** 腺苷的药理作用和临床应用。

### 思维导图

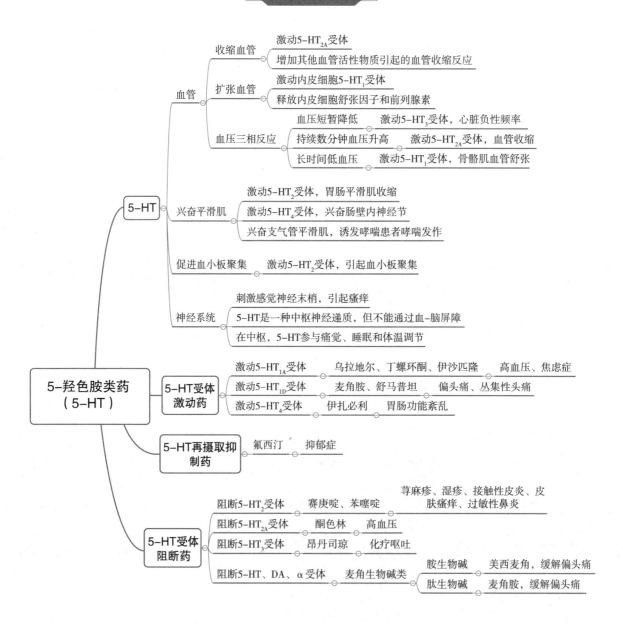

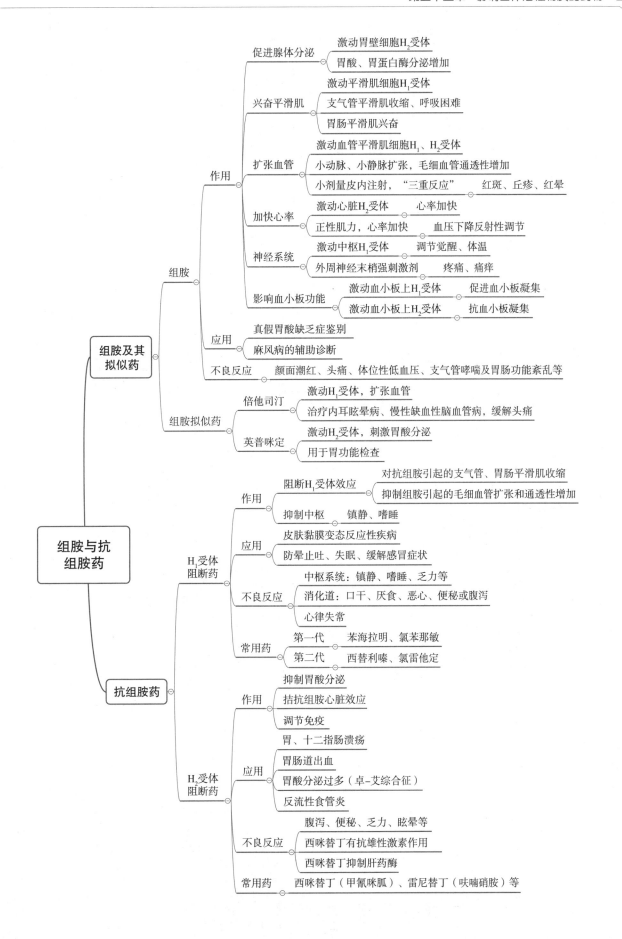

组胺及其拟似药
- 组胺
  - 作用
    - 促进腺体分泌
      - 激动胃壁细胞H₂受体
      - 胃酸、胃蛋白酶分泌增加
    - 兴奋平滑肌
      - 激动平滑肌细胞H₁受体
      - 支气管平滑肌收缩、呼吸困难
      - 胃肠平滑肌兴奋
    - 扩张血管
      - 激动血管平滑肌细胞H₁、H₂受体
      - 小动脉、小静脉扩张，毛细血管通透性增加
      - 小剂量皮内注射，"三重反应" —— 红斑、丘疹、红晕
    - 加快心率
      - 激动心脏H₂受体 —— 心率加快
      - 正性肌力，心率加快 —— 血压下降反射性调节
    - 神经系统
      - 激动中枢H₁受体 —— 调节觉醒、体温
      - 外周神经末梢强刺激剂 —— 疼痛、瘙痒
    - 影响血小板功能
      - 激动血小板上H₁受体 —— 促进血小板凝集
      - 激动血小板上H₂受体 —— 抗血小板凝集
  - 应用
    - 真假胃酸缺乏症鉴别
    - 麻风病的辅助诊断
  - 不良反应 —— 颜面潮红、头痛、体位性低血压、支气管哮喘及胃肠功能紊乱等
- 组胺拟似药
  - 倍他司汀
    - 激动H₁受体，扩张血管
    - 治疗内耳眩晕病、慢性缺血性脑血管病，缓解头痛
  - 英普咪定
    - 激动H₂受体，刺激胃酸分泌
    - 用于胃功能检查

组胺与抗组胺药

抗组胺药
- H₁受体阻断药
  - 作用
    - 阻断H₁受体效应
      - 对抗组胺引起的支气管、胃肠平滑肌收缩
      - 抑制组胺引起的毛细血管扩张和通透性增加
    - 抑制中枢 —— 镇静、嗜睡
  - 应用
    - 皮肤黏膜变态反应性疾病
    - 防晕止吐、失眠、缓解感冒症状
  - 不良反应
    - 中枢系统：镇静、嗜睡、乏力等
    - 消化道：口干、厌食、恶心、便秘或腹泻
    - 心律失常
  - 常用药
    - 第一代 —— 苯海拉明、氯苯那敏
    - 第二代 —— 西替利嗪、氯雷他定
- H₂受体阻断药
  - 作用
    - 抑制胃酸分泌
    - 拮抗组胺心脏效应
    - 调节免疫
  - 应用
    - 胃、十二指肠溃疡
    - 胃肠道出血
    - 胃酸分泌过多（卓-艾综合征）
    - 反流性食管炎
  - 不良反应
    - 腹泻、便秘、乏力、眩晕等
    - 西咪替丁有抗雄性激素作用
    - 西咪替丁抑制肝药酶
  - 常用药 —— 西咪替丁（甲氰咪胍）、雷尼替丁（呋喃硝胺）等

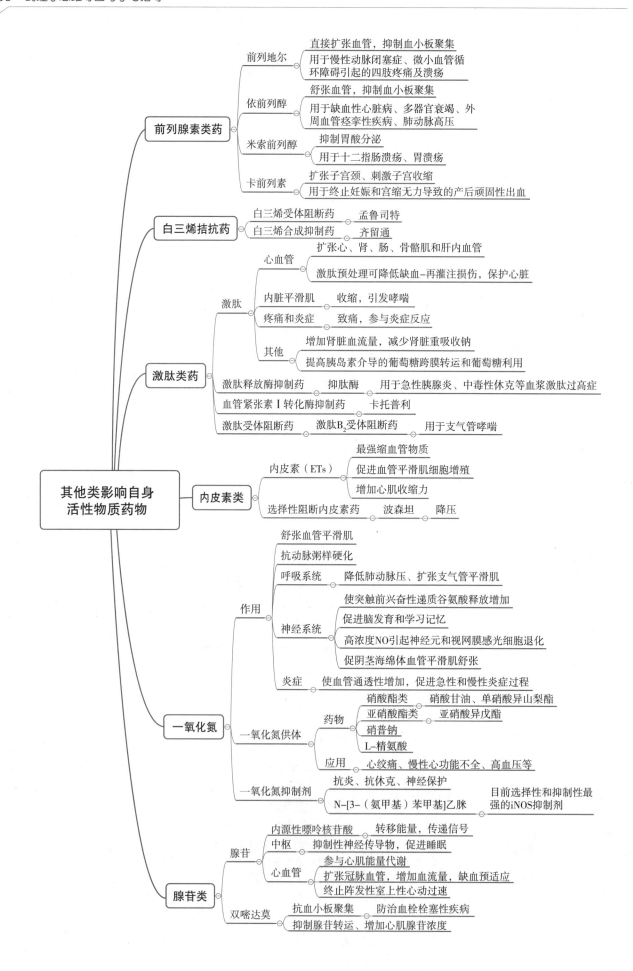

前列腺素类药
- 前列地尔
  - 直接扩张血管，抑制血小板聚集
  - 用于慢性动脉闭塞症、微小血管循环障碍引起的四肢疼痛及溃疡
- 依前列醇
  - 舒张血管，抑制血小板聚集
  - 用于缺血性心脏病、多器官衰竭、外周血管痉挛性疾病、肺动脉高压
- 米索前列醇
  - 抑制胃酸分泌
  - 用于十二指肠溃疡、胃溃疡
- 卡前列素
  - 扩张子宫颈、刺激子宫收缩
  - 用于终止妊娠和宫缩无力导致的产后顽固性出血

白三烯拮抗药
- 白三烯受体阻断药 —— 孟鲁司特
- 白三烯合成抑制药 —— 齐留通

激肽类药
- 激肽
  - 心血管
    - 扩张心、肾、肠、骨骼肌和肝内血管
    - 激肽预处理可降低缺血–再灌注损伤，保护心脏
  - 内脏平滑肌 —— 收缩，引发哮喘
  - 疼痛和炎症 —— 致痛，参与炎症反应
  - 其他
    - 增加肾脏血流量，减少肾脏重吸收钠
    - 提高胰岛素介导的葡萄糖跨膜转运和葡萄糖利用
- 激肽释放酶抑制药 —— 抑肽酶 —— 用于急性胰腺炎、中毒性休克等血浆激肽过高症
- 血管紧张素 I 转化酶抑制药 —— 卡托普利
- 激肽受体阻断药 —— 激肽$B_2$受体阻断药 —— 用于支气管哮喘

其他类影响自身活性物质药物

内皮素类
- 内皮素（ETs）
  - 最强缩血管物质
  - 促进血管平滑肌细胞增殖
  - 增加心肌收缩力
- 选择性阻断内皮素药 —— 波森坦 —— 降压

一氧化氮
- 作用
  - 舒张血管平滑肌
  - 抗动脉粥样硬化
  - 呼吸系统 —— 降低肺动脉压、扩张支气管平滑肌
  - 神经系统
    - 使突触前兴奋性递质谷氨酸释放增加
    - 促进脑发育和学习记忆
    - 高浓度NO引起神经元和视网膜感光细胞退化
    - 促阴茎海绵体血管平滑肌舒张
  - 炎症 —— 使血管通透性增加，促进急性和慢性炎症过程
- 一氧化氮供体
  - 药物
    - 硝酸酯类 —— 硝酸甘油、单硝酸异山梨酯
    - 亚硝酸酯类 —— 亚硝酸异戊酯
    - 硝普钠
    - L-精氨酸
  - 应用 —— 心绞痛、慢性心功能不全、高血压等
- 一氧化氮抑制剂
  - 抗炎、抗休克、神经保护
  - N–[3–（氨甲基）苯甲基]乙脒 —— 目前选择性和抑制性最强的iNOS抑制剂

腺苷类
- 腺苷
  - 内源性嘌呤核苷酸 —— 转移能量，传递信号
  - 中枢 —— 抑制性神经传导物，促进睡眠
  - 心血管
    - 参与心肌能量代谢
    - 扩张冠脉血管，增加血流量，缺血预适应
    - 终止阵发性室上性心动过速
- 双嘧达莫
  - 抗血小板聚集 —— 防治血栓栓塞性疾病
  - 抑制腺苷转运、增加心肌腺苷浓度

答案解析

一、选择题

A 型题

1. $H_1$ 和 $H_2$ 受体激动后均可引起的效应是（　　）

    A. 胃酸分泌增加　　　　　　B. 正性肌力作用　　　　　　C. 支气管平滑肌收缩

    D. 血管扩张　　　　　　　　E. 胃肠平滑肌兴奋

2. $H_1$ 受体阻断药最佳适应证是（　　）

    A. 支气管哮喘

    B. 晕动病

    C. 荨麻疹、过敏性鼻炎等皮肤黏膜变态反应

    D. 过敏性休克

    E. 失眠

3. $H_1$ 受体阻断药最常见的不良反应是（　　）

    A. 消化道反应　　　　　　　B. 烦躁、失眠　　　　　　　C. 变态反应

    D. 镇静、嗜睡　　　　　　　E. 致畸

4. $H_2$ 受体阻断药可用于（　　）

    A. 支气管哮喘　　　　　　　B. 消化性溃疡　　　　　　　C. 荨麻疹

    D. 过敏性休克　　　　　　　E. 晕动病

5. 下列哪种药物无中枢抑制作用（　　）

    A. 苯海拉明　　　　　　　　B. 异丙嗪　　　　　　　　　C. 氯苯那敏

    D. 曲吡那敏　　　　　　　　E. 阿司咪唑

6. 自身活性物质不包括（　　）

    A. 前列腺素　　　　　　　　B. 组胺　　　　　　　　　　C. 5 – 羟色胺

    D. 白三烯　　　　　　　　　E. 可的松

7. 可选择性阻断 5 – $HT_2$ 受体，用于预防皮肤黏膜过敏性疾病发作及治疗的是（　　）

    A. 赛庚啶　　　　　　　　　B. 西替利嗪　　　　　　　　C. 前列地尔

    D. 酮色林　　　　　　　　　E. 艾替班特

8. 内皮素不具有的生物学作用是（　　）

    A. 收缩血管作用　　　　　　　　　　　　　　B. 收缩内脏平滑肌

    C. 促进血管平滑肌细胞增殖　　　　　　　　　D. 正性肌力作用

    E. 抑制血小板聚集

9. 可强烈促进血小板聚集的是（　　）

    A. $PGE_1$　　　　　　　　　　B. $PGI_2$　　　　　　　　　C. $TXA_2$

    D. 5 – HT　　　　　　　　　E. $PGF_{2a}$

10. 不属于环氧酶途径生成的产物是（　　）

    A. $PGE_2$　　　　　　　　　　B. $TXA_2$　　　　　　　　　C. $LTC_4$

    D. $PGF_{2a}$　　　　　　　　　E. $PGI_2$

11. 苯海拉明中枢镇静作用机制是 （　　）

    A. 激动 $H_1$ 受体　　　　　　　　B. 阻断 $H_1$ 受体　　　　　　　C. 激动 $H_2$ 受体

    D. 阻断 $H_2$ 受体　　　　　　　　E. 激动 $H_3$ 受体

12. 有中枢兴奋作用的 $H_1$ 受体阻断药是 （　　）

    A. 苯海拉明　　　　　　　　　　B. 异丙嗪　　　　　　　　　　C. 苯茚胺

    D. 雷尼替丁　　　　　　　　　　E. 法莫替丁

13. 高空作业的患者不宜选用 （　　）

    A. 西咪替丁　　　　　　　　　　B. 华法林　　　　　　　　　　C. 异丙嗪

    D. 叶酸　　　　　　　　　　　　E. 雷尼替丁

14. 组胺收缩支气管平滑肌是由于 （　　）

    A. 激动 $H_1$ 受体　　　　　　　　B. 激动 $H_2$ 受体　　　　　　　C. 激动 $H_3$ 受体

    D. 阻断 $H_1$ 受体　　　　　　　　E. 阻断 $H_2$ 受体

15. 异丙嗪抗过敏作用机制是 （　　）

    A. 阻断白三烯受体　　　　　　　　　　　　　B. 抑制前列腺素的合成

    C. 阻断组胺受体　　　　　　　　　　　　　　D. 抑制 NO 的产生

    E. 抑制血小板活化因子产生

16. 治疗晕动病可选用 （　　）

    A. 西咪替丁　　　　　　　　　　B. 苯海拉明　　　　　　　　　C. 尼扎替丁

    D. 特非那定　　　　　　　　　　E. 雷尼替丁

17. 下列抗胆碱作用最强的药物是 （　　）

    A. 异丙嗪　　　　　　　　　　　B. 布可立嗪　　　　　　　　　C. 特非那定

    D. 氯苯那敏　　　　　　　　　　E. 苯茚胺

18. 治疗十二指肠溃疡应选用 （　　）

    A. 法莫替丁　　　　　　　　　　B. 阿托品　　　　　　　　　　C. 强的松

    D. 苯海拉明　　　　　　　　　　E. 异丙嗪

19. 西咪替丁和华法林合用，华法林的作用 （　　）

    A. 增强　　　　　　　　　　　　B. 减弱　　　　　　　　　　　C. 无变化

    D. 两者无相互作用　　　　　　　E. 以上都不对

20. 中枢抑制作用最强的药物是 （　　）

    A. 美克洛嗪　　　　　　　　　　B. 氯苯那敏　　　　　　　　　C. 特非那定

    D. 苯海拉明　　　　　　　　　　E. 苯茚胺

B 型题

[21～25]

A. 特非那定　　　　　　　　　　B. 倍他司汀　　　　　　　　　C. 氯苯那敏

D. 异丙嗪　　　　　　　　　　　E. 西咪替丁

21. 属于 $H_2$ 受体阻滞药的是 （　　）

22. 主要用于治疗内耳眩晕症的是 （　　）

23. 有抗组胺作用但无中枢抑制作用的是 （　　）

24. 抗组胺作用较强、用量小，与解热镇痛药配伍用于治疗感冒的是 （　　）

25. 有抗组胺作用和较强的中枢抑制作用的是 （　　）

X 型题

26. 对晕动病呕吐有良好疗效的药物（　）

    A. 氯丙嗪　　　　　　　　B. 异丙嗪　　　　　　　　C. 654 – 2

    D. 东莨菪碱　　　　　　　E. 苯海拉明

27. 下列描述，正确项有（　）

    A. 支气管平滑肌存在有组胺 $H_1$ 受体

    B. 苯海拉明具有镇静催眠、防晕止吐作用

    C. 异丙嗪为组胺 $H_1$ 受体阻断药，具有较强的镇静作用

    D. 组胺 $H_1$ 受体阻断药苯茚胺对中枢有兴奋作用

    E. 胃壁细胞存在组胺 $H_2$ 受体

28. 阿托品样作用最明显的组胺拮抗剂是（　）

    A. 西咪替丁　　　　　　　B. 异丙嗪　　　　　　　　C. 阿司咪唑

    D. 特非那定　　　　　　　E. 苯海拉明

## 二、名词解释

1. 自身活性物质

2. 5 – 羟色胺

## 三、简答题

1. 简述 $H_1$ 受体阻断药的药理作用、临床应用及常见的不良反应。

2. 简述 $H_2$ 受体阻断药的药理作用和临床用途。

3. 试述 5 – 羟色胺受体拮抗剂的分类、药理作用及临床应用。

# 第四十五章　生物技术药物

## 学习目标

熟悉　常用生物技术药物的分类（细胞因子、疫苗、激素类生物制品、血液制品、治疗性抗体等）及其主要适应证。

思维导图

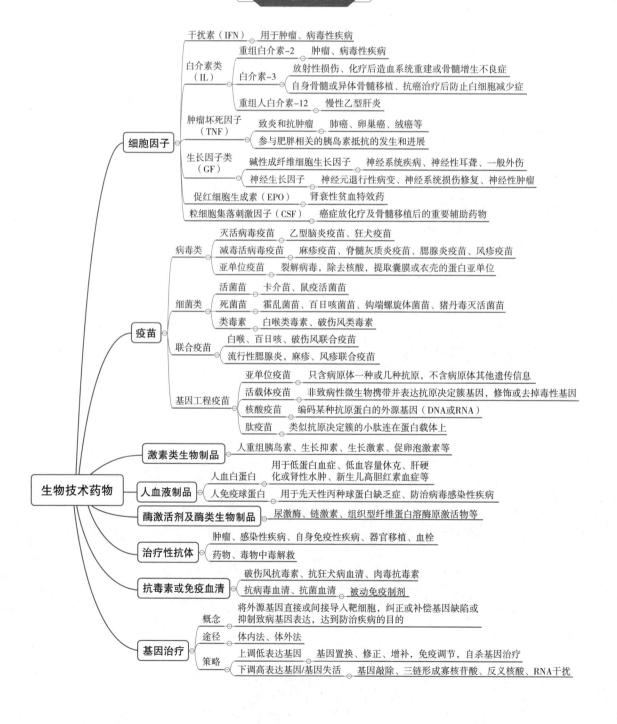

答案解析

## 精选习题

一、选择题

A 型题

1. 下面哪个细胞因子可用于治疗乙肝（ ）
    A. 白介素 – 2　　　　　　　B. 干扰素　　　　　　　C. 肿瘤坏死因子
    D. 表皮生长因子　　　　　　E. 促红细胞生成素

2. 三联疫苗是指（ ）
    A. 由三种血清型制成的一种疫苗
    B. 由三种病原体制成的一种疫苗
    C. 由同一种类的三个毒株制成的一种疫苗
    D. 由三种方法制成的一种疫苗
    E. 以上均不是

3. 通过疫苗接种获得的免疫力属于（ ）
    A. 天然被动免疫　　　　　　B. 天然主动免疫　　　　　C. 人工被动免疫
    D. 人工主动免疫　　　　　　E. 以上均不是

4. 关于细胞因子的作用特点，下列叙述错误的是（ ）
    A. 产生和作用具有多向性
    B. 合成和分泌是一种自我调控的过程
    C. 主要参与免疫反应和炎症反应
    D. 以特异性方式发挥作用
    E. 生物学效应强

5. 能直接杀伤肿瘤细胞的细胞因子是（ ）
    A. IFN – γ　　　　　　　　B. TGF – β　　　　　　　C. TNF
    D. CSF　　　　　　　　　　E. IL – 2

6. 体内最主要、最强的 T 细胞生长因子是（ ）
    A. IFN – γ　　　　　　　　B. TGF – β　　　　　　　C. TNF
    D. CSF　　　　　　　　　　E. IL – 2

7. 下列哪个细胞因子是治疗肾衰性贫血的特效药（ ）
    A. IFN – γ　　　　　　　　B. TGF – β　　　　　　　C. EPO
    D. CSF　　　　　　　　　　E. IL – 2

8. 下列哪个细胞因子与肥胖程度及胰岛素抵抗水平相关（ ）
    A. IFN – γ　　　　　　　　B. VGEF　　　　　　　　C. TNF – α
    D. CSF　　　　　　　　　　E. IL – 2

二、名词解释

1. 疫苗

2. 减毒活疫苗

3. 灭活疫苗

4. 基因治疗

三、简答题

1. 简述 TNF – α 的药理作用和临床用途。

2. 细胞因子分哪几类？请分别写出其中文名和常用英文缩写。

3. 试述基因治疗的方式。